Dr. med. Hamid Kermani

Neue Viren
Neue Krankheiten
Neue Ursachen
Ganzheitliche Lösungen

bei Long-/Post-COVID, Post-Vac, Epstein-Barr-Virus (EBV) und Autoimmunkrankheiten

Dr. med. Hamid Kermani

Neue Viren
Neue Krankheiten
Neue Ursachen
Ganzheitliche Lösungen

bei Long-/Post-COVID, Post-Vac,
Epstein-Barr-Virus (EBV) und
Autoimmunkrankheiten

mit einem Geleitwort von

Dr. phil. Navid Kermani
Träger des Friedenspreises
des deutschen Buchhandels

lehmanns media

Impressum

Bibliografische Information der Deutschen Nationalbibliothek
Die Deutsche Nationalbibliothek verzeichnet diese Publikation in der Deutschen Nationalbibliografie; detaillierte bibliografische Angaben sind im Internet unter `http://www.dnb.de` abrufbar.

3., erweiterte und korrigierte Auflage 2024

Helmholtzstr. 2-9
10587 Berlin
Umschlaggestaltung: Jasmin Plawicki, Berlin
Bild Umschlagseite: Katharina Kermani
Satz & Layout: LaTeX(Libertinus) Volker Thurner, Berlin
Druck und Bindung: Flyeralarm, Würzburg

ISBN 978-3-96543-437-0 www.lehmanns.de

Inhaltsverzeichnis

Geleitwort

Wenn man einer von vier Brüdern ist, fallen einem unweigerlich Ähnlichkeiten auf. Erstaunlicher aber erscheinen einem selbst die Unterschiede, man denkt im Laufe der Zeit auch viel mehr über sie nach. Dieselben Eltern, dasselbe Haus, sehr ähnliche Lebensumstände, das gleiche Geschlecht, und doch ist der eine melancholisch, der andere aufbrausend, der dritte trotzig, und nur man selber ist natürlich ganz normal.

Unter uns vier Brüdern war Hamid immer schon der Ausgleichende, der Versöhnliche, der Konfliktscheue, ein bißchen auch, ehrlich gesagt, der Streber. In der Schule war er jedenfalls der Beste von uns und der Einzige, der ohne größere Probleme Jahr für Jahr versetzt wurde, ohne alarmierende Elternsprechtage, Blaue Briefe, durchfeierte Wochenenden.

Ebenso zielstrebig hat Hamid das Studium absolviert, und beim Sport zeichnen ihn bis heute seine Ausdauer und sein Ehrgeiz aus. Immerhin ist er mit seiner Fußballmannschaft Deutscher Meister der über Sechzigjährigen geworden! Und seine Familie, seine inzwischen große Familie mit vier Töchtern, Schwiegersöhnen und noch mehr Enkeln – nun, ich will nicht sagen, daß Hamids Großfamilie ein Bild konstanter Harmonie abgibt, aber außergewöhnlich eng, ja geradezu phänomenal zärtlich ist ihre Verbundenheit schon. Das bewundere ich auch, und ich weiß, daß die Nähe aller mit allen durchaus mit dem friedliebenden Charakter meines Bruders zu tun hat, der selbst im Tumult stets ruhig zu bleiben weiß und viel lieber lobt, als jemanden zu kritisieren.

Hamid hat sich immer schon auf das Wesentliche konzentriert, das, was für ihn wesentlich war und ist, seine Familie, sein Beruf, seinen Sport. Das merkt man, so meine ich, auch seinem Buch an, das sich seinem langen, geduldigen, aufmerksamen Blick auf den menschlichen Körper in all seiner Feinheit und Unterschiedlichkeit verdankt. Darin beschreibt er einige der wichtigsten Prinzipien der traditionellen, ganzheitlichen Heillehre und bringt sie in eine Symbiose mit der modernen Wissenschaft. Auch in der Medizin kämpft

Hamid ausdauernd und diszipliniert gegen Unruheherde an, die uns Patienten unmerklich und unsichtbar aus dem Gleichgewicht bringen. Ich bin dankbar, einen solchen Bruder und Hausarzt zu haben, der ganz anders ist als ich.

Navid Kermani, Oktober 2021

Vorwort

Die Motivation, dieses Buch zu schreiben, ergab sich aus dem Wunsch, Wissen weiterzugeben. Gedanken, die man im Kopf gespeichert hat, aufs Papier zu bringen, ist ein guter Weg, sich zu befreien und andere zu bereichern.

Das Streben danach scheint ein Thema unserer Familie zu sein.

Mein jüngster Bruder Navid bekam als Literat alle renommierte Preise, die in Deutschland dafür zu vergeben sind und auch meine beiden anderen Brüder Khalil und Omid schrieben ihre im Arztberuf erlernten Kenntnisse für Bücher und Vorträge auf. Schon mein Vater verlegte Bücher, um uns seine Kultur und seine Religion nahezubringen und auch meine Mutter schrieb ihre ungewöhnliche Lebensgeschichte, die sie vom Ufer des Flusses „Zayanderuud" ihrer Heimatstadt Isfahan bis ans Rheinufer führte, wo sie ihren Lebensabend verbringt, ebenfalls in einem Buch nieder.

Ich bin Arzt mit Leib und Seele und begleite meine Patienten auf ihrem Lebensweg.

Dieser Weg ist in unserer modernen Zeit voller Möglichkeiten, aber auch voller Gefahren. Umwelteinflüsse belasten nicht nur unser Klima, sondern auch jeden Einzelnen von uns.

Viren und andere Erreger breiten sich aus und werden zu einer Gefahr für uns.

Durch die Abwehr des Neuen bilden sich Krankheiten, Symptome, Autoimmunstörungen und Krebsformen, die es früher nicht gab. Auch chronische Erkrankungen nehmen ständig zu.

Das breite Wissen, welches ich im Studium und später in meiner klinischen Ausbildung erworben habe, gibt mir das Fundament für meine ärztliche Tätigkeit.

Den Boden der Schulmedizin mit ihren grandiosen Entwicklungen und Erkenntnissen habe ich nie verlassen. Dennoch wurde mir in der Praxis schon früh bewusst, dass ich dem Patienten nur helfen kann, wenn ich mich allem öffne, was unzählige Ärzte aller Länder, Kulturen und Zeiten an Erfahrung niedergeschrieben und mitgeteilt haben.

Gerade die tägliche Arbeit als Hausarzt, aber auch als Experte, der aufgrund seiner zunehmenden Kenntnisse von kranken Menschen von nah und fern aufgesucht wird, gibt mir die Möglichkeit, mein Wissen ständig zu erweitern und das herauszufiltern, was zur Genesung, aber auch zur Prophylaxe wirklich hilft. Vorbeugen ist genauso wichtig wie Heilen und hier sollten wir ansetzen.

Manches von dem, was Erfahrungsmediziner nicht weitergegeben haben, ist verloren gegangen.

Und gerade, weil die ganzheitliche Heilkunde in der Ausbildung unserer Ärzte und an den Hochschulen keinen Stellenwert hat, gibt es wenig Literatur, die dem weit gefächerten Schatz an Möglichkeiten, die sich hier bieten, gerecht wird. An dieser Stelle möchte ich ansetzen.

Ich kann nur von dem schreiben, womit ich mich in den Jahrzehnten meiner Arbeit beschäftigt habe und doch es lohnt sich, dieses Wissen weiterzugeben.

Dennoch möchte nicht den Anspruch erheben, ein medizinisches Fachbuch zu schreiben.

Ich wähle, soweit möglich, einen Wortschatz, der auch für medizinische Laien verständlich ist. Auch verzichte ich bewusst auf die detaillierte Angabe jeder einzelnen Quelle, nenne aber die für das Verständnis wichtigste Literatur.

Einen ganz besonderen Stellenwert hat für mich ein Krankheitsbild, welches wenigen meiner Kollegen bekannt ist und dennoch eine immense Rolle in der Praxis spielt.

Millionen von Menschen klagen allein in Deutschland über chronische Müdigkeit.

Verantwortlich dafür ist sehr häufig das Epstein-Barr-Virus (EBV), das fast alle von uns lebenslang begleitet und nur darauf wartet, dass unser Immunsystem geschwächt wird, was gerade in der heutigen Zeit oft der Fall ist. Neue Krankheiten, besonders die zunehmenden autoimmunen Störungen, sind in der Regel in diesem Kontext zu sehen.

Ich beschäftige mich seit Jahren mit der Abwehr gegen Viren. Mit der COVID-19-Pandemie gewinnt dieses Thema aktuell und auch für unsere weitere Zukunft eine ganz andere Dimension.

Einen Schwerpunkt setze ich in allen vorbeugenden Maßnahmen für ein gesundes Immunsystem.

Aus diesen Gründen gebe ich meine „Andere Medizin“ als Ergebnis vieler Jahre Praxiserfahrung an ärztliche Kollegen ebenso wie an Fachkräfte medizinischer Berufe, Heilpraktiker, betroffene Patienten sowie an alle, die sich vorbeugend stärken wollen, auch medizinische Laien weiter.

Kapitel 1

Epstein-Barr-Virus (EBV)

Andere Medizin

Quarantäne! Zwei Wochen, die mir die Zeit geben, weiter zu schreiben. Das Wichtigste ist, dass wir alle gesund sind, auch das Enkelkind, bei dem der PCR-Test schwach positiv war.

Auch wenn der Kleine keine Symptome hat, gab es für das Gesundheitsamt keine Alternative.

Und so muss die Praxis ohne mich laufen und ich habe Muße zum Denken und zum Schreiben.

Es ist Oktober 2020. Die zweite Welle der Coronapandemie rollt heran und die Zahlen der Neuinfektionen steigen. Wieder droht ein Lockdown und keiner weiß, was uns erwartet.

Ich blicke auf eine Zeit zurück, in der es uns immer gut ging, eine Zeit ohne Kriege, Hunger, Seuchen oder existentielle Sorgen hier in Deutschland. Stattdessen sind wir behütet, leben im Wohlstand und haben unendliche Möglichkeiten, im Beruf und in der Freizeit Freude zu finden. Wir nehmen teil an einer rasanten Entwicklung in allen Bereichen des Lebens und die große Welt erscheint durch Digitalisierung und Fernreisen ganz nahe. Aber je schneller der Fortschritt alles verändert, umso weniger Kontrolle haben wir über das, was kommt. Als sollten wir für unseren Übermaß bestraft werden, stehen wir jetzt wieder da, wo Menschen oft genug standen. Und genauso hilflos wie die Bevölkerung in den Zeiten der großen Seuchen war, sind wir es jetzt, wo die Pandemie um sich greift. Natürlich hoffen wir auf die Fortschritte der Medizin, auf chemische Mittel gegen die Viren, auf die Impfung. Wie viele Krankheiten konnten die Menschen schon besiegen, doch der Feind steckt überall. Er verändert sich täglich, in jedem Menschen, in jeder Zelle, und keiner weiß, ob die besten Mittel gegen die Viren und die modernsten Impfstoffe durch eine neue Virusmutation irgendwo auf der Welt oder durch einen neuartigen Virus unbrauchbar werden. Umso wichtiger ist es, dass wir gerade jetzt unser Immunsystem auf natürliche Weise stärken und alles, was uns schwächt, vermeiden.

Vor knapp einem Jahr fasste ich den Entschluss, ein Buch zu schreiben. Unendlich viele Erkenntnisse hat mir mein Praxisleben geschenkt, vor allem in meinem Spezialgebiet, der chronischen Fälle der Epstein-Barr-Virus-Infektion („EBV“), aber auch jeden Tag bei jeder Krankheit und bei jedem Menschen. Noch am Vorabend hatte mich das Praxisteam überredet, Erlerntes abzugeben, Arbeiten wie Ultraschall, Belastungs-EKG und viele andere Routinetätigkeiten des Praxisalltages, die ich immer gern gemacht habe, die mir aber Zeit nehmen. Zeit, die ich für Menschen brauche, denen die konventionelle Medizin alleine nicht hilft, Menschen, die von nah und fern zu mir kommen, manchmal mit einer dicken Akte mit Vorbefunden, manchmal nur mit sich selbst. Ich hatte morgens noch in der Praxis mit dem Handy zwei Fotos bei einem Patienten gemacht. Ich zeigte sie mittags meiner Krankengymnastin, selbst Heilpraktikerin und eine gute Freundin, mit der ich mich während unserer wöchentlichen Behandlungen auch über besondere Fälle in der Praxis austausche. Das eine Bild zeigte ein Hautekzem am rechten Unterarm, das andere eine auffällige Veränderung des gleichseitigen Daumennagels. Beide Störung liegen entlang der Energiebahn, die die Chinesen in der TCM als Daumenmeridian bezeichnen. Die Hitze und Fülle im Dickdarm- sowie im Lebermeridian hatte schon unsere seit vielen Jahren in der Praxis mitarbeitende chinesische TCM-Professorin beschrieben, ebenso wie eine Energieschwäche der linksseitigen Meridiane Milz und Nieren. Beides korrelierte mit dem energetischen Test, dem Vegacheck des gleichen Patienten. „Der Schlüssel zur Lösung des Darmproblems wird wohl der differenzierte Stuhltest sein“, vermutete ich. Und fuhr fort: „Solche Zusammenhänge stehen in keinem Lehrbuch, aber, wenn man die Augen auf hat und zuhört, sieht man so etwas immer wieder und vieles mehr.“ Sie fragte mich, warum ich kein Buch schreibe und ich fragte zurück, wo ich die Zeit hernehmen soll. An diesem Abend wurde mir bewusst, dass mir, solange ich in der Praxis arbeite, die Zeit fehlen wird, ein Buch zu Ende zu bringen. Aber anfangen, das sollte ich und schon hatte ich einen Titel im Kopf, meine „Andere Medizin“. Den Boden der Schulmedizin habe ich nie verlassen. Sie bleibt meine Basis. Aber oft genug kommt sie an ihre Grenzen. Man darf sich nicht nur auf Apparate und Labore verlassen, aber wenn man sie nutzt und zusätzlich um das erweitert, was man lernt, wenn man den Menschen, den Patienten als Ganzes sieht, dann kann man vielen von ihnen noch besser helfen.

Baden-Baden

Mein Schwiegersohn David, der meinen Vortrag, den ich bei der naturheilkundlichen Tagung „Medizinische Woche" in Baden-Baden halten werde, kürzlich überflog, fragte mich, warum ich so viele meiner Ausarbeitungen veröffentlichen und damit viele meiner wertvollen Berufsgeheimnisse preisgeben will. „Andere werde es sich leicht machen und deine Arbeit übernehmen", mahnte er. Und doch will ich diese einmalige Chance nutzen, mein Wissen möglichst vielen weiterzugeben, damit auch andere Patienten davon profitieren können.

Jetzt bin ich auf dem Weg zu diesem, wie der Veranstalter betont, größten Fachkongress für Komplementärmedizin im deutschsprachigen Raum. Wie oft bin ich hierhin gefahren, um mir neues Wissen anzueignen, das erste Mal vor 30 Jahren. Und nun bin ich selbst Referent und halte einen Vortrag über mein Thema, das Epstein-Barr-Virus (EBV)!

Der Kongressraum 1 ist der größte im Kongressgebäude, modern ausgestattet. Jeder Zuhörer hat ein eigenes Mikrophon, mit dem er mit dem Referenten kommunizieren kann. Alles wird gefilmt und natürlich werde ich den Film später bekommen.

Das Zeitfenster für den Vortrag ist kurz, 30 Minuten. Ich könnte stundenlang reden. Vor mir spricht ein polnischer Kollege, in englischer Sprache über Antibiotika-Resistenzen, ein großes Thema in der Zukunft. Ich hörte nur beiläufig zu, konzentrierte mich lieber auf meinen Vortrag. Der Vorredner überzieht unendlich und nimmt mir in Gedanken kostbare Zeit weg. Schließlich wird er unterbrochen und ich werde unvermittelt nach vorne gerufen.

Ein Kreis schließt sich. Mein Lehrvater steht vor mir, Prof. Dr. med. Thomas Rau, der über Jahrzehnte die Paracelsus Klinik in St.Gallen in der Schweiz leitete. Einige Passagen aus seinem Buch „Biologische Medizin"[1] konnte ich mal auswendig aufsagen. Und nun ist es Prof. Rau, der mich den Zuhörern in dem gut gefüllten Saal vorstellt.

Ich rufe das erste Bild auf und gehe zunächst auf das Thema meines Vortrags ein. Mein Manuskript, das mich begleiten sollte, lege ich bald weg und rede frei, Bild für Bild aufrufend, wie ein Wasserfall.

[1] Thomas Rau: Biologische Medizin – Die Zukunft des natürlichen Heilens. ISBN: 978-3-03780-389-9

Nachdem ich mich und unsere Praxis vorgestellt habe, wende ich mich an Prof. Rau und spreche ebenso zu ihm wie zu den anderen Zuhörern. Ich halte meine Rede in einer Zeit, in der noch keiner ahnt, dass wenige Monate später eine Pandemie durch ein viel gefährlicheres Virus unser Leben komplett verändern wird. Den vollständigen Originalvortrag finden Sie im Anhang ab Seite 223.

Am Ende des Vortrags bin ich erleichtert. Der lang anhaltende Beifall gibt mir ein gutes Gefühl. Ich konnte viel von meinem Wissens weitergeben.

Es folgen verschiedene Fragen, die ich gern beantworte. Nachdem der offizielle Teil und auch der Kongresstag abgeschlossen ist, sprechen mich noch einige Zuhörer persönlich an. Jetzt sind es meine ehemaligen Lehrer wie Prof. Dr. med. Thomas Rau und Dr. med. Eugen Schlegel von der Mikroimmuntherapie, die mich befragen und mit denen ich auf Augenhöhe diskutiere.

Bei der Heimfahrt fange ich gedanklich an, diese Zeilen zu schreiben. Ich muss über meine letzten Sätze nachdenken.

Jetzt bin ich nicht mehr alleine. Gemeinsam mit Kollegen, aber auch mit unseren Patienten führen wir jetzt gemeinsam den Kampf gegen das EBV. Je mehr wir über das Virus wissen, umso besser.

In den Wochen nach Baden-Baden schreibe ich über ein Virus, das meiner Schätzung nach in Deutschland das Wohlbefinden von mehr als einer Millionen Menschen direkt beeinträchtigt und das für weitere wichtige Folgeerkrankungen mit verantwortlich ist.

Ich ahne nicht, dass zeitgleich in China ein neues Virus auftaucht, das sich im Gegensatz zum verborgenen chronischen EBV nicht versteckt, das akut verläuft, hochansteckend ist und bald für uns allgegenwärtig und lebensbedrohlich wird. Die Coronazeit soll auch mein Leben und meine Arbeit verändern. Zum Schreiben komme ich lange nicht. Doch ein Hauptthema meines Buches, der Kampf gegen Viren wie dem EBV bekommt durch SARS CoV-2 eine ganz andere Dimension. Und mehr und mehr wird mir bewußt, welche Bedeutung ein intaktes Immunsystem für unsere Zukunft hat. Vieles von dem, was kommt, wird davon abhängen, wie wir Menschen uns verhalten.

Epstein-Barr-Virus

Im Jahre 1964 wurde das Epstein-Barr-Virus erstmals von Michael Epstein und Yvonne M.Barr in B-Lymphozyten eines Patienten mit Burkitt-Lymphom entdeckt. Das EBV ist ein humanpathogener doppelsträngiger DNA-Virus und gehört zu der Gruppe der Herpesviren. Es wird auch Humanes-Herpes-Virus 4 (HHV 4) genannt.

Von den schätzungsweise 60 Unterarten des Virus sind nur wenige erforscht. Fast jeder von uns hat das Virus im Körper. Die wenigsten Virusträger haben das Vollbild der akuten EBV-Infektion, die man wegen ihrer Hauptsymptome auch als Pfeiffersches Drüsenfieber bezeichnet, erinnerlich durchgemacht. Bei den meisten bleibt die Erstinfektion unerkannt und verläuft blande.

Die Durchseuchungsrate ist hoch und liegt bei uns bis zum 30. Lebensjahr bei über 90 Prozent der Bevölkerung. In nichtindustrialisierten Ländern infizieren sich bereits mehr als 95 Prozent der Kleinkinder mit dem Virus, wobei die Erstinfektion in diesem Alter bisher meist symptomlos verlief, was sich in den letzten Jahren geändert hat. Es ist zunächst darauf hinzuweisen, dass es keinen Krankheitswert hat, EBV-positiv zu sein. Das Virus bleibt aber wie andere Herpesviren lebenslang im Körper und kann jederzeit reaktiviert werden. Auch sind Reinfektionen möglich. Eine spätere Virusvermehrung verläuft oft klinisch stumm, kann aber auch zu Symptomen führen und das Immunsystem beeinträchtigen. Auch die Abwehr des Körpers kann durch eine überschießende Immunreaktion zu Krankheiten führen. In den letzten Jahrzehnten hat die Anzahl der Patienten, bei denen ein schon länger im Körper bestehendes EBV zu Gesundheitsproblemen führt, rapide zugenommen. Dies liegt zum einen daran, dass Viren sich ständig verändern und immer neue raffinierte Strategien entwickeln, um sich zu vermehren. Zum anderen haben zahlreiche Umweltfaktoren zu einer Abschwächung des Immunsystems bei vielen Menschen geführt.

Meiner Schätzung nach entwickeln 5–10 % Prozent unserer Bevölkerung im Lauf ihres Lebens oft über Jahre anhaltende Gesundheitsstörungen aufgrund eines chronischen oder reaktivierten Verlaufs der EBV-Infektion. Das ist zwar die Minderheit, dennoch sind es allein in Deutschland Millionen Betroffene. In Wirklichkeit ist das EBV zu einem weltweiten Problem geworden und Auslöser einer in der Regel verborgenen Pandemie.

Die akute EBV-Infektion wird wegen der im Blutbild erkennbaren Vermehrung der Monozytose auch als Mononucleose bezeichnet.

Ein anderer Begriff, der der Kusskrankheit hat sich aufgrund der Häufung im Pubertätsalter und der Übertragung durch Tröpfcheninfektion über Schleimhautkontakt, insbesondere durch Speichel, eben wie beim Küssen, ergeben. Es sind aber auch Übertragungen durch Bluttransfusionen, Transplantate und Sexualkontakt beschrieben. Die Inkubationszeit, also die Zeit von der Ansteckung bis zu den ersten Krankheitssymptomen, ist mit 30 bis 50 Tagen recht lang, wobei Schwankungen von einer Woche bis zwei Monaten beschrieben wurden.

Pfeiffersches Drüsenfieber (Infektiöse Mononucleose)

Die akute EBV-Infektion (Abb. 13 auf S. 230) geht mit Fieber, Lymphknotenschwellungen und Mandelbelägen einher. Nicht selten wird sie daher als eitrige Mandelentzündung (Tonsillitis) fehlgedeutet und fälschlicherweise mit Antibiotika behandelt. Es kann zu einem generalisierten Hautausschlag (Exanthem) kommen, besonders, wenn irrtümlich Amoxicillin als Breitspektrumantibiotikum verordnet wird. Allgemeinsymptome wie Abgeschlagenheit, Kopfschmerzen, Husten und Übelkeit können den Zustand des Patienten stark beeinträchtigen. Die Diagnose wird durch das Blutbild mit vermehrten und atypischen Lymphozyten, durch den Mononucleosetest und den Anstieg der EBV-IGM Antikörper gestellt. Die Leber und die Milz sind meist vergrößert. Solange der Patient fiebert, empfiehlt sich Bettruhe, auch um Komplikationen an inneren Organen wie dem Herzen, der Leber und der Nieren zu vermeiden. Auch andere Organsysteme wie das Zentrale Nervensystem (ZNS) und die Gelenke können mitreagieren.

Im weiteren Verlauf sollte die Belastung sehr vorsichtig gesteigert werden.

Häufiger als nach anderen Infekten, verbleibt oft über Monate eine starke Müdigkeit, wobei man in diesen Fällen den Übergang in den chronischen Verlauf nicht übersehen sollte. Außer Schonung und einer Behandlung nur der Symptome gibt es schulmedizinisch keine kausale Therapie. Wenn man das betrachtet, was die meisten Ärzte, wie auch ich im Studium und in unseren Fachbüchern gelernt haben, dann hört es hier mit dem auf, was man sich zum EBV gemerkt hat.

Dabei ist zum einen darauf hinzuweisen, dass auch die akute EBV-Form über alternative Wege, wie ich sie später beschreibe, positiv zu beeinflussen ist. Zum anderen negieren viele Kollegen bis heute die Tatsache, dass das EBV auch chronisch verlaufen kann, einfach, weil Sie es in ihrer Studienzeit anders gelernt haben.

Anthony William Mediale Medizin

Es gibt im deutschsprachigen Raum außer mir kaum Autoren, die sich systematisch mit den chronischen Verläufen des EBV beschäftigen und die Bedeutung dieses Phänomens erkannt haben. Tatsächlich spiegeln meine Artikel in der Sanum-Post (Abb. 11 S. 226, 14 S. 231, 23 S. 241), die seit 2009 im Abstand von einigen Jahren erschienen sind, die Praxiserkenntnisse gut wieder.

Im Jahre 2015 war es dann der amerikanische Autor Anthony William, der unter dem Titel „Medical Medium" auf die immense Bedeutung des EBV als verborgene Epidemie hinwies. Das Buch fand viel Beachtung und es erschien schon im Folgejahr in deutscher Übersetzung.[2]

Ich persönlich finde manche Theorie, die William aufstellt, überzogen, stimme mit ihm aber überein in der Bedeutung des Virus für die Entstehung neuer mysteriöser Krankheiten wie der Fibromyalgie und dem Chronischem Müdigkeitssyndrom (Chronic Fatigue Syndrom / CFS).

Anthony William beschreibt den Verlauf der Infektion in vier Phasen.

Die Phase 1 entspricht der Inkubationsphase, die laut William aber Jahre dauern kann. In dieser Zeit zirkuliert das Virus im Blut und vermehrt sich langsam, ohne dass es zu Symptomen kommt. Wird der Körper durch besondere Belastungen oder durch einen Mangel an Mikronährstoffen geschwächt, so antwortet er mit der Ausschüttung von Stresshormonen, die das EBV laut William erkennt, um dann aus seiner Reserve herauszukommen.

Die Phase 2 ist der Zeitraum mit der größten Ansteckungsgefahr. Sie entspricht dem Pfeifferschen Drüsenfieber, welches nach William keine akute, sondern Teil einer chronischen Infektion ist.

In dieser Phase kommt es häufig zu Koinfektionen mit dem Bakterium Streptococcus, was eigene Probleme mit sich bringt.

Bei guter Abwehrlage und je nach Virustyp kann die Phase 2 aber auch subklinisch ohne große Krankheitssymptome verlaufen.

In der Phase 3 persistiert das Virus in Organen wie Leber und Milz und sondert toxische Abfälle ab, die von unserem Labor als Spirochäten identifiziert werden, was häufig zur fatalen Fehldiagnose Borreliose führt, die dann fälschlicherweise mit Antibiotika behandelt wird, was die Darmflora und den Körper weiter

[2] Anthony William: Mediale Medizin. ISBN-13: 9783442341993

schwächt. Tatsächlich muss man meiner Erfahrung nach bei wiederholt erhöht gemessenen Borreliose-IgM-Titern immer an das EBV denken.

In einem sechswöchigen Rhythmus sterben zudem Viruszellen ab und hinterlassen einen „Leichnam“, der je nach Menge zur typischen Erschöpfungssymptomatik (Fatigue) führt.

Beide Gifte bilden zudem ein Neurotoxin, welches die Nervenfunktionen und das Immunsystem irritiert.

In der Phase 4 ist es wiederum die schlechte Abwehrlage des Menschen, die eine endogene Reaktivierung des Virus mit vielfältigen Symptomen auslöst. In dieser Phase entwickeln sich auch Folgestörungen wie die Fibromyalgie, das Chronische Ermüdungssyndrom und diverse Autoimmunerkrankungen, alles Krankheiten, die in den letzten Jahren erheblich zugenommen haben, wofür William hauptsächlich das EBV verantwortlich macht.

Serologisch entspricht die Phase 2 dem Anstieg der EBV-IgM-Antikörper, die sich im Normalfall dann wieder zurückbilden. Parallel entwickeln sich die EBV-IgG-AK, deren Titer bei chronischem Verlauf in der Phase 3 persistierend hoch bleibt und bei Reaktivierungen, der Phase 4 entsprechend, noch einmal ansteigen. In diesen Phasen findet man häufig auch die EBV-Early-AK gegen ein frühes Protein („early antigen“) des Virus und einen Titeranstieg oder was schlimmer ist, einen Verlust der Anti-EBNA-AK gegen die nukleären Antigene des EBV.

Williams 4-Phasen-Modell ist nur eine Hypothese, die aber vieles erklären würde. Die Phasen 2 bis 4 entsprechen auch dem, was ich in Korrelation von Klinik und Serologie, aber auch von energetischen Methoden und der TCM in der Praxis Tag für Tag sehe.

Die Therapie gegen das EBV ist in meinen Augen auch eine, im Grunde lebenslang sinnvolle Prophylaxe. Bei einer guten Abwehrlage, wofür man selbst einiges machen kann, hat das Virus wenig Möglichkeiten, sich auszubreiten. Das Gute ist, dass die Stärkung des Immunsystems auch die wichtigste Vorbeugung gegen andere Viren ist, wozu natürlich auch der COVID-19-Erreger gehört, wobei hier trotzdem in bestimmten Situationen auch Vorsichts- und Abstandsmaßnahmen unabdingbar sind.

Organmanifestationen und Symptome

Ähnlich wie beim akuten Verlauf können auch beim chronischen fast alle Körperorgane mitreagieren:

Nervensystem Neurologische und psychiatrischen Symptome stehen im Vordergrund. Die Müdigkeit und die Erschöpfung können in Einzelfällen jede Aktivität einschränken. Die Denkstörungen werden als Gefühl des Benebeltsein beschrieben. Bei unklarem Schwindel und Kopfschmerzen sollte man immer an das EBV denken. Über das Denkmuster der Traditionell Chinesischen Medizin (TCM) lassen sich viele Symptome einordnen und auch behandeln. Beim Befall peripherer Nerven kann es zu Kribbeln und Taubheit, aber auch zu Schmerzen in verschiedenen Körperregionen kommen. Auch kommt es manchmal zu Rückenschmerzen.

Psyche Häufig entwickeln sich im Verlauf auch psychische Beschwerden und depressive Episoden. Leider kommt es aber zu oft vor, dass die Patienten fälschlicherweise als primär depressiv abgestempelt werden und alle Beschwerden direkt als psychisch verursacht abgewertet werden.

Gelenke Das gleiche passiert auch bei vielen Patienten mit diffusen wechselnden Gelenkschmerzen, bei denen die üblichen Rheumawerte zunächst keine Auffälligkeiten zeigen. Oft sind die Viren primär dafür verantwortlich. Des Weiteren begünstigt der Verlauf aber auch Autoimmunerkrankungen wie das entzündliche Gelenkrheuma (Rheumatoide Arthritis) und die Gruppe der Bindegewebskrankheiten (Kollagenosen), sodass eine Kontrolle der entsprechenden Laborwerte (Rheumafaktor / antinukleäre Antikörper (ANA)) bei persistierenden Beschwerden im Verlauf sinnvoll ist. Unter einer guten Therapie können sich solche Werte auch wieder verbessern, sodass möglicherweise der Übergang in eine solche schwerwiegende Zweitkrankheit vermieden werden kann. Noch häufiger ist über die Jahre der Übergang in die Fibromyalgie, welche für die überwiegend weiblichen Patienten ein sehr unangenehmes, schmerzvolles Leben bedeutet, zumal auch hier jede übliche Diagnostik keine Auffälligkeit ergibt und die einzige letztlich als bedingt wirksam eingestufte schulmedizinische Therapie die Gabe des Antidepressivums Amitryptilin ist.

Leber und Milz Das EBV wird auch als Lebervirus bezeichnet, auch wenn er nicht bei jedem Patienten eine Erhöhung der Leberwerte verursacht. Wenn man die TCM und den Vegacheck als diagnostische Parameter nimmt, ist das sicher richtig, da es fast in allen Fällen zu einer Beteiligung des Leber- und auch des Milzpankreasmeridians kommt. Meist finden sich Stauungs- und Füllesymptome der Leber und eine Schwäche der Milz. Laborchemisch steigen die Transaminasen mehr als die Y-gt an, wobei normalerweise die GOT und die GPT ähnlich hoch liegen sollten. Beim EBV verschiebt sich dieses Verhältnis zugunsten eines Anstiegs der GPT auch im Vergleich zur GOT.

Sonographisch lassen sich Leber und Milz einfach im Verlauf kontrollieren, wobei die Milz häufiger vergrößert bleibt als die Leber.

Bauchspeicheldrüse In der TCM sind Milz und Pankreas ein zusammenhängendes Organ und gehören dem gleichen Meridian an.

Ob dies die Ursache dafür ist, dass die Bauchspeicheldrüse häufig mitreagiert, sei dahin gestellt. Laborchemisch findet man nur phasenweise eine Erhöhung der Werte Amylase und Lipase, wobei ich bei vielen Patienten die Erhöhung der Leber- und der Pankreaswerte im Wechsel beobachte. Sehr häufig entwickelt sich beim chronischen Verlauf ein Abfall der Elastase. Die Bauchspeicheldrüse hat zwei Hauptfunktionen. Zum einen bildet sie das Insulin, wobei ich beim EBV keine Inzidenzzunahme des Diabetes mellitus erkenne, häufiger aber Unterzuckerungen, die man regelhaft auch bei der Messung des morgendlichen Nüchternblutzuckers sieht, wobei man hier auch immer an Darmfunktionsstörungen wie das Syndrom des durchlässigen Darms (Leaky Gut) denken muss. Zum anderen bildet sie die Verdauungsenzyme, die an der Elastase messbar sind und die für die Teilung und spätere Aufnahme der Hauptnahrungsbestandteile verantwortlich sind. Bei Mangel an diesen werden auch bestimmte Vitamine, besonders die fettlöslichen Vitamine A, E, K und das besonders wichtige D unzureichend aufgenommen. Der persistierende Abfall der Elastase definiert auch den Begriff der chronisch exokrinen Pankreasinsuffizienz, wobei die zum Ausgleich notwendige Substitution der Pankreasenzyme, oft in hohen ansteigenden Dosen, in diesen Fällen von allen Kassen übernommen wird. Im Ultraschall sehe ich im Verlauf oft eine Pankreaslipomatose, also eine Mehrverfettung des Organs als Zeichen der Überlastung, die aber in diesen Fällen nicht durch einen Ernährungsfehler verursacht wird. Dennoch empfehle ich bei einer Beteiligung der Bauchspeicheldrüse ebenso wie der Leber eine alkohol- und fettreduzierte Kost. William vermutet bei solchen Organbeteiligungen einen direkten Befall durch die Viren. Ich denke eher, dass es Autoimmunstörungen sind, in dem Sinne, dass die Abwehr des Körpers statt der Viren irrtümlicherweise eigene Organe angreift.

Schilddrüse Ähnlich sind in meinen Augen die Autoimmunkrankheiten der Schilddrüse zu werten, von denen die Hashimoto-Thyreoiditis häufiger ist als der Morbus Basedow, bei dem komplizierend eine Störung der Augen (endokrine Ophthalmopathie) dazu kommen kann.

Im Rahmen der in unserer Praxis durchgeführten Studie (Abb. 16 S. 233) mit hochdosiertem Vitamin C beobachten wir, dass sich mit der Besserung der Klinik, aber auch der EBV-Serologie und anderer Laborwerte auch die bei Hashimoto erhöhten Anti-TPO gut zurückbilden lassen und vielfach normalisieren, sodass man den Hashimoto nicht mehr erkennt. Unsere nuklearmedizinischen Kollegen empfahlen über Jahre in ihren Befunden bei Hashimoto die Gabe von Selen als wirksames Mittel gegen Autoimmunstörungen. Da die Wirksamkeit wohl doch nicht nach wissenschaftlichen Kriterien erwiesen ist, werden zwar teilweise extrem hohe Schilddrüsenautoantikörper genannt, ohne dass sich daraus bei der Epikrise eine Konsequenz oder ein Ratschlag ergibt. Mit der meist empfohlenen Gabe der Schilddrüsenhormone, die nicht immer gut vertragen werden, werden nur die Folge und nicht die Ursache behandelt. Gerade beim Morbus Basedow kann man durch eine gute ganzheitliche Therapie die ansonsten meist anstehende Operation in vielen Fällen vermeiden oder zumindest verzögern.

Es gibt beim EBV auch gehäuft Schilddrüsenknoten und Zysten ohne erhöhte Schilddrüsenautoantikörper. Diese entstehen offenbar im Sinn des Körpers, um Belastungen zu kompensieren. Es gilt, diese zu reduzieren und die Knoten, Zysten und Werte im Auge zu behalten.

Herz Glücklicherweise kommt es nur selten zu ernsthaften Schädigungen am Herzen, obwohl eine leichte Herzbeteiligung, die mit in der Regel harmlos bleibenden Herzrhythmusstörungen einhergeht, nicht selten ist. Der Patient verspürt manchmal Herzrasen und Herzstolpern. In jedem Fall sollten neben der klinischen Kontrolle das EKG, ggf. auch mit Langzeit- und Belastungstechnik und falls möglich, der Herzultraschall (Echokardiographie) regelmäßig überwacht werden. Bei einzelnen Patienten beobachte ich seit Jahren immer wieder die gleiche EKG-Auffälligkeit mit einer diskreten Abflachung oder Negativierung der T-Welle in der Extremitätenableitung III, wenn die EBV-Problematik den Patienten einholt. Bei anderen steigt in solchen Phasen der BNP-Wert an, ohne dass man im Herzultraschall eine relevante Schwäche des Herzens, wofür dieser Parameter normal steht, erkennen muss. Ein Belastungs-EKG sollte hier ergänzend erfolgen. Auffällig ist bei vielen Patienten ein temporärer Blutdruckanstieg, der durch den Energiestau im Lebermeridian ebenso erklärbar ist wie die Durchschlafstörungen zur Leberzeit von 1 Uhr bis 3 Uhr morgens. Der Schlaf bringt nach solchen Nächten natürlich wenig Erholung.

Schleimhäute und Lymphknoten Das EBV bringt Infektsymptome wie Halsschmerzen, leichte Temperaturerhöhungen und auch Nachtschweiß mit sich. Die Patienten neigen aber auch durch ihre Abwehrschwäche zu gehäuften Begleitinfekten. Oft schwellen die Lymphknoten phasenweise an. Da das EBV bestimmte Lymphome auslösen kann und auch in malignen Lymphknoten häufiger direkt nachweisbar ist, sollte eine sorgfältige Abklärung oder Kontrolle der Lymphknoten auch unter diesem Aspekt erfolgen.

EBV und Sport

Solange der Patient in der Akutphase fiebert, wird Bettruhe empfohlen. Auch in den Tagen danach, sollte man besser noch nicht trainieren.

Nach Abklingen der Hauptbeschwerden und weitgehender Normalisierung der wichtigsten Laborwerte, auch der Leberwerte, empfiehlt man heute doch die frühzeitige Aufnahme eines vorsichtigen aeroben Trainings deutlich unterhalb der Leistungsgrenze, zum Beispiel am Hometrainer, beim Walken oder leichten Joggen. Falls der Patient nach dem Sport keine Erschöpfung verspürt, kann er die Belastung Tag für Tag vorsichtig steigern.

Der sportliche Aufbau sollte unter Kontrolle der kardialen Befunde, gegebenenfalls auch mit einem Belastungs-EKG vor der Aufnahme eines intensiven Trainings erfolgen.

Eine Rolle spielt auch die Milzgröße. Bei einer Vergrößerung ab dem 1,5fachen der Norm besteht bei einem Abdominaltrauma in der Milzregion beim akuten EBV die signifikant erhöhte Gefahr einer Milzruptur. In diesem Fall sollten Kontaktsportarten wie Fussball, Radfahren, Skifahren etc. für vier Wochen verboten werden, dann sollte eine Kontrolle der Milzgröße erfolgen.

Diese Vorsichtskriterien gelten alle für das akute EBV, das ja gerade bei jungen Sportlern von 15 bis 25 Jahren seine höchste Inzidenz hat.

Gerade Leistungssportler neigen dazu, sich zu früh zu belasten, was die Gefahr des Übergangs in den chronischen Verlauf mit sich bringt.

Ich habe immer wieder auch bekannte Sportler in der Behandlung, die ihre alte Höchstleistung erst wieder erreichen, wenn Sie selbst erkennen, dass Geduld und ein vorsichtig aufbauendes Trainingspensum sie weiter bringt als falscher Ehrgeiz, wobei man hier von Zeiträumen von sechs (bis zwölf) Monaten sprechen muss.

Immer wieder berichten auch die Medien von namhaften Sportlern, die durch das EBV mehr als durch jedes andere Virus einen Bruch ihrer sportlichen Karriere erlitten.

Kapitel 2

Neue Krankheiten – EBV assoziiert

Krebs und EBV

Bei der Vielzahl der Patienten, die chronisch durch das EBV belastet werden, ist statistisch gesehen, die Gefahr einer durch das Virus induzierten Krebserkrankung äußerst gering.

Dennoch ist EBV nachgewiesen onkogen.

Ein Virustyp (M81), der eine besondere genetische Variante (EBER2) besitzt, verursacht Karzinome des Nasen- Rachenraums, eine der häufigsten Tumorerkrankungen bei jungen Erwachsenen in Südostasien, Taiwan und dem südlichen China.

Andere Virustypen haben eine große pathogenetische Rolle bei bösartigen Erkrankungen des Lymphsystems.

Das in Äquatorialafrika endemische Burkitt-Lymphom ist zu praktisch 100 Prozent EBV-positiv. In Zellkulturen aus Biopsien befallenener Burkitt-Lymphknoten wurde das Virus auch erstmals elektronenmikroskopisch entdeckt. Das bei uns häufigere Hodgkin-Lymphom ist in circa 40 Prozent EBV-assoziiert, besonders bei älteren Patienten mit dabei schlechter Prognose.

Auch bei anderen Lymphomtypen spielt das EBV eine große Rolle.

Diese Zahlen gelten für Patienten mit normalem kompetentem Immunsystem.

Bei zellulärer Immundefizienz enthalten 70–100 Prozent der Lymphome EBV, bei zerebralen Lymphome alle.

Unter Immunsuppression muss das EBV eng kontrolliert werden, um eine maligne Transformation der infizierten B-Zellen rechtzeitig zu entdecken und nach Möglichkeit zu verhindern.

Ein anderes bekanntes Virus spielt bei Lymphomen ebenfalls eine große Rolle. So haben unbehandelte HIV-Patienten ein bis zu 200-fach erhöhtes Risiko, Lymphome zu entwickeln.

Beim HIV gibt es glücklicherweise in der Regel wirksame antiretrovirale Therapien, die beim EBV leider in mehreren Studien keine signifikante Verbesserung ergaben.

Autoimmun-Erkrankungen und Vitamin D-Mangel

Die Lymphozyten sind die wichtigste Gruppe unter den Immunzellen unseres Körpers. In jedem von uns sind etwa eine Billionen von Ihnen ständig auf der Suche nach Krankheitserregern. Die Differenzierung der Untergruppen der Lymphozyten nennt man Lymphozytenstatus (Abb. 2).

Zunächst unterscheidet man die im Knochenmark heranreifenden und für die humorale Immunabwehr zuständigen B-Lymphozyten von den im Thymus heranreifenden und die zelluläre Immunabwehr regulierenden T-Lymphozyten. Die EBV-Viren befallen primär die B-Lymphozyten. Zur Bekämpfung dieser infizierten Zellen benötigt der Körper die CD8+, eine spezielle Form der T-Lymphozyten. Für deren Produktion ist Vitamin D notwendig. Ein Mangel an diesem Vitamin schwächt daher die Abwehr gegen EBV und begünstigt auch Autoimmunkrankheiten. Solche Zusammenhänge fand man bei der Rheumatoiden Arthritis, bei Morbus Basedow, Hashimotothyreoiditis und der Multiplen Sklerose. Einen guten Überblick wichtige Quellen und Studien dazu liefert Martin Auerswald, Biochemiker und molekularer Biotechnologe von der Technischen Universität München in seinem Beitrag zum Epstein-Barr-Virus.[3]

In meiner ersten Veröffentlichung zum EBV wies ich schon 2009 auf die Häufung solcher Autoimmunstörungen beim chronischen Verlauf des Virus hin, ohne die pathophysiologischen Zusammenhänge zu kennen. In meinem zweiten Artikel zum EBV ergänzte ich dies um meine Beobachtung, dass insbesondere die Patientengruppe mit erhöhten EBNA diesbezüglich gefährdet ist. Ich bin Praktiker und berichte von meinen Praxiserfahrungen und Beobachtungen.

[3] „Alles zum Epstein-Barr-Virus (EBV) und warum 98 % der Menschheit infiziert ist" `medumio.de`

Den wissenschaftlichen Hintergrund liefern die Universitäten, die erstmals 2018 eine plausible Erklärung für dieses Phänomen fanden.

In einer viel beachteten hochrangig auch im Deutschen Ärzteblatt veröffentlichten Studie aus Cincinnati in den USA, beschrieb ein Expertenteam um Prof. Dr. John B. Harley folgende Entdeckung: [4]

Die EBV-Viren legen in den infizierten B-Zellen Transkriptionsfaktoren an, die wahrscheinlich für die Bildung neuer Viren nötig sind. Diese Faktoren wirken nach Harley mit dem Virusprotein EBNA2 zusammen und besetzen etwa 50 % der Risikogene für den systemischen Lupus erythematodes, was zur Aktivierung der Krankheit führt. Bei weiteren fünf Autoimmunerkrankungen konnte ein solcher Zusammenhang klar nachgewiesen werden, so bei der Multiplen Sklerose, der Zöliakie, der rheumatoiden und der juvenilen idiopathischen Arthritis, dem Typ 1-Diabetes und bei chronisch-entzündlichen Darmerkrankungen.

Neun Jahre, nach dem ich erstmals in Deutschland über das Thema publiziert habe, konnte ich so die Vorgänge, die durch EBV-Viren in den B-Lymphozyten ausgelöst werden, auch verstehen.

Fast alle Patienten, die wegen einer chronischen EBV-Belastung in meine Praxis kommen, haben bei der Erstuntersuchung einen Mangel an Vitamin D, es sei denn, dass sie dies vorher ausreichend substituiert haben. Von allen Vitaminen ist Vitamin D noch vor Vitamin C das wichtigste in der Abwehr gegen Viren wie EBV und auch COVID-19.

Nicht durchgesetzt hat sich jedoch der Ansatz des brasilianischen Arztes Prof. Cicero Coimbra, extrem hohe Dosen von Vitamin D gegen MS und andere Autoimmunkrankheiten einzusetzen. Zudem möchte ich darauf hinweisen, dass ein Überschuss an EBNA-Proteinen zu einer Vitamin D-Rezeptoren-Blockade (VDR-Blockade) führen kann. In diesen Fällen steigt der 25-OH-Vitamin-D-Wert unter Substitution nicht an, da die Vorstufe 25-OH-D direkt in die aktive Form D-1,25-OH umgewandelt wird, was zu einer Überstimulation von Zytokinen, die wie chemische Immunbotenstoffe wirken, führt. Dies begünstigt Entzündungen und wirkt sogar immunsuppressiv. Daher sollte eine Hochdosis Vitamin D-Therapie beim chronischen EBV mit hohen EBNA unter regelmäßigen Laborkontrollen erfolgen, im Verlauf auch mit der Bestimmung des Quotienten D-1,25-OH zu 25-OH-D (normal unter 1,0), um bei Erhöhung die Blockade aufzudecken.

Beim Schreiben dieser Zeilen ahnte ich nicht, dass die Anzahl der Patienten mit dem damals wenig bekannte Phänomen der VDR-Blockade zwei Jahre später explosionsartig zunehmen sollte. Die Kombination einer EBV-Belastung mit einer COVID-19-Infektion mündet durch diese – wohl neue – Strategie

[4] Nat Genet 2018; 50(5): 699–707

der Viren sehr häufig in einen Long-/Post-COVID-Verlauf, Grund genug, dem Problem in diesem Kontext einen eigenen Abschnitt zu widmen. Auch dies ist eine Praxisbeobachtung in einem frühen Stadium einer neuen Krankheit, für die, falls sie richtig ist, die Wissenschaft eine Erklärung nachliefern wird.

In einem Artikel in der Zeitschrift Autoimmune Diseases vermutet man weiterhin, dass je nach genetischer Anlage die zytotoxischen T-Zellen nicht angemessen reagieren, sodass das Immunsystem die Viren nicht mehr ausreichend kontrolliert. In der Folge vermehren sich die Viren und damit auch die dagegen gebildeten Antikörper.

In weiteren Studien konnten durch EBV infizierte B-Zellen direkt in den Organen nachgewiesen werden, die autoimmun angegriffen werden, so im Darm von Patienten mit Colitis Ulcerosa oder Morbus Crohn und in der Lunge von Patienten mit idiopathischer pulmonaler Fibrose.

Beim systematischen Lupus erythematodes (SLE) und bei der multiplen Sklerose (MS) gibt es eine sehr hohe sero-epidemiologische Evidenz für eine Assoziation mit dem EBV. Einige Autoren bezweifeln gar, ob es Patienten mit gesicherter SLE oder MS gibt, die EBV-seronegativ sind.

Gerade bei diesen beiden Erkrankungen fand man in mehreren Studien eine deutlich erhöhte Aktivität des Virus mit mehr latent infizierten B-Zellen.

Es gibt für diese Beobachtung zwei Hypothesen:

Zum einen könnte die erhöhte Entzündungsaktivität bei bestimmten Autoimmunkrankheiten die EBV-Immunabwehr schwächen und die Virusaktivität steigern. Wahrscheinlicher ist es, dass das EBV umgekehrt durch seine Aktivität Autoimmunkrankheiten induziert Dennoch ist eine überschießende Immunreaktion besser als keine. Deshalb weist der seltenere Verlust der EBNA immer auf eine stärkere Immundefizienz hin, die es aufzudecken und zu behandeln gilt. Im Rahmen unserer Studien wird der Einfluss der Therapien sowohl bei Patienten mit überhöhten EBNA wie auch mit EBNA-Verlust überprüft. Daneben erfolgen Verlaufskontrollen bei Patienten mit erhöhten EBEA-Werten.

Als Parameter für eine Autoimmunerkrankung haben wir die Anti-TPO ausgewählt, die bei Hashimoto erhöht sind und sich meiner Erfahrung nach unter einer sorgfältigen Therapie sogar normalisieren können.

Das gleiche gilt für erhöhte Rheumafaktoren und ANA-Erhöhungen, die immer die Gefahr eines Übergangs in eine Kollagenose bergen.

Zu diesen gefürchteten Bindegewebskrankheiten gehören neben dem Systemischen Lupus erythematodes (SLE) das Sjögren-Syndrom, das CREST-Syndrom, die Polymyositis/Dermatomyositis, die Systematische Sklerose, das

Antiphospholipid-Syndrom, die Mischkollagenosen (Sharp-Syndrom) und die undifferenzierten Kollagenosen.

Manifeste Autoimmunerkrankungen lassen sich schwerer beeinflussen als die Vorstadien. Wenn das EBV-Virus ursächlich oder begleitend dabei ist, lohnt sich eine ganzheitlich orientierte Behandlung in jedem Fall, auch wenn sie eine Therapie mit Immunsuppressiva oder Cortison in manchen Fällen nicht ersetzen, sondern nur unterstützen kann.

Fibromyalgie-Syndrom und EBV

Neben den Patienten mit manifesten rheumatischen Erkrankungen gibt es bei den chronischen EBV-Fällen auch sehr viele, bei denen diese trotz hartnäckiger Beschwerden nicht nachweisbar sind. Offenbar macht das Virus schon in dem Übergangsbereich, in dem sich die Gelenke mit ihm auseinandersetzen müssen, diffuse Gelenkschmerzen. Bezüglich der sehr häufigen Kombination EBV und Fibromyalgie verweise ich auch auf eine Veröffentlichung von mir aus dem Jahre 2011 in der Mitgliederzeitung der Deutschen Fibromyalgie-Vereinigung (DFV), dem „Optimisten“ [5].

„Alles tut mir weh, keiner weiß weshalb, niemand nimmt mich ernst“ könnte die Aussage vieler Betroffener sein.

Beim Fibromyalgie-Syndrom (FMS) klagen die Patienten über monatelang anhaltende Schmerzen in verschiedenen Regionen. Der Begriff bedeutet wörtlich übersetzt Faser-Muskel-Schmerz. Man vermutet, dass 1 bis 2 % unserer Bevölkerung betroffen ist, die Mehrzahl Frauen, am häufigsten im Alter von 40 bis 60 Jahren.

Im Gegensatz zum entzündlichen Rheuma kommt es zu keinen bleibenden Gelenkschäden. Dennoch sind die Patienten durch die Schmerzen stark belastet und klagen auch über vielfältige andere Symptome wie Müdigkeit, Erschöpfung, Schwindel, vermehrte Infekte, diffuse Bauch-, Rücken- und Kopfbeschwerden, Missempfindungen, Herzbeschwerden, Gewichtsprobleme und depressive Stimmungen.

Letzteres ist auch die Folge davon, dass die Patienten von Ihren Ärzten, die diagnostisch keine Erklärung finden, kaum ernst genommen werden.

Dennoch wird das Fibromyalgie-Syndrom inzwischen auch bei Anträgen auf Schwerbehinderung oder Rente als Behinderung und als Erkrankung berücksichtigt und anerkannt.

[5] Zeitschrift Optimisten (DFV) Ausgabe 01/2011 www.fibromyalgie-fms.de

Die Kriterien für die Diagnose sind die Anamnese mit mindestens drei Monate anhaltenden lokalisierten Schmerzen an mehr als drei Stellen des Bewegungsapparates, die Tendinosen und die Druckschmerzhaftigkeit der sogenannten Tender-Points, die an 18 Stellen des Körpers fest definiert sind.

Eine ganze Reihe der Beschwerden ergeben sich meines Erachtens durch das in der Regel begleitende EBV und durch die Umstände, die beides begünstigen. Hier setzt die Therapie an, die besonders die Begleitsymptome, die psychische Verfassung und den Allgemeinzustand verbessern kann, wobei die Schmerzen selbst schwerer zu beeinflussen sind. Bei jedem FMS-Patienten sollten die EBV-Werte und die Darmflora überprüft werden. Daneben sollte nach Störfeldern und Schwermetallen gesucht werden und auch die hormonelle Achse ist zu berücksichtigen. Häufig findet man eine Erhöhung der Stresshormone ACTH und Cortisol sowie bei Frauen einen relativen Progestoronmangel. Psychopathologisch beschreiben manche Kollegen Zusammenhänge mit Traumata auch schon aus der Kindheit. In jedem Fall sollte auch die Seele der Patienten gehört und verstanden werden.

EBV und Pyrrolurie (KPU/HPU)

Obwohl wenig bekannt, so ist doch die Stoffwechselstörung Pyrrolurie, auch Kryptopyrrolurie (KPU oder HPU) genannt, sehr häufig. Man vermutet eine genetische Anlage bei ca. 10–15 % unserer Bevölkerung, besonders weiblichen Personen, was auch zu einer familiären Häufung führt. Stressfaktoren unterschiedlicher Art sind es, die bei vorhandener Veranlagung das Krankheitsbild später auslösen können.

Durch einen Enzymdefekt kommt es zu einer Entgiftungsstörung und im Urin werden vermehrt Pyrrole ausgeschieden, was zu einem Mangel an Vitamin B6 (Pyridoxal-5-Phosphat) und Zink führt. Angesichts der Defizite an Vitamin B6 verringert sich auch die Aufnahme von Chrom und in geringerem Ausmaß auch von Mangan und Magnesium. Zudem ist Vitamin B6 auch beteiligt an der Produktion von Vitamin B3 aus Tryptophan, sodass es zu einem weiteren Defizit kommt. Die Mängel lassen sich ab einem gewissen Punkt nicht mehr durch eine vitamin- und mineralreiche Nahrung ausreichend ausgleichen.

Psychischer Stress, aber auch physischer, zum Beispiel nach einem Infekt, nach einer Verbrennung, einem Unfall oder durch die Einnahme von Medikamenten können die Beschwerden verschlimmern.

Die Symptome sind vielfältig und äußern sich psychisch und neurologisch, aber auch durch Erschöpfung und Müdigkeit, Nachtblindheit, vermehrte Infekte und Entzündungen, Gelenk- und Weichteilrheuma, Nahrungsmittelintoleranzen und Allergien. Es kommt zu Störungen der Sexualität, der Menstruation und der Blase. Hautprobleme wie Ekzeme, Neurodermitis und Akne vulgaris können auftreten, wobei zudem brüchige Nägel mit weissen Fleckchen und Querfurchen auf den Fingernägel typisch für den Zinkmangel sind, dazu Striae, ähnlich wie Schwangerschaftsstreifen und struppige ausfallende Haare sowie Wundheilungsstörungen.

Typisch für Kinder sind Geschmacksstörungen bis zur Appetitschwäche, Wachstumsschmerzen, Sonnenlichtempfindlichkeit und vermehrte Infekte, besonders im Ohrbereich.

Wenn die Traumerinnerung verloren geht, sich die Handschrift oder das Kurzzeit- oder Namensgedächtnis verschlechtert, ist die Diagnose naheliegend. Die Konzentration und die Aufmerksamkeit lassen nach. Es kann sowohl zu Hyperaktivität mit ungeordnetem Verhalten wie auch zu Rückzug und Lethargie kommen. Kopfschmerzen sind möglich. Angstzustände und Schlafstörungen treten besonders nach Stress auf.

Bei Aufmerksamkeitsdefizitsyndrom (ADHS) und Autismus sollte immer der Urintest (HPU-Test) zum Ausschluss einer KPU erfolgen. Es ist darauf zu achten, dass eine Woche vorher keine vermehrten Vitamine oder Mineralstoffe zugeführt werden. Insbesondere die B-Vitamine, Biotin, Zink und Mangan sollten vermieden werden. Auch sollte man in der Nacht vor dem Test häufiges Wasserlassen und die Einnahme von Entwässerungstabletten (Diuretika) vermeiden. Auch während und in den ersten Tagen der Menstruation kann der Test falsch-negativ ausfallen. Umgekehrt können bestimmte Krankheiten und Zustände zu einer vermehrten Ausscheidung von HPL über den Urin führen und zu einem falsch-positiven Ergebnis führen. Genannt seien auch die akute EBV-Infektion, Lebererkrankungen wie die Leberzirrhose und die Hepatitis, die perniziöse Anämie, die Schilddrüsenüberfunktion und verschiedene Formen der Porphyrrie.

Jeder psychische und physische Stress, aber auch warme Mahlzeiten, können die Ausscheidung der Kryptoyrrole im Urin, zu denen auch HPL gehört, vermehren und den Messwert nach oben treiben. Zu meinem Unverständnis wird dieser einfache HPU-Urintest, der circa 40 Euro kostet, von den gesetzlichen Krankenkassen nicht übernommen.

Das gilt auch für die Therapie, die mit der meist lebenslangen Gabe von Zink, Vitamin B6, letzteres besser als aktive Form Pyridoxal-5-Phosphat, dazu manchmal Mangan, Magnesium, Chrom und Vitamin B3 einfach und effektiv ist, aber dennoch unter der Hand eines diesbezüglich erfahrenen Therapeuten bleiben sollte. Kommt es jedoch zu der ungünstigen Kombination mit dem akuten oder chronischen EBV, so potenzieren sich die Probleme und der Verlauf wird langwierig, besonders wenn die Pyrollurie und/oder das EBV nicht erkannt werden, was leider oft der Fall ist.

Nebennierenschwäche und Burn-Out

Eine weitere Störung, die oft in diesen Kombinationen auftritt und den Verlauf ungünstig beeinflusst, ist wenig bekannt, zumal die meisten Ärzten eine Nebennierenunterfunktion nur mit der sehr seltenen Krankheit Morbus Addison verbinden. Viel häufiger ist eine relative Schwäche der Nebennieren, vergleichsweise einem in Stresssituationen überlastetem Organ.

Die kurzzeitigen Stresshormone Adrenalin und Noradrenalin erhöhen die Herz- und Atemfrequenz sowie den Blutdruck und sorgen dafür, dass Gehirn und Muskeln rasch mit Glukose und Sauerstoff versorgt werden. Normalerweise sollten die Werte nur bei einer akuten Stress- oder Belastungssituationen regulativ erhöht gemessen werden.

Das Langzeit-Stresshormon Cortisol reguliert als Antwort auf chronischen Stress das Immunsystem, den Blutdruck und den Stoffwechsel mit dem Blutzuckerspiegel. Genauer als die Bestimmung im Serum ist das Tagesprofil im Speichel. Hier findet sich bei der Nebennierenschwäche in der Regel das typische Morgentief, während die Werte abends oft hoch gehen. Entsprechend tritt die Müdigkeit besonders morgens und auch frühnachmittags auf, während man abends oft aufgedreht ist. Solange der Cortisolspiegel abends erhöht ist, kann das Schlafhormon Melatonin nicht ausreichend produziert werden. Man kann nicht abschalten und der fehlende Schlaf macht den nächsten Tag nicht einfacher. Es kommt es aber auch zu weiteren hormonell bedingten Problemen. So lassen bei Frauen infolge des Progesteronmangels die Libido und die Fruchtbarkeit nach. Es kann zu prämenstruellen Beschwerden kommen. Bei Männern wirkt sich der DHEA- und Testosteronmangel ungünstig auf die Potenz aus. Da die Umwandlung der Schilddrüsenhormone T4 in T3 gestört wird, kommt es zu einem relativen T3-Mangel mit den Symptomen der Schilddrüsenunterfunktion.

Der Blutdruck schwankt. Typisch ist ein Abfall beim Übergang vom Liegen zum Stehen. Auch der Blutzuckerspiegel ist instabil mit häufigen Unterzuckerungen. Die Folge sind Reizbarkeit, Hirnleistungsstörungen und Heißhungerattacken. Auch der Stuhlgang wechselt zwischen Verstopfung und Durchfall. Das Wasserlassen wird besonders nachts häufiger. Es kann zu Gewichtszunahme, besonders um die Taille und zu Haarausfall kommen. Als weitere Symptome seien vermehrte Infekte und Allergien, Kopfschmerzen und Verspannungen, Kloßgefühl im Hals, brüchige Nägel, eine vermehrte Lichtempfindlichkeit, ein Verlangen nach salzigen oder zuckerhaltigen Nahrungsmitteln sowie depressive Episoden und Stimmungsschwankungen, auch mit Gereiztheit, genannt.

Die Stressresistenz lässt nach und die Menschen fühlen sich gehetzt und überfordert. Kaffee, Tee und Aufputschmittel sowie Zucker und Kohlenhydrate helfen nur kurz und werden trotzdem mehr konsumiert. Wenn der Alltagsstress permanent zunimmt, fühlt man sich mehr und mehr ausgebrannt. Somit entspricht das Burn-Out-Syndrom in Wirklichkeit dem Vollbild der Nebennierenschwäche.

Neben den häufig beruflichen bedingten Stressfaktoren können Belastungen aller Art, emotional und körperlich, aber auch chronische Schmerzen, unzureichender Schlaf und auch Infektionen wie das chronische EBV das Organ überfordern. Leistungssport wirkt sich hier ungünstig aus. Als Ursache für eine Nebennierenschwäche bei jungen Menschen erlebe ich in meiner Praxis häufig die bei Jugendlichen leider oft praktizierte Entfernung aller vier Weisheitszähne in nur einer Sitzung, denn die Nebennieren sind energetisch mit dem achten Zahnfach gekoppelt. Ich empfehle diesen Eingriff, falls notwendig, besser in zwei oder mehr Sitzungen sowie unter ganzheitlicher Betreuung und Begleitbehandlung vornehmen zu lassen. Das Immunsystem sollte hier gut vorbereitet sein und bei in der Folge auftretenden Problemen frühzeitig unterstützt werden.

Nicht zuletzt können Umwelttoxine wie Pestizide, Herbizide und Fungizide, Schwermetalle, Konservierungsstoffe, Zusatzstoffe und künstliche Farbstoffe mit ursächlich sein.

Die Vermeidung aller dieser Faktoren ist der erste Schritt zur Heilung.

Da ein absinkender Blutzuckerspiegel Cortison verbraucht, empfiehlt sich eine kohlenhydrat- und zuckerarme Ernährung mit einem niedrigen glykämischen Index. Da schon der Nüchternblutzucker morgens oft niedrig gemessen wird, sollte auf das Frühstück nicht verzichtet werden. Auch Zwischenmahlzeiten sind günstig, um den Blutzucker konstant zu halten. Kaffee, Alkohol, Nikotin und Fast-Food gilt es zu vermeiden. Günstig ist eine ausgewogene, naturbelassene, vollwertige Ernährung mit Schwerpunkt auf frischem Obst und Gemüse. Empfohlen werden die Vitamine B5, B6 und C sowie die Spurenelemente Magnesium, Selen und Zink.

In der Kräutermedizin werden als Adaptogene Ashwagandha (125–250 mg täglich), Rhodiola (400–600 mg täglich bei 1 Prozent standardisiertem Extrakt) sowie Ginseng genannt, wobei Pansang-Ginseng stärker wirkt als der sibirische

(2–4 ml flüssig oder 250–500 mg Pulverextrakt in Kapseln , jeweils 1–3 x täglich). Auch reines Lakritz wird empfohlen.

Am wichtigsten in der Vorbeugung und Behandlung ist aber das persönliche Stressmanagement. Dazu gehören neben ausreichenden Schlafphasen, in denen sich die Nebennieren erholen, Techniken zur Entspannung und auch Atemübungen mit tiefem Atmen.

In meiner Praxis arbeite ich auch energetisch, wobei der Vegatest die Nebennierenschwäche meist anzeigt und die homöopathische Komplexampulle Glandula suprarenalis(R) oft zum Ausgleich führt. Alternativ kommt oral Phytocortal(R) in Frage.

In meinen Augen ist die Nebennierenschwäche oft nicht primär krankhaft, sondern Ausdruck einer relativen Überforderung des Organs durch Stressfaktoren, die sich natürlich auch ungünstig auf den Verlauf beim EBV auswirken. Deshalb treten beide Störungen auch oft in Kombination auf. Insofern hat es der Patient manchmal durch die Reduzierung seiner Belastungsfaktoren auch selbst in der Hand, den Weg zu seiner Genesung positiv zu beeinflussen.

Chronic Fatigue-Syndrom (CFS/ME)

Auch bei diesem, lange nicht als solchem anerkannten Krankheitsbild treten die Symptome nach Belastung und oft auch als Folge einer abgelaufenen EBV-Infektion auf. In Deutschland vermutet man bis 700.000 Kranke, am häufigsten Frauen im Alter von 30 bis 40 Jahren.

Es können aber grundsätzlich alle Altersgruppen, somit auch Kinder erkranken.

Die beim CFS genannten Symptome ähneln denen, die ich bei der chronischen EBV-Infektion aufgeführt habe und sind in Wirklichkeit meist auch durch die anhaltende EBV-Belastung mit verursacht und erklärbar. Im Vordergrund steht die schwere anhaltende Erschöpfung nach körperlicher oder geistiger Anstrengung. Manchmal tritt diese etwas verzögert auf, sodass es für den Betroffenen oft schwierig ist, die eigenen Grenzen einzuhalten. Anders als bei Nebennierenschwäche fühlt man sich auch nach ausreichendem Schlaf nicht ausgeruht. Im Extremfall kann es bis zur Bettlägerigkeit und Pflegebedürftigkeit kommen. Die Mehrzahl der Patienten kann auch ihrer Arbeit nicht mehr nachgehen.

Der Name „Myalgische Encephalomyelitis" (ME) induziert ein entzündliches Geschehen und sollte besser durch den in den USA 2015 vorgeschlagenen Begriff „ Systemic Exertion Intolerance Syndrome " (SEID) ersetzt werden, zumal der ganze Mensch betroffen ist. Es gibt keinen Laborwert und kein bildgebendes Verfahren, welches die Diagnose belegt, sodass die Betroffenen in ihrem Leiden lange zu Unrecht nicht ernst genommen werden, ähnlich wie bei der Fibromyalgie. Beide Krankheiten sind auch keine primär psychischen Erkrankungen und beide treten oft in Kombination auf, was sich in meinen Augen durch die meist gemeinsame Causa und Begleitung durch das EBV ergibt. Man hat beim CFS teilweise vermehrte Autoantikörper gegen Adrenalinrezeptoren gefunden, was eine erhöhte Adrenalinfreisetzung und damit beschleunigten Puls, Atmung und Verdauung zur Folge hat. Durch diese permanente Stressreaktion kommt der Körper nicht zur Regeneration. Insbesondere findet man bei CFS-Patienten vermehrt gestörte und verformte Mitochondrien. Die gleichen Schäden werden übrigens auch durch chronische Herpesviren wie dem EBV verursacht. Daraus ergibt sich die Hypothese, dass bei einer vorbestehenden Belastung mit Herpesviren ein zusätzlicher Infekt das Virus reaktiviert und es über den Zellschäden zum Fatigue-Syndrom kommt. Da es nach den SARS- und MERS-Epidemien von 2003 und 2005 zu einer Häufung postviraler CFS-Fälle kam, wird dies auch als Folge der COVID-19-Pandemie befürchtet, da es sich hier ebenfalls um einen Erreger aus der Familie der Coronaviren handelt. Die Berliner Charite, die für ihre CFS-Sprechstunde bekannt ist, hat mit den Forschungen diesbezüglich angefangen. Letzten Endes scheint auch die genetische Veranlagung wie bei vielen andere Störungen des Immunsystems eine nicht unerhebliche Rolle zu spielen.

Die Krankheit selbst beginnt plötzlich, wobei man erst bei Symptomen, die länger als ein halbes Jahr bestehen, den Begriff CFS verwendet.

Die Mehrzahl der Betroffenen berichtet vom Beginn der Krankheit nach einem Infekt, am häufigsten dem EBV, wobei manchmal aber auch andere virale und bakterielle, zum Teil banale Infekte vorausgehen. Genannt seien Herpes Zoster-, Grippe-, Erkältungs- und Magendarmviren sowie Borrelien und Chlamydien. Auch andere Stressfaktoren wie eine Operation oder Verletzung gehen manchmal voraus. Auch hier liegen sicher ähnliche multikausale Auslöser wie bei dem chronischen EBV, der Nebennierenschwäche und der Fibromyalgie vor. Oft finden sich diese Krankheiten kombiniert. Da es bei keiner von Ihnen eine nachgewiesen wirksame schulmedizinische Therapie gibt, ist ihre Behandlung eine Domäne der ganzheitlichen Medizin. Die Patienten sollten in jedem Fall lernen, ihre verbleibenden Kräfte sinnvoll einzuteilen und sich nicht zu überfordern. Dafür wurde der Begriff „Pacing " eingeführt.

Multiple Sklerose (MS)

Auch diese Form der Encephalomyelitis tritt bevorzugt bei Frauen, typischerweise im Alter von 20 bis 40 Jahren auf. Mehr als 250.000 Menschen sind in Deutschland betroffen, Tendenz zunehmend, mit Erkrankungsbeginn auch bei Kindern und Jugendlichen sowie nach dem 45. Lebensjahr. Neben Erbanlagen spielen auch hier Umweltfaktoren und Viren ursächlich eine Rolle. Ob die Häufung in kühlen Regionen der Welt mit dem Klima, der Genetik oder dem Vitamin D-Mangel zusammenhängt, bleibt offen. Für letzteres spricht, dass die MS in Grönland, wo die Menschen viel Vitamin D-haltigen fetten Fisch essen, seltener auftritt. Umgekehrt kann starke Hitze oder Fieber bei MS Schübe auslösen. Für die Genetik als Teilursache spricht, dass in den USA Schwarzafrikaner zwar häufiger erkranken als die, die in Afrika leben, aber nur halb so oft wie weiße US-Bürger. Für Verwandte ersten Grades besteht ein erhöhtes Risiko ebenso wie für Menschen mit bestimmten Humanen Leukozyten-Antigenen. Nachgewiesenermaßen haben Raucher ein 1,5-mal höheres Risiko zu erkranken. Auch Übergewicht und erhöhter Kochsalzkonsum sollen sich ungünstig auswirken, ebenso wie eine gestörte Darmflora, die auch immer einen Einfluss auf Autoimmungeschehen hat. Weiterhin werden Infektionen, besonders durch Herpesviren wie dem EBV, möglicherweise auch durch Masernviren und Chlamydia pneumoniae als ursächlich genannt. Zu vermuten ist, dass T- und B-Zellen des Körpers irrtümlicherweise die Myelinscheiden, die die Nervenfasern umhüllen, angreifen und Schäden im Gehirn, am Rückenmark und auch an den Sehnerven bewirken. Der Begriff Multiple Sklerose leitet sich aus dem lateinischen multiplex = vielfach und dem griechischen Sklerose = hart ab. Der ebenfalls genannte Begriff Encephalomyelitis dissaminata leitet sich aus den im Gehirn verstreuten Entzündungsherden ab.

Als Symptome bestehen Gefühlsstörungen und Missempfindungen, aber auch Lähmungen. Die Muskulatur kann mit Schwäche oder Spastik, also krampfartig erhöhtem Muskeltonus reagieren. Es kommt zum unwillkürlichen, rhythmischen Zittern der Augen (Nystagmus) und bestimmter Körperteile, zum Beispiel der Hände bei einem Griff nach einem Gegenstand (Intentionstremor).

Bei Beteiligung des Sehnerven (Opticusneuritis) kommt es zu einseitigen Sehstörungen. Der Krankheitsbeginn ist plötzlich, der Verlauf in der Regel anfangs schubweise und insgesamt sehr unterschiedlich, sodass man die MS auch als „die Krankheit mit den vielen Gesichtern“ bezeichnet.

Ein chronisch fortschreitender Verlauf (SPMS) ist zu Beginn selten, kommt aber bei vielen Patienten nach ca. zehn Jahren vor. Symptome wie Fatigue, die bei der MS genannt werden, hängen meines Erachtens mit den Begleitstörungen und Ursachen zusammen, während depressive Episoden und eine emotionale Labilität die Folge und nicht die Ursache sind. Als weitere Symptome seien Konzentrationsstörungen, Schwindel, sowie Probleme beim Gehen und Sprechen, bei der Sexualität, der Blasenkontrolle, selten auch der Darmentleerung, genannt. Auch Kopf-, Rücken- und Nervenschmerzen, zum Beispiel an Gesichtsnerven (Trigeminusneuralgie) können auftreten. In seltenen Fällen kommt es zu epileptischen Anfällen oder der Entwicklung einer Demenz. Zum Glück ist der Verlauf bei vielen Betroffenen langsam und milder.

Es gibt Patienten, bei denen typische Symptome über Jahre auftreten, ohne dass über evozierte Potentiale (über EEG u.a. messbar) oder Kernspintomographie (MRT) die Diagnose nachweisbar ist. Umgekehrt werden gerade im MRT auch oft Fehldiagnosen gestellt, sodass neben der Anamnese immer auch eine klinisch-neurologische Untersuchung erfolgen sollten. Eine umfangreiche Ausschlussdiagnostik mit großem Labor bis zur Liquorpunktion kann notwendig sein, um andere Erkrankungen auszuschließen. Dazu gehören auch immer verschiedene Erregerserologien, Autoimmunparameter, Vitamin- und Mineralstoffbestimmungen sowie Analysen der Hormone und der Darmflora, die fast immer Begleiterkrankungen aufdecken, die auch den Verlauf der MS zweifellos triggern und beeinflussen. In diesem Sinn ist auch eine ganzheitliche Begleittherapie gefordert, wobei es bei Schüben in meinen Augen in der Regel trotzdem keine Alternative zu einer hochdosierten Kortisontherapie oder einer Plasmaspherese, vergleichbar einer Blutwäsche, gibt. Neben der Schubtherapie können verschiedene verlaufsmodifizierte Basistherapien den Verlauf mildern, haben aber wegen der Immunsuppression und der möglichen Nebenwirkungen zum Teil gravierende Nachteile, sodass dies nur im Einzelfall zu entscheiden ist. Die Rehabilitation und alle symptomatischen Maßnahmen richten sich gegen die Behinderungen und Beschwerden. Leider gibt es weder schulmedizinisch noch naturheilkundlich eine kausale Therapie der MS. Dennoch sollten die Patienten im Verlauf immer von beidem profitieren. Die „Andere Medizin“, die ich propagiere, kann immer nur ein Miteinander und nicht ein Gegeneinander der ärztlichen Kunst sein. Die Betroffenen sind durch die Krankheit bereits genug belastet und Kollegen, egal welcher Richtung, die die andere Denkweise negativ aburteilen, ohne sie zu kennen, machen es den Patienten damit sicherlich nicht leichter.

Kapitel 3

Weitere Viruserkrankungen

Cytomegalie (CMV)

Die Cytomegalie, auch Zytomegalie oder CMF-Infektion genannt, ist eine weitere, durch Herpes-Viren ausgelöste Infektionskrankheit, die über sämtliche Körperflüssigkeiten, am häufigsten durch Speichel, übertragen wird und beim Erwachsenen in der Regel nur geschwächte Patienten mit anderen Grunderkrankungen gefährdet.

Gefürchtet ist allerdings die Erstinfektion während der Schwangerschaft, da das Virus hier mit 40 %-iger Wahrscheinlichkeit auf das ungeborene Kind übergeht, was zu schweren Behinderungen bei ihm führen kann. Hinzu kommt, dass etwa ein Drittel der Säuglinge CMV-positiver Mütter durch das Stillen angesteckt werden. Diese können ebenso wie die in der Schwangerschaft infizierten Kinder das Virus noch bis zu drei Jahren ausscheiden. Ansonsten ist man nur in den ersten Wochen der Erstinfektion ansteckend. Danach bleibt das Virus aber wie bei anderen Herpesviren lebenslang im Körper.

Durch eine Schwäche des Immunsystems kann es ähnlich wie bei dem EBV aus seiner Latenz reaktiviert werden und erneut das Vollbild der Primärinfektion mit Befall fast aller Organe auslösen.

Die Durchseuchungsrate liegt beim Erwachsenen in Wohlstandsländern bei 60 Prozent, in ärmeren Ländern noch deutlich höher. Die Cytomegalie ist auch mit 0,3 bis 1,2 Prozent der Neugeborenen die häufigste angeborene, also konnatale Virusinfektion.

Anfangs zeigen 90 Prozent der Neugeborenen keine Symptome, die anderen nur unspezifische wie geringes Körpergewicht oder Gelbsucht.

Wenn bei einem Kind aber später Hörschäden, Lernprobleme oder andere Behinderungen bemerkt werden, muss man immer an die ursächliche Cytomegalie denken.

Beim Erwachsenen kann man sagen: Je gesünder der Mensch, umso weniger wird er krank. So bleiben über 90 Prozent der Infizierten gesund oder zeigen allenfalls leichte Schwellungen der Lymphknoten, manchmal erhöhte Leberwerte sowie oft eine Abgeschlagenheit über Wochen.

Die Müdigkeit kann aber besonders in der Kombination mit dem EBV anhalten. Nur bei ausgeprägter Immunschwäche kommt es zu schweren Verläufen. Hier kommen Virustatika und Hyperimmunglobuline zum Einsatz Im Kampf gegen alle Herpesviren ist es wichtig, das Immunsystem insgesamt auf natürliche Weise zu stärken. Spezifisch kommen dafür Nosoden und die Mikroimmuntherapie homöopathisch zum Einsatz.

Die Tricks der Herpesviren

Prof. Dr. med. Lars Dölken aus Würzburg und sein Team veröffentlichten 2017 anhand der Forschungen am Lippenherpes (Herpes labialis) ein Phänomen, welches andere Teams aus Yale und Lissabon schon vorher in Tumorzellen und bei zellulären Stressreaktionen beobachtet hatten:

Die Viren schleusen ihre eigene DNA in den Zellkern ein und verändern die Ablesevorgänge auf den DNA-Strängen der menschlichen Zelle so, dass sie ausser Kontrolle geraten. Die Viren übernehmen quasi das Kommando. „Die Zelle wird schließlich zerstört und setzt dabei tausende neuer Viruspartikel frei", schreibt Dölken. „In den ersten Stunden nach der Infektion entscheidet sich in jeder einzelnen Zelle, ob sich das Virus darin aktiv vermehrt oder in den Ruhezustand übergeht." [6] Er hofft, dass zukünftige antivirale Mittel dies verhindern könnten.

Da sich fast 90 Prozent der Deutschen, also die meisten Menschen schon in der frühen Kindheit infizieren und den Virus nie wieder los werden, wissen viele, dass meist Stressfaktoren, aber auch andere Infekte, Fieber oder starke Sonnenbestrahlung Auslöser für Rezidive dieser unangenehmen, aber meist harmlosen Herpes simplex-Virus Typ 1 (HSV-1) Infektion sind. Das HSV-2, in der Regel auf sexuellem Weg übertragen, löst den Genitalherpes aus. Grundsätzlich können aber beide Viren beides auslösen.

[6] veröffentlicht am 27.04.2020 in Nature Communications nature.com

Als einfache, aber oft wirksame Mittel gegen die Lippenbläschen seien hier Aloe Vera, Knoblauch, Melisse, Myrrhe, Nelkenöl, Propolis und Schwarzkümmelöl genannt. Die Mittel sind lokal einsetzbar, einige auch oral einzunehmen, ebenso wie Echinacea, was immunmodulierend wirkt.

Insgesamt hat die Familie der Humanen Herpesviren (HHV) über 200 bekannte Mitglieder, davon einige krebsauslösende.

Die wichtigsten für den Menschen sind :

- HHV 1 und HHV 2: Lippen- und Genitalherpes
- HHV 3 = VZV: Windpocken und Gürtelrose
- HHV 4: EBV
- HHV 5: Cytomegalievirus
- HHV 6 und HHV 7: Dreitagefieber (Roseola infantum)
- HHV 8: Kaposi-Sarkom

Eine wirksame Impfung gibt es aktuell nur gegen VZV.

Dem Menschen gut angepasst, können Herpesviren lebenslang latent im Körper verbleiben, um sich, sobald die Chance da ist, zu vermehren. Dem gilt es, durch eine ganzheitliche Therapie, aber auch durch die Vermeidung von Stressfaktoren sowie seelischen und körperlichen Überlastungen entgegen zu wirken. Wir sollten es den Viren nicht zu leicht machen.

Varizellen und Herpes Zoster

Das Varizella-Zoster-Virus (VZV) verursacht beim Erstkontakt die Kinderkrankheit Windpocken (Varizellen). Der Begriff Kinderkrankheit ergibt sich aus der Häufung dieser Krankheiten in der Kindheit, welche wiederum auf die hohe Ansteckungsgefahr zurückgeht. Entsprechende Impfungen im frühen Kindesalter lassen jedoch auch die Windpocken heute nur noch selten auftreten.

Die Varizellen beginnen mit Fieber und einem juckenden Ausschlag, der in Blasen übergeht. Das Kratzen sollte man vermeiden, da es ebenso wie sekundäre Infektionen durch Bakterien zu Narben führen kann.

Für Neugeborene, Schwangere und Personen mit einem geschwächten Immunsystem kann der Verlauf gefährlich sein. Die Schwangere kann den Virus auf den Fetus oder mit der Geburt auf das Neugeborene übertragen. Beides kann schwerwiegende Folgen auslösen. Um dies zu vermeiden, kann die Varizellen-Impfung, die vom Robert-Koch-Institut seit 2009 besonders für weibliche Personen empfohlen wird, sinnvoll sein. Seit 2013 gibt es auch eine Impfung gegen Gürtelrose, die bei älteren Personen eingesetzt wird. Nach Abklingen der Windpocken verbleibt das VZV lebenslang latent in den Nervenzellen, was erklärt, warum vor den und manchmal auch ganz ohne Auftreten der typischen Hautbläschen ein unangenehmer brennender Nervenschmerz auftritt, der bis zu mehreren Jahren anhalten kann. Ein möglichst früher Einsatz von antiviralen Mitteln sowie eine ausreichende Schmerzlinderung in dieser Phase sollen dies verhindern.

Besonders bei jüngeren Patienten muss man immer nach Ursachen suchen, die das Immunsystem geschwächt haben. Dies auch für die Zukunft zu stärken, hat oberste Priorität. Ich setze beim Herpes Zoster, aber auch gegen alle anderen Erreger der Herpesgruppe erfolgreich hochdosierte Vitamin-C-Infusionen in Kombination mit vor allem B-Vitaminen und einigen anderen Zusätzen ein. Je nach Symptomatik helfen auch homöopathische Einzel- oder Komplexmittel sehr gut.

Retroviren und neue Krankheiten

Wie alle anderen Viren, sind auch die Retroviren allein nicht lebensfähig. Sie haben keinen eigenen Stoffwechsel und gehören insofern nicht zu den Lebewesen, obwohl sie einzelne Merkmale des Lebens aufweisen. Daher benötigen sie einen Wirt. Das besondere ist, dass die Retroviren, die zu den RNA-Viren gehören, in der Lage sind, ihr eigenes Genom in das Genom des Wirtes einzubauen und sich somit zu vermehren. Im Gegensatz zu anderen RNA-Viren muss deren RNA zunächst quasi umgedreht werden, bevor sie in die Wirtszelle eingebaut und dort aktiv werden kann.

Retroviren befallen bevorzugt Tiere, aber auch Menschen und sogar Bakterien. Sie können Tumore und verschiedene Krebsformen auslösen und sind auch verantwortlich für HIV und als Folgestadium AIDS.

Umgekehrt weiß man heute, dass die Entwicklung des Menschen und anderer komplexer Organismen nur durch Retroviren ermöglicht wurde.

Insofern haben Viren das menschliche Erbgut seit Millionen von Jahren beeinflusst und sind die Grundlage für unser Sein als Mensch. Es gibt endogene Retroviren , die uns schützen. So verhindert das Genom eines uralten Retrovirus die Abstoßung des Embryos und macht eine Schwangerschaft überhaupt erst möglich. Insofern sind Viren in mancher Hinsicht unsere Freunde und Helfer. Man schätzt, dass circa 8 % unserer DNA von solchen endogenen Viren kommt. Allerdings gibt es auch klare Belege eines Zusammenhanges solcher endogener Retroviren mit neuen Erkrankungen wie der Creutzfeld-Jacob-Krankheit. Bei dieser sehr seltenen, rasch tödlich verlaufenden Erkrankung werden Eiweiße, sogenannte Prionen, durch die Veränderung ihrer Struktur infektiös und zerstören das Gehirngewebe, enthalten dabei aber kein genetisches Material. In den 1990er Jahren gelangte mit der BSE (Bovine Spongiforme Enzephalopathie, zu deutsch: „bei Rindern auftretende, schwammartige Rückbildung von Gehirnsubstanz“) eine neue Variante dieser Krankheit in die Schlagzeilen, da diese durch BSE-infiziertes Rindfleisch vom Rind auf den Menschen übertragen wurde. Daraus ergab sich der Begriff Rinderwahnsinn.

Das Forscherteam um Patrick Kury von der Universität Düsseldorf fand neuerdings Hinweise dafür, dass die Aktivierung schlummender Viren auch bei der Multiplen Sklerose, der Schizophrenie und der Amyotrophen Lateralsklerose (ALS) ursächlich eine Rolle spielt.

Die ALS ist eine sehr schwer verlaufende unaufhaltsam progrediente, degenerative Erkrankung des motorischen Nervensystems. Das ganze Siechtum mit zunehmender Pflegebedürftigkeit verläuft bei voller Intelligenz und normalem Bewusstsein, was auch dem betreuenden Arzt die Grenzen seiner Handlungsmöglichkeiten zeigt.

Zwei meiner Patienten mit ALS arbeiteten für Elektrowerke und hatten beide eine starke Amalgambelastung, was vielleicht Zufall war. Aber auch andere Autoren diskutieren neben genetischen Einflüssen ursächlich Umwelttoxine und vermuten ein Autoimmungeschehen.

„Endogene Retroviren können durch Umweltfaktoren wie Entzündungsprozesse, Mutationen, Medikamente oder Infektionen mit anderen Viren wie dem Epstein-Barr-Virus reaktiviert werden“ erklärt Kury, der in Gehirn- und Rückenmarkflüssigkeiten von betroffenen Patienten, besonders bei MS eine hohe Konzentration von RNA und Proteinen solcher Viren fand. Es scheint, dass sich hier eine Ursache vieler neuer und schwerer Krankheiten findet. Vielleicht bietet aber auch die Entwicklung neuer Gentherapien, die man allerdings mit großer Vorsicht und vielen Vorbehalten betrachten sollte, in der Zukunft einen Weg, bisher unheilbare Krankheiten zu therapieren.

Exogene Retroviren treten dagegen durch eine Infektion neu in den Wirtsorganismus ein.

Der HI-Virus (humanes Immundefiziens-Virus) ist der bekannteste Retrovirus. HIV spezialisieren sich auf die sogenannten T-Helfer-Zellen, auch CD4-Lymphozyten genannt und behindern deren Funktion in der Abwehr gegen Krankheitserreger und Fremdstoffen. Weltweit haben sich bisher mehr als 34 Millionen Menschen mit HIV infiziert.

AIDS ist das Endstadium dieser Erkrankung, die dank neuer moderner Medikamente oft gar nicht mehr ausbricht. Hier liegen ganz klar die Grenze der Naturheiltherapien, die in Fällen wie diesen allenfalls unterstützend angewendet werden können. HIV ist zwar nicht heilbar, aber gut behandelbar und es wäre fahrlässig, dies dem Patienten zu verwehren. Da die Übertragung vor allem durch ungeschützten Geschlechtsverkehr erfolgt, sollten diesbezügliche präventive Maßnahmen die Ausbreitung weltweit reduzieren, was nur zum Teil gelingt.

Weitere 20 Millionen Menschen wurden weltweit von dem HTLV-1 befallen, der zur T-Zell-Leukämie und der in diesen Regionen sehr häufigen neurologischen Krankheit Tropische Spastische Paraparese führt, deren Symptome der Multiplen Sklerose (MS) ähnlich sind.

Retroviren werden heute mit verschiedenen neurologischen Erkrankungen in klaren Zusammenhang gebracht und sind die Grundlage bestimmter Krebsformen, besonders von Sarkomen und Lymphomen.

Schon 2006 entdeckten US-Forscher die Gene bestimmter Retroviren (XMRV) bei Menschen mit fortgeschrittenem Prostatakrebs. Andere Wissenschaftler ebenfalls aus den USA fanden die gleichen XMRV bei 68 von 101 CFS-Patienten und nur bei 4 % der gesunden Vergleichsgruppe. Die weltweit laufenden Forschungen werden uns hoffentlich schon bald für viele schwere und neue Erkrankungen eine Erklärung liefern, wobei die Retroviren und das EBV offenbar eine ganz wichtige Rolle spielen.

Weitere viral bedingte Erkrankungen

Auch andere Viren wie zum Beispiel die Papovaviren können latent bleiben und nach einer zum Teil sehr langen Zeit reaktiviert werden. Beispiele für solche Erkrankungen, die sich im Zentralen Nervensystem (ZNS) manifestieren, sind die

- Subakute sklerosierende Panenzephalitis (durch Masernviren)
- Progressive multifokale Leukoenzephalopathie (durch JC-Viren)
- Progressive Röteln-Panencephalitis (durch Rötelnviren)

Bei der persistierenden Hepatitis B oder C erfolgt dagegen eine kontinuierliche, lange anhaltende Virusausscheidung. Beide chronische Erkrankungen begünstigen auch den Leberkrebs, das Hepatozelluläre Karzinom. Weitere virusbedingte Tumorkrankheiten wurden schon genannt, so die durch Retroviren und Herpesviren ausgelösten.

Auch die Humanen Papillomaviren (HPV) können Karzinome auslösen, so im Bereich Zervix, Vagina, Penis, Anus, Oropharynx und Ösophagus.

Es gibt über 200 verschiedene HPV-Typen, von denen die meisten harmlos sind. Im Genitalbereich gibt es verschiedene Risikotypen. Angefangen bei den weniger gefährlichen Feigwarzen (low risk) steigt das Risiko je nach Typ an. Nicht selten werden Frauen nach der gynäkologischen Vorsorge darüber informiert, dass bei ihnen mit dem HPV eine vielleicht tickende Zeitbombe festgestellt wurde. Die Viren könnten über die Jahre, die sie im Körper bleiben, über Krebsvorstufen zu einem Karzinom führen. Eine wirksame Behandlung sei nicht bekannt, nur regelmäßige Kontrollen wären zu empfehlen. Diese sind tatsächlich notwendig, jedoch sollte die Zeit zusätzlich sinnvoll genutzt werden.

Durch eine ganzheitliche Therapie lässt sich die Entwicklung positiv beeinflussen und das lohnt sich. So bietet zum Beispiel die Mikroimmuntherapie hier ein spezifisches Präparat.

Es gibt kaum eine Impfung, die so kontrovers diskuttierte wurde wie die HPV-Impfung. Empfohlen wird sie noch vor der Erstinfektion, also für Mädchen noch vor dem ersten Geschlechtsverkehr. Einem um 70 Prozent reduzierten Risiko, an Gebärmutterhalskrebses zu erkranken, stehen Berichte über mögliche Impfschäden gegenüber. In Ländern wie Japan, wo diese Karzinomform besonders hoch ist, fiel die Impfrate nach Medienberichten über solche von anfangs 70 Prozent bis auf unter 1 Prozent ab. Inwieweit die nach wie vor von der Ständigen Impfkommission (Stiko) am Robert-Koch-Institut empfohlene HPV-Impfung dem Slogan „Impfung gegen Krebs“ gerecht wird oder ob sich die Einzelberichte über gravierende Nebenwirkungen bis zum möglichen Auslösen von MS bestätigen, werden wohl nur Langzeitbeobachtungen zeigen. Alternativ kommt – neben sexueller Enthaltsamkeit – die Risikoreduzierung durch Kondome in Frage.

Abschließend will ich noch die humanen T-Zell-lymphotropen Viren als Verursacher von Lymphomen und Leukämien nennen.

Es gibt zahlreiche Viruserkrankungen, auf die ich nicht einzeln eingehen möchte. Viren sind ausgesprochen anpassungsfähig, und besonders an den ständig neuen COVID-19- Mutationen kann man die Evolution im Eiltempo gut beobachten. Diejenigen, die sich am besten an neue Situationen wie z. B. Impfungen anpassen können, überleben und vermehren sich am meisten. Das kann zu großen Problemen für uns Menschen führen. Wenn es aber dem Virus gelingt, eine Synergie mit seinem Wirtsorganismus einzugehen, dann überleben beide länger.

Die Geschichte der Viren und der Menschen zeigt, dass dies vielfach möglich war und auch in der heutigen Coronaepidemie besteht durchaus diese Hoffnung.

Die Influenza und die spanische Grippe

Anfangs gab es viele Menschen, die die Auswirkungen von COVID-19 mit denen der jährlichen Influenza-Epidemien verglichen und verharmlosten.

Die Influenzagrippe gefährdet mit hohem Fieber um die 40 Grad Celsius und allgemeinem schwerem Krankheitsgefühl, verbunden mit Kopf- und Gliederschmerzen sowie grippalen Symptomen und der Gefahr der Lungenentzündung, die gleichen Risikogruppen wie das Coronavirus.

Die Influenza tritt aber in der Regel nur saisonal und meistens als regional begrenzte Epidemie auf. Allerdings gab es auch schwer verlaufende Pandemien, die sich über verschiedene Länder und Kontinente ausbreiteten und viele Todesopfer forderte. Die schlimmste war die spanische Grippe, die 1918/1919 geschätzt bis 100 Millionen Tote forderten, viele aufgrund einer bakteriellen Lungenentzündung als Komplikation. Besonders in den Kasernen, den Gefangenenlagern und den Fabriken, also dort, wo viele Menschen in geschlossenen Räumen zusammenkamen, schlug das Virus zu. Deshalb starben auch viele junge und gesunde Menschen zwischen 20 und 40 Jahren. Wie bei vielen Pandemien verlief auch hier die zweite Welle schlimmer als die erste.

Es gab noch weitere verheerende Influenza-Pandemien, so in den Jahren 1957 und 1968 mit jeweils etwa einer Million Todesopfern. Die letzte Influenza-A-Pandemie im Jahre 2009 verlief dagegen trotz einer höheren Ansteckungsgefahr viel milder.

Im Prinzip kann in jeder Grippesaison eine neue Influenza-Epidemie oder Pandemie drohen, die schnell wie auch in der jetzigen Zeit die Kapazität der Krankenhäuser und Intensivstationen überfordern kann. Die Impfstoffe, die aus den Viren der letzten Jahre zusammengesetzt werden, schützen nicht immer vor den Viren, die neu hinzu kommen. Dennoch ist die Impfung eine wirksame Prophylaxe, wobei natürlich die Angst und Panik, die vor den Influenza-Wellen gemacht wird, dazu beitragen soll, dass sich möglichst viele Menschen impfen lassen. Dies führte auch dazu, dass es mit der Ausbreitung von COVID-19 zu Lieferengpässen für die Grippe-Impfung und auch für die Pneumokokken-Impfung kam. Natürlich war die Sorge berechtigt, dass beide Erkrankungen bei zeitgleicher Infektion mit COVID-19 die Situation verschärfen. Die Praxis hat aber gezeigt, dass allein die Vorsichts- und Abstandsmaßnahmen, die gegen Corona schützen sollen, auch die banale Grippe und die Influenza eindämmen. Zudem haben sich besonders viele Menschen mit Vitaminen eingedeckt, was natürlich ebenfalls hilft.

SARS-CoV-1 und MERS-CoV

Der Begriff SARS ergibt sich aus dem Englischen „Severe acute respiratory syndrome coronavirus“. Am 16.April 2003 gab die WHO das Virus aus der Familie der Coronaviren als Verursacher der damaligen Epidemie bekannt. Das Genom des SARS-CoV-1 ist mit 29,7 kb eines der umfangreichsten unter den RNA-Viren. Die typische kugelförmige Umhüllung gibt den Coronaviren ihren Namen. In Fledermäusen als Vektoren konnten die verschiedenen evolutionären Formen bis hin zum humanpathogenen SARS-CoV nachgewiesen werden. SARS-CoV-1 als ursprüngliche Zoonose war von Beginn an auch von Mensch zu Mensch per Tröpfcheninfektion übertragbar. Die ersten Fälle traten in der chinesischen Provinz Guangdoc auf. Über die modernen Reisewege breitete sich die Infektion über 26 Länder aus. Dennoch gelang es, das Virus innerhalb von 1,5 Jahren zu beherrschen. Wo liegt der Unterschied zur heutigen COVID-19 Infektion durch SARS-CoV-2? Diese ist schon in der Inkubationszeit ansteckend, während die Infizierten damals erst einige Tage nach Symptombeginn infektiös wurden, im Maximum nach zehn Tagen. Dadurch konnten die Fälle gut erkannt und isoliert werden. Zudem war die Viruslast in der Lunge deutlich höher als im Rachen und somit die Ansteckungsgefahr deutlich geringer. So kam es zu weltweit nur 8.096 bestätigten Infektionen mit 774 Todesfällen. COVID-19 ist dagegen eine völlig andere Dimension. Bei genesenen Patienten war nach SARS-CoV-1 noch bis zu elf Jahren nach der Infektion eine Immunantwort erkennbar. Zu einer Entwicklung von für Menschen geeignete Impfstoffe kam es damals nicht.

Ein weiteres Virus aus der Gruppe der Coronaviren hatte 2012 seinen Ursprung in Saudi-Arabien. Der Name MERS-CoV ergibt sich aus dem Englischen „middle east respiratory syndrome-related coronavirus“.

Über Dromedare, die größtenteils Antikörper gegen das Virus haben, kommt es zur sporadischen Übertragung auf den Menschen. Da eine Übertragung von Mensch zu Mensch kaum anzunehmen ist, ist eine größere Pandemie nicht zu erwarten. Dennoch waren bisher 27 Länder von MERS betroffen und nach wie vor sterben Menschen durch das Virus, gegen das es weder eine Impfung noch eine kausale Therapie gibt. Das Maximum lag im Jahre 2015 bei 756 Fällen und 287 Toten.

Besonders Risikopatienten sollten daher bei Reisen in diese Länder im Kontakten zu Dromedaren und beim Verzehr von Lebensmitteln, die aus ihnen gewonnen werden, vorsichtig sein.

Virusmutationen

Mit dem Begriff Mutation, der sich aus dem Lateinischen „mutare = verändern“ ergibt, bezeichnet man eine spontan aufgetretene Veränderung des Erbgutes.

Diese betrifft primär nur eine Zelle, kann sich aber über Tochterzellen vermehren und zu einem neuen Virustyp führen.

In der Evolution überleben nur die Stärksten und wenn Viren durch Impfstoffe angegriffen werden, so setzen sich diejenigen durch, die dem Angriff wieder stehen. So begünstigen Impfungen Virusmutationen, was auch im Kampf gegen COVID-19 ein großes Problem sein wird. Nach Ansicht des New Yorker Virologen Peter Palese lässt die Oberfläche der Coronaviren Überlegungen wie bei einem in Entwicklung befindlichen Impfstoff, der dauerhaft gegen Influenza helfen soll, nicht zu.

So müssen wir damit rechnen, fortan regelmäßig gegen Corona geimpft zu werden, wobei bei den aktuell bei uns zugelassenen Impftypen die mRNA- gegenüber den Vektor-Impfstoffen den großen Vorteil haben, dass man sie neuen Mutationen viel schneller anpassen kann. Somit ist das Rennen „Impfungen gegen Mutationen" bei Corona vorprogrammiert.

Kapitel 4

Viren und Menschen

Viruskrankheiten ausrotten

Louis Pasteur (1822–1895), der als einer der Pioniere auf dem Gebiet der Mikrobiologie unter anderem Impfstoffe gegen Tollwut entwickelte, postulierte, es sei in der Macht der Menschheit, Infektionskrankheiten von der Erde zu verbannen. Tatsächlich gelang dies bei den Pocken und bei der Rinderpest. Noch im 20. Jahrhundert starben weltweit 300 Millionen Menschen an den gefürchteten Pocken, obwohl Edward Jenner schon 1796 den Pocken-Impfstoff entwickelt hatte. Die 1948 gegründete WHO startete ab dem Jahre 1966 ein aufwendiges und ehrgeiziges Programm, um die Pocken auszurotten.

1980 erklärte die WHO dieses Ziel als erreicht. 2011 konnte sie die gleiche Erfolgsmeldung für die Rinderpest, die in erster Linie Rinder und Büffel befiel, verkünden. Die nächste Krankheit, bei der eine Ausmerzung gelingen könnte, ist die Kinderlähmung (Polio). Bis zum Jahre 1988 waren die Krankheitsfälle um über 99 Prozent zurückgegangen. Laut Angaben der WHO können heute mehr als 18 Millionen Menschen laufen, die ansonsten gelähmt gewesen wären. Möglich wurde dies durch große Impfkampagnen, die aber natürlich auch finanziert werden mußten. 2019 ergab die Bitte der WHO um finanzielle Unterstützung Zusagen in Höhe von rund 2,6 Milliarden US-Dollar durch private Spender und Geberländer. 3,2 Milliarden sind nötig, um 450 Millionen Kinder weltweit jährlich zu impfen. Damit könnte laut Berechnungen das Ziel der endgültigen Ausrottung der Kinderlähmung erreicht werden.

1988 gründeten namhafte Wissenschaftler die „International Task Force for Diseases Eradication“ und nannten acht Krankheiten, für die dieses Ziel erreichbar wäre : Polio, Mumps, Röteln, Masern, Drakunkulose, Lymphatische Filiariose, Zystizerkose und Frambösie.

Und trotzdem muss man vorsichtig sein. Auch wenn die Masernfälle weltweit zurückgehen, kommt es immer wieder zu sporadischen lokalen Epidemien, die sich bei fehlendem Impfschutz rasch ausbreiten könnten. Ob man mit diesem Argument eine Impfpflicht zur Masernimpfung, wie dies kürzlich bei uns entschieden wurde, ableiten darf, ist anzuzweifeln, zumal eine Impfung immer auch einen Eingriff in die persönliche Lebenssphäre und den Organismus des Betroffenen bedeutet.

Gefahren durch Viren

Man sollte Viren nie unterschätzen. Sie entwickeln immer wieder neue Techniken, um sich zu vermehren. Sie verhalten sich dabei wie Saboteure, indem sie die molekularen Mechanismen der Zellen nutzen, um sich zu vervielfältigen und zu verbreiten. Jederzeit und an jedem Ort auf der Welt kann eine neue Virusmutation zu verheerenden Folgen führen.

Es ist auch zu befürchten, dass COVID-19 nicht die letzte große viral ausgelöste Pandemien ist. Wir haben aber aus ihr gelernt und sicher werden wir einen Virus nicht noch einmal so unterschätzen und unsere Verhaltensmuster besser und früher anpassen. Auch die Medizin und die technischen Möglichkeiten, die Ausbreitung von Infektionen einzudämmen, entwickeln sich ständig weiter. Viren sind die kleinsten Parasiten, die der Mensch und auch andere Lebewesen mit sich tragen. Ihre Vermehrung hängt komplett von Zellen menschlicher, tierischer, aber auch bakterieller oder pflanzlicher Art ab.

Viren haben eine äußere Schicht aus Eiweiß oder Protein und manchmal aus Fett oder Lipid, einen Kern aus DNA oder RNA und manchmal Enzyme, die für ihre Vermehrung notwendig sind.

Ihre Klassifikation erfolgt hauptsächlich nach ihrem Genom. So unterscheidet man primär DNA- und RNA-Viren. Die weitere Unterteilung erfolgt nach der Art ihrer Replikation.

Die Rangliste der Tierviren

Neben den vielen Viren, die primär den Menschen infizieren, gibt es auch solche, deren Lebenszyklus sich hauptsächlich in Tieren abspielt.

Bei den zoonotischen Krankheitserregern, von denen bislang mehr als 200 bekannt sind, ist der Mensch nur sekundärer oder akzidenteller Wirt. Dadurch, dass der Mensch dem Tier in vielen Teilen der Welt den Lebensraum entzieht, kommen sich beide immer näher. Dies birgt ein Risiko für die Menschheit, da es zu unabsehbaren Gefahren kommen kann, wenn neue, für den Menschen bisher unbekannte Viren auf ihn überspringen, was man „Spillover" nennt. Dort können sie sich unter den Menschen weiter ausbreiten. Bei der Untersuchung von Fledermäusen wurde festgestellt, dass diese nahezu alle Arten von Säugetierviren enthalten. Man sollte alles tun, um zu vermeiden, dass solche Erreger auf den Menschen übertragen werden. Aktuell haben US-Wissenschaftler eine interaktive Datenbank entwickelt, die eine Rangliste der weltweit bedrohlichsten Tierviren erstellt. [7] In den „Proceedings" der US-Nationalen Akademie der Wissenschaften („PNAS") wird die Liste auch in Zukunft ständig aktualisiert. Auf der Liste tauchen 887 Wildtierviren auf. Auf den ersten zwölf Plätzen liegen Erreger, die bereits auf den Menschen übergesprungen sind, geführt von Lassa folgen SARS-CoV-2, Ebola, Seoul und Nipah. Lassa liegt noch vor dem COVID-19-Erreger an der Spitze, weil für dieses Virus ein noch höheres Risiko für ein Spillover in der Zukunft vermutet wird. Dafür enthält die Liste zahlreiche weitere potentiell gefährliche Coronaviren, allein fünf weitere auf den ersten 20 Plätzen. Durch das Ranking soll der Mensch vorbereitet sein auf das, was uns erwartet. Besser wäre es, wir lassen den Tieren ihr Tierreich und auch ihre Viren.

Aktuell überschlagen sich hier aber die Ereignisse. So sah sich im Juni 2020 die dänische Regierung gezwungen, die Tötung von allen Nerzen im Land, etwa 15 bis 17 Millionen Tiere, anzuordnen. Die Nerzzucht spielt in Dänemark eine große Rolle. Der Nachweis von SARS-CoV-2 in 216 Zuchtanlagen und die Übertragung des Virus in kurzer Zeit auf über 200 Menschen in der Region Notjütland mit den daraus resultierenden Sorgen vor weiteren Varianten, die möglicherweise durch Impfungen nicht zu verhindern wären, überwogen vor den wirtschaftlichen Interessen.

Aber auch der internationale Reitsport kam durch Viren ins Wanken. Ausgehend von Spanien verbreitete sich eine neue aggressive Herpesvirusvariante, die zahlreiche Tiere tötete, sodass der Weltverband FEI Turniere in zehn Ländern verbieten musste.

[7] ntv.de. Alice Lanzke. dpa

Auch bei Bakterien gibt es unerwartete Entwicklungen.

Deutschland hat seit 1997 den Status als „amtlich anerkannt tuberkulosefrei“. In der Folge wurden sporadisch durch Fleischuntersuchungen dennoch vereinzelte Infektionen bei Rindern festgestellt. Kürzlich übertrugen aber Rinder die Tuberkulose auf eine Bauernfamilie in Bad Tölz, die medizinisch behandelt werden musste. „So etwas habe ich noch nie erlebt“, waren die Worte des örtlichen Veterinärs.

Es gibt auch einige Viruserkrankungen, die von Tieren auf den Menschen übertragen werden, dann aber nicht weiter von Mensch zu Mensch.

Beispiele sind das Dengue-Fieber und die Japanische Enzephalitis, beide durch Stechmücken übertragbar. Das gilt auch für die Malaria, die aber nicht durch Viren, sondern durch andere Parasiten, Plasmodien, verursacht wird. Durch den Klimawandel und die Globalisierung mit internationalem Warenaustausch und Reisen ist damit zu rechnen, dass Infektionskrankheiten wie das Dengue-Fieber aus den tropischen und subtropischen Gebieten zunehmend auch in unsere Nähe vordringen.

Übertragung und Nachweis von Viren

Die Virenübertragung von Mensch zu Mensch geschieht am häufigsten durch respiratorische Sekrete, also durch Tröpfchen, Aerosole oder direkten Kontakt. Es folgen enteritische Ausscheidungen über infektiösen Stuhl. Blutbestandteile können infektiös sein und durch Transfusionen, infizierte Nadeln, Schleimhautkontakte oder Tierbisse wie bei der Tollwut übertragen werden. Es gibt Übertragungen sexueller Art und solche durch Gewebstransplantationen. Einige der Infektionswege sind durch hygienische Maßnahmen oder durch richtige Verhaltensweisen der Menschen, die manchmal auch zwangsweise verordnet werden, gut beeinflussbar. Zu den einfachsten Schutzmaßnahmen zählen das Händewaschen, das gute Lüften in Räumen, das Vermeiden des Kontaktes mit Infizierten, das Tragen von Schutzmasken und Schutzanzügen, die saubere Wasserzubereitung und -aufbereitung sowie sichere Sexualpraktiken.

Die Diagnose lässt sich bei vielen Viruserkrankungen, wie zum Beispiel den Kinderkrankheiten, schon leicht klinisch stellen. Bei anderen erfolgt sie epidemiologisch, zum Beispiel bei Grippewellen. Die eindeutige Diagnose kann in der Regel im Labor durch Kulturen, Serologien, mit PCR und Virusantigen-Nachweis erfolgen. In einigen Fällen erfolgen histopathologische Untersuchungen mit dem Elektronenmikroskop. Die Zukunft wird mehr und mehr in der Sequenzierung von Virus-Genomen, aktuell mittels Nukleotid-Sequenzanalyse-

Technologien, liegen. Einige Viruserkrankungen können nur in spezialisierten Laboren, am bekanntesten ist hier das Robert-Koch-Institut, diagnostiziert werden. Während Virologen früher als menschenscheue Laborspezialisten galten, sind sie heute gefragte Gesprächspartner in den Nachrichten und in Talk-Shows.

Riesenviren aus dem Eis

Rund ein Viertel der Landfläche unserer Nordhalbkugel liegt im leider nicht mehr ewigen Eis. Durch den aktuellen Klimawandel verschwindet gerade auf dramatische Weise der für das ökologische Gleichgewicht unserer Erde so immens wichtige Permafrost in riesigen, für Menschen aber wenig zugänglichen Regionen in Alaska, Kanada und Sibirien. Darunter lagern viele Milliarden Tonnen an Methan und weiteren Gasen. Sollten diese Treibhausgase freigesetzt werden, werden die Erderwärmung und der Tauvorgang rapide fortschreiten und ein dann leider unaufhaltsames Desaster für die Menschheit einläuten.

Aber unter dem Eis lauern noch weitere Gefahren. So breitete sich in Sibirien in einem ungewöhnlich warmen Sommer im Jahre 2016 der in dieser Region seit vielen Jahrzehnten als ausgerottet geltende Milzbrand aus.

In Tierkadavern, die im Permafrost begraben waren, hatte der Milzbranderreger, das Bakterium Bacillus anthracis, überlebt. Die ungewöhnlich hohen Temperaturen führten zum Auftauen des Bodens, sodass die Bakterien an die Erdoberfläche gelangten. Hier steckten sich zunächst Rentiere und in der Folge Menschen an. Um eine Epidemie zu verhindern, wurden kurzfristig über 40000 Tiere geimpft und die Menschen isoliert.

Schon 2014 gab es die Horrornachricht von Monsterviren, so groß wie Bakterien, entdeckt von einem französischen Forscherteam in Sibirien. Laut den bisherigen Ergebnisses gelten diese, wie auch in der Folge gefundene Viren, die in verschiedenen Laboren auf der Welt weiter untersucht werden, jedoch als nicht unmittelbar bedrohlich für den Menschen.

Schwedische Forscher wiederum rekonstruierten DNA aus aufgetauten Mammutzähnen, laut dem Leiter Love Dalen „das älteste Erbgut, das je gefunden wurde".

Aber was schlummert noch in der Tiefkühltruhe unserer Erde, deren Tür wir besser nicht weiter aufmachen sollten? Schon jetzt führt der Klimawandel weltweit zu Katastrophen. Mit Kenntnis gerade der Gefahren, die vielen nicht bewusst sind, kann man sagen: Wenn wir das Abholzen der Wälder im Amazonas und den CO_2-Ausstoß unserer Autos und Flugzeuge sowie der Industrie nicht bremsen, dann sieht die Zukunft unserer Enkelkinder düster aus.

Moderne antivirale Therapien

Genauso wie sich Viren ständig weiterentwickeln, entwickeln sich auch neue Techniken, diese medikamentös zu bekämpfen. Die neuen antiviralen Chemotherapeutika blockieren die Virusreplikation in den verschiedenen Phasen, in denen sie angreifbar sind. Leider gelingt das nicht bei allen Viren. Am häufigsten erfolgt der therapeutische und prophylaktische Einsatz bei der chronischen Hepatitis B und C, bei HIV , bei Herpesviren wie dem Cytomegalievirus, dem HSV und HZV sowie bei respiratorischen Viren. Während diese Therapien gegen Erreger wie dem HIV ein Segen sind, funktionieren sie bei anderen wie dem EBV nicht.

Eine weitere Verbesserung erfolgte durch die Entwicklung von Interferonen, wobei in der antiviralen Therapie besonders die Typen I und III zum Einsatz kommen. Im Jahre 1957 entdeckten die britischen Forscher Alick Isaacs und Jean Lindemann diese Substanzen, die von infizierten Wirtszellen freigesetzt werden und verschiedene Schritte der Virusreplikation blockieren, ohne die physiologische Zellfunktion zu stören. Es handelt sich um Proteine aus der Familie der Cytokine. Auch wenn sich die anfänglich sehr großen Hoffnungen in diese neuen Therapiemöglichkeiten nicht ganz erfüllten, wirken sie gegen verschiedene Tumore, aber auch gegen Erreger wie Bakterien, Parasiten und Viren.

Aufgrund der proinflammatorischen Wirkung kann es aber einige Stunden nach der Injektion zu Schüttelfrost und Fieber sowie Schwäche, Müdigkeit und Muskelschmerzen kommen. Nach spätestens zwölf Stunden klingen diese Reaktionen wieder ab. Weitere Nebenwirkungen sind depressive Episoden, erhöhte Leberwerte und bei hoher Dosis eine Knochenmarksuppression. Interferone kommen bei der chronischen Hepatitis B und C, beim Kaposi-Sarkom, bei den viral bedingten Genitalwarzen (Condyloma accuminata) und auch bei einer Form der Multiplen Sklerose erfolgreich zum Einsatz. Bei Erkrankungen wie der Haarzellleukämie wirkt die Therapie bei neunzig Prozent der Patienten, muss aber lebenslang fortgesetzt werden, um Rückfälle zu vermeiden.

Das Immunglobulin G (IgG) ist im Labor der Hauptbestandteile der Gammaglobuline, die man mittels Elektrophorese messen kann. Diese sind Teil der humoralen Abwehr des Körpers, besonders gegen Viren und Bakterien. Die Gabe von Immunglobulinen wird auch in der Therapie gegen Viren genutzt. Diese passive Form der Immunisierung lässt sich auch vorbeugend anwenden, z. B. bei fehlender Impfung und Einreise in eine Region mit epidemischer Hepatitis A. Nach einem Biss durch ein potentiell mit Tollwut infiziertem Tier, kann der

Einsatz auch postexpositionell lebensrettend sein. Immunglobuline helfen aber nicht nur in der Virentherapie. Manche Menschen sind bei nachgewiesenem IgG-Subklassen-Mangel zur Erhaltung ihres Immunsystems lebenslang auf die Gabe dieser in der Langzeittherapie immens teuren Mittel angewiesen. Insgesamt machen einige neue Entwicklungen Hoffnung auf zukünftig noch bessere Medikamente gegen Viren, aber auch gegen Autoimmunstörungen und in der Krebstherapie.

Viren können nicht nur Krebs auslösen. Sie können möglicherweise auch als Waffe gegen Krebs wirsam werden. Aktuell überprüft ein Forschungsteam der Universität Kiel um Prof. Dr. Stefan Rose-John den Einsatz von Lentiviren in der Behandlung des Prostatacarcinoms.

Viren im Labor

Ein weiterer wichtiger Aspekt in der heutigen Zeit ist das Thema Biosicherheit.

Der Wissenschaft ist es mittlerweile gelungen, Viren im Labor gefährlicher und ansteckender zu machen als sie es von Natur aus sind. Bei dieser sogenannten Gain-of-Function-Forschung haben verschiedene Virologen den falschen Ehrgeiz entwickelt, Viren künstlich mit neuen Funktionen auszustatten, sodass sie sich von Säugetier zu Säugetier, das heißt auch von Mensch zu Mensch, übertragen. In meinen Augen haben diese Forscher die eigentliche Aufgabe der Wissenschaft, für den Menschen etwas Sinnvolles und Nützliches zu entdecken und zu entwickeln, aus den Augen verloren. Es ist technisch offenbar nicht schwer, neue Mutationen willkürlich an Viren zu regenerieren. Einige überbieten sich aber in dem Ehrgeiz, möglichst gefährliche Varianten zu entwickeln. Die Testungen, die an Tieren, besonders an Frettchen, erfolgen, werden damit begründet, dass man Viren nur bekämpfen könne, wenn man sie versteht. Möglicherweise könnte man aus aggressiveren Erregern eine bessere Impfung entwickeln. Das klingt abenteuerlich und ist riskant. Eine solche Technologie könnte sich zu einer gefährlichen Waffe entwickeln. Was passiert, wenn sie in falsche Hände gerät? Despoten und Diktatoren könnten damit drohen oder sie gar einsetzen. Kriminelle Banden hätten mit der Drohung, eine neue Pandemie auszulösen, ein enormes Erpresserpotential. Nein, soweit darf es nie kommen! Aber sind diese Labore, die es weltweit verstreut gibt, sicher? Natürlich sind sie gesichert, aber sicher sind sie nicht, nicht in der heutigen Zeit.

Diese Art von Forschung wird noch von einzelnen Regierungen gefördert. In den USA wurden die Fördergelder nach Protesten namhafter Virologen 2014 eingestellt, die Forschung selbst wurde jedoch nicht verboten. Meiner Meinung nach sollte dies unbedingt bald weltweit geschehen.

Grenzbereiche der Forschung sollten immer auch unter ethischen Aspekten überprüft werden. So ist es Wissenschaftlern des renommierten Salk-Institutes in Kalifornien, benannt nach dem gleichnamigen Erfinder des Polio-Impfstoffes, kürzlich gelungen, Embryonen von Menschen und Affen zu kreuzen, was in ethischer Hinsicht sicher eine Grenze überschreitet. Andererseits könnte sich daraus eine echte Chance gegen den weltweiten Mangel an Spenderorganen entwickeln.

Wenn man bedenkt, dass allein in Deutschland jeden Tag im Schnitt drei Menschen sterben, weil sie kein Spenderorgan bekommen, ist dies sicher eine sinnvolle Forschung, allerdings nur unter strengster, auch ethischer Kontrolle.

Im April 2020 äußerte der französische Virologe und Nobelpreisträger Luc Montagnier in einem Interview, SARS-CoV 2 habe identische Sequenzen wie HIV und sei deshalb künstlichen Ursprungs und stamme aus einem Labor. Dem widersprach unser Virologe Prof. Christian Drosten energisch mit den Worten, das sei „kompletter Unsinn", womit er wohl Recht hat.

Eines der größten Biosicherheitslabore der Welt, das größte Chinas, hat aber seinen Sitz in Wuhan. Dort erfolgte Gain-of-Function-Forschung auch an Corona-Viren wie dem SARS-CoV 2. Ist es wirklich ein Zufall, dass der Erreger der COVID-19-Pandemie seinen Ursprung mit großer Wahrscheinlichkeit im chinesischen Wuhan hat?

Kapitel 5

COVID-19 Pandemie

Der Ursprung der Pandemie

Es gibt Verschwörungstheoretiker, die behaupten, COVID-19 sei im Labor gezüchtet und absichtlich in Umlauf gebracht worden. Immer wieder wird der Milliardär Bill Gates als Drahtzieher genannt. Das halte ich für absurd, aber möglich erscheint mir, dass es unabsichtlich aus dem Labor entwichen ist. Vielleicht war ein Wissenschaftler unvorsichtig, hat sich infiziert oder das Virus über seine Kleidung übertragen. Der Ursprung dürfte in China liegen, laut Forscherteams wie dem der Universität Cambridge sogar schon Mitte September 2019. Über Reisende müssen die Viren dann auf Weltreise gegangen sein. Wie soll man sich sonst erklären, dass sie schon in im November 2019 in Italien und Brasilien entnommenen Abwasserproben nachweisbar waren. Im Dezember 2019 kam dann aus China die offizielle Nachricht, SARS-CoV-2 sei auf einem Markt in Wuhan entdeckt worden. Auf solchen „Wet Markets" werden lebende und tote Tiere auf engstem Raum zusammengepfercht, geschlachtet, gekocht und verkauft, sicher mit der Gefahr der Übertragung auf den Menschen, falls eine Mutation dem Virus das ermöglicht. Auch WHO-Teamchef Ben Emarek, der die anfangs von der chinesischen Regierung blockierten Untersuchungen neutraler internationaler Wissenschaftler zur Aufdeckung der Ursache in Wuhan leitete, nannte aufgrund der wenig greifbaren Ergebnisse die Übertragung von Fledermäusen, bei denen Coronaviren sehr oft vorkommen, auf den Menschen als „wahrscheinlichsten Weg". Dieser These einer Zoonose, also einer vom Tier auf den Menschen übertragene Infektionskrankheit, widersprach die chinesische Virologin Dr. Li-Meng Yan in einem viel Aufmerksamkeit erregenden Interview. Das Virus habe vom Labor den Weg in die Welt gefunden und sie sei aus diesem Grund geflüchtet. Interessanterweise stand die Virologin zum Zeitpunkt des Interviews in Hongkong in engem Kontakt mit dem später wegen Betruges angeklagten Trump-Berater Steve Bannon. Ich schreibe diese Zeilen am 20.1.2021, am letzten Amtstag von Donald Trump als US-Präsident, am letzten Tag, wo er Steve Bannon begnadigen konnte, was, wie ich lese, eben geschehen ist. Gleichzeitig sind bis heute in den USA rund 406.000 Menschen an Corona verstorben, eine historische Marke, da es jetzt mehr sind als die 405.399 verstorbenen US-Soldaten im Zweiten Weltkrieg. Der erste Coronafall, der in den USA registriert wurde, ist übrigens auf den Tag genau ein Jahr her, inzwischen sind es in dem Land über 24,6 Millionen. Donald Trump war es auch, der den Begriff Chinavirus prägte, um mit dem Feinbild China von seinem eigenen Versagen bei der Bekämpfung der Pandemie abzulenken. Er hatte die Gefahren von COVID-19 völlig unterschätzt. Er selbst erkrankte genauso wie Millionen andere, unter ihnen auch der britische Regierungschef Boris Johnson, der noch wenige Wochen vorher beim Kontakt mit Infizierten keine Maske trug und ihnen sogar mit den Worten, das Virus könne ihm nichts anhaben, die Hände vor laufender Kamera schüttelte. Beide waren schwerkrank, auch wenn Trump meinte, er müsse in noch infektiösem Zustand seine Stärke durch einen fragwürdigen Auftritt in einer Menschengruppe von Ungeschützten in der Öffentlichkeit beweisen. Letzten Endes haben Viren und wie man mit ihnen umgeht, manchmal auch einen gewaltigen Einfluss auf die Politik und somit auf das Weltgeschehen. Und so waren die vielen Corona-Toten in den USA, für die Trump mitverantwortlich ist, eine zu große Hypothek und wohl der entscheidende Grund für seine knappe Wahlniederlage gegen Joe Biden. Der COVID-19-Erreger wurde gerade von Rechtspopulisten verschiedener Länder verharmlost und unterschätzt. Diese Fehleinschätzung Trumps wurde von den USA-Wählern abgestraft, in den Augen von vielen, auch von mir, einer der positiven Aspekte der Coronapandemie.

Positive Aspekte der COVID-19-Pandemie

„Die Erde wehrt sich gegen die Menschen". Es waren bemerkenswerte Worte, mit denen der damalige Fußballbundestrainer Joachim Löw viele Menschen mit seinen Worten am 18.3.2020 zum Nachdenken brachte. „Nichts ist mehr, wie es vorher war", sagte er. „Die Welt hat einen kollektiven Burnout erlebt. Die Erde scheint sich ein bisschen zu stemmen und zu wehren gegen die

Menschen und gegen ihr Tun. Der Mensch denkt immer, dass er alles weiß und alles kann. Das Tempo, das wir in den letzten Jahren vorgegeben haben, war nicht mehr zu toppen. Macht, Gier, Profit, Rekorde standen im Vordergrund. Umweltkatastrophen in Australien oder sonst wo haben uns nur am Rande bewegt. Krankheiten wie Ebola sind irgendwo steckengeblieben. „Aber", so Löw weiter „jetzt haben wir was erlebt, was die ganze Menschheit betrifft. Jetzt stellen wir auch fest, dass wir auf wichtige Dinge schauen müssen, wir stellen fest, was zählt: Familie, Freunde, Mitmenschen, der Umgang miteinander, der Respekt untereinander. Dass das Dinge sind, auf die wir in erster Linie schauen müssen." Jeder Einzelne müsse „Abstriche machen" und „beweisen, dass wir uns auch wandeln können, dass wir auch anders können." Und tatsächlich sieht Löw einen positiven Verlauf. „Das spürt man in diesen Tagen, dass die Menschen wieder ganz achtsam und aufmerksam miteinander umgehen. Man fragt, wie es jemandem geht, und meint das auch so. Man spürt, dass mehr kommuniziert wird. Das finde ich sehr, sehr erfreulich." Und auch in der Politik bewege sich „sehr viel in die richtige Richtung. Populismus ist nicht mehr gefragt." Diese Entschleunigung müsse sich auch auf den Fußball beziehen. Die Sicherheit und Gesundheit der Menschen habe oberste Priorität. Alles andere müsse völlig zu Recht zurückgesetzt werden.

Immerhin sahen laut Umfragen zehn Prozent unserer Bevölkerung durch die Coronapandemie mehr positive als negative Aspekte für sich.

Aber wie soll man an einer Pandemie mit nach einem Jahr weltweit 113 Millionen bestätigten Fällen mit mehr als 2,5 Millionen Todesopfern etwas Positives erkennen, zumal die Dunkelziffer noch deutlich höher liegt?

Trotz aller Einschränkungen, trotz aller schlimmen Krankheitsverläufe und der vielen Verstorbenen, trotz der immensen Belastungen für uns alle, für unsere Wirtschaft und unser Gesundheitssystem und auch für diejenigen, die sich aufopfern und manchmal Opfer werden, sehe auch ich etwas Gutes an der heutigen Zeit, die hoffentlich bald vorbei geht.

Ich möchte an dieser Stelle acht positive Veränderungen aufführen:

1. Konzentration auf das Wesentliche
   Die Familie und die engsten Freunde stehen wieder im Mittelpunkt. Die Menschen erkennen wieder, dass Gesundheit das höchste Gut ist.
2. Entschleunigung
   Die Eile, mit der wir durch Arbeitsleben und Freizeit hetzen, hat ein Ende. Plötzlich lernen wir, loszulassen und zu entspannen.
3. Zeitgewinn

Vieles, was liegen geblieben ist, kann jetzt erledigt werden. Vieles, was wir vergessen haben, lernen wir zu schätzen, und wenn es „nur" ein Buch ist.

4. Wertschätzung für die Helden des Alltags
   Wie selbstverständlich arbeiteten die Menschen im Gesundheitswesen und in der Pflege bis zum Umfallen, doch jetzt auch mit dem Dank und Applaus aller anderen, wie in Spanien abends von den Balkonen.
5. Weniger Egoismus
   Vielerorts hat die Menschlichkeit, Nächstenliebe und Solidarität gesiegt. Der Schutz der Risikogruppen erscheint wichtiger als der eigene Vorteil.
6. Aufschwung für Digitalisierung und Homeoffice
   Ob es in der Schule oder im Beruf ist: Andere Wege sind nötig und wir haben gelernt, damit umzugehen.
7. Innovative Ideen
   Während viele in der Wirtschaft leiden, profitieren andere und manche lassen sich was einfallen, um zu überleben.
8. Erholungspause für die Natur und das Klima
   Was keiner für möglich gehalten hat, durch Corona wird es möglich. Die CO2-Emissionen gehen zurück, die Satellitenbilder über den Ballungszentren zeigen die klarer gewordene Luft. Plötzlich sieht man tags kaum noch Flugzeuge und nachts wieder den Sternenhimmel.

Die Hoffnung bleibt, dass viele ihr Handeln überdenken und die Erderwärmung vielleicht nicht ganz so rapide zunimmt. Die Zukunft unserer Kinder und Enkel hängt davon ab, ob wir aus der Corona-Pandemie das Wesentliche gelernt haben: Entschleunigung und Rücksicht auf unsere Mitbürger und unsere Umwelt. Wir Menschen sind für den Klimawandel, der sich weltweit rasant bemerkbar macht, verantwortlich. Die Entwicklung mit allen Folgen lässt sich nicht mehr aufhalten, aber verzögern und abmildern. Jeder Einzelne kann dazu beitragen. Vielen wurde dies mit Corona bewusst, sodass man ein Umdenken spürt.

Angst vor Corona

Angst ist eine negative Emotion. Sie führt zu einer Aktivierung der Stresshormone, was bei längerer Dauer – wissenschaftlich hinreichend belegt – das Immunsystem schwächt. Es gibt den Placeboeffekt, nachdem auch ein unwirksames Präparat helfen kann, wenn es positiv suggeriert wird. Es gibt aber auch umgekehrt den Noceboeffekt, wonach bei der Mitteilung von häufigen Nebenwirkungen bei einem Medikament diese auch häufiger auftreten. Über diese Noceboreaktion kann man aber auch leichter erkranken. Angst hemmt die wichtigsten Immunfunktionen unseres Körpers, die der T-Lymphozyten und die der natürlichen Killerzellen, also genau die, die der Mensch gegen Viren benötigt.

Wenn jemand aber schon mit einer Angststörung oder einer Depression vorbelastet ist, dann kann ihn die jetzige Zeit besonders strapazieren. Gerade in den ersten Wochen der Pandemie, als vieles ungewiss war, gab es vermehrt Suizide, die man zum Teil hätte vermeiden können, wenn die Menschen sich rechtzeitig ihren Ärzten anvertraut hätten, wozu ich in solchen Fällen immer rate.

Aber wie soll man in der heutigen Zeit der Angst entgehen. Es gibt kaum einen Moment, wo wir uns von Corona gedanklich erholen können. Jede Nachrichtensendung fängt damit an. Ob im Fernsehen oder im Radio, in der Zeitung, im persönlichen Gespräch, wenn man jemanden trifft oder spricht, immer nur das gleiche Thema – Corona – und immer nur negative Gedanken, die damit verbunden sind. Die Menschen sprechen es aus, um ihre Ängste loszuwerden und sie hören vom Gegenüber die gleichen Sorgen und Klagen, nur noch schlimmer. Ich rate deshalb, sich gut zu informieren, aber auch mal abzuschalten, wenn der soundsovielte Kommentar zu Corona kommt. Wichtig in der heutigen Zeit ist, dass wir die Erholungszeiten gut nutzen, uns entspannen, bewegen, gesund ernähren. Unsere zwischenmenschlichen Kontakte mit positiven Themen erfrischen und auch, was besonders wichtig ist, gut schlafen. Was aber sicher schwierig ist, wenn man kurz zuvor die Schreckensbilder der Pandemie aus der ganzen Welt gesehen hat.

Tun Sie alles, um sich zu erholen. Erhalten Sie Ihre Gesundheit und Sie werden weniger Probleme haben, wenn Sie sich doch noch mit Corona anstecken. Gerade bei uns in Deutschland brauchen Sie keine Angst oder Panik zu haben. Respekt und Vorsicht sind geboten. Doch unser Gesundheitssystem ist eines der besten auf der Welt. Das hat Corona schon jetzt gezeigt und deshalb sollten wir optimistisch sein, dass wir auch diese Krise meistern.

Die Pandemie verliert ihren Schrecken

Mit Erscheinen der dritten Auflage meines Buches ist die Krise tatsächlich weltweit vorbei. Statt der Schreckensbilder der mit Särgen beladenen Militär-LKWs in Palermo sieht man heute das Leiden von jungen Menschen, denen keiner die Post-COVID-Folgen nehmen kann. Da die durch das Coronavirus SARS-CoV-2 ausgelöste Erkrankung COVID-19 kaum noch Angst verbreitet, wird heute wenig getestet. Im April 2023 fielen auch die letzten Schutzmaßnahmen weg, so das Tragen von Masken, die jetzt millionenfach entsorgt werden müssen.

Nach wie vor treten aber – die Dunkelziffer ist hoch – Infektionen auf, die meist wie ein leichter, über mehrere Tage anhaltender Atemwegsinfekt verlaufen. Fieber, trockener Husten, dazu Schwindel, Kopf-, Hals-, Muskel-, Glieder- und Bauchschmerzen sowie Durchfall und Müdigkeit können ebenso auftreten wie die spezifischen Geruchs- und Geschmacksstörungen.

Die Übertragung über Aerosole, also feinste Schwebetröpfchen, erfolgt beim Atmen, Sprechen und Husten. Die Ansteckungsgefahr ist zwei Tage vor Symptombeginn und am Anfang der Krankheit am höchsten. Die Inkubationszeit, also die Zeit von der Übertragung bis zu den ersten Symptomen, ist mit zwei bis 14 Tagen länger als bei der Grippe, die auch schlagartiger beginnt.

Die Pandemie hat Milliarden verschlungen und die Pro-Kopf-Verschuldung in Deutschland auf knapp 30.000 Euro ansteigen lassen. Nicht wenige haben erkannt, wie man in solchen Zeiten schnell Geld verdienen kann. Dank sei aber besonders denen, die sich mit Beginn der Pandemie weltweit im direkten Kontakt mit den Patienten aufgeopfert und selbst in Gefahr gebracht haben.

Viele von Ihnen leiden jetzt an Post-COVID. Nicht wenige sind gestorben. Ihnen gilt unser Gedenken.

Ich möchte die vielen – auch negativen – Momente und Aspekte, die wir im vergangenen Jahr erlebt haben, nicht noch mal im Einzelnen aufführen. Wir haben vieles gehört und vieles hat uns Angst gemacht. Wichtig ist aber, dass wir gut informiert sind.

COVID-19 und Post-COVID-19

Von Anfang an erschien ein gezielter Immunaufbau als wichtige Maßnahme, um sich gegen COVID-19 und seine Spätfolgen zu schützen.

Im Frühjahr 2020 wurde ich daher von der Redaktion der Sanum-Post gebeten, von meiner Seite aus Vorschläge dazu vorzustellen. Ein knappes Jahr später haben wir und andere in den Praxen schon mit einem neuen Krankheitsbild zu kämpfen, dem Post-COVID-Syndrom oder auch Long-COVID genannt, Dies sind Krankheitszustände, für die die WHO mit Eiltempo schon am 20.1.2020 drei ICD-Codes eingeführt hat:

U08.9 für COVID-19 in der Eigenanamnese, U09.9! für Post-COVID-Zustand und U10.9 für multisystemisches Entzündungssyndrom in Verbindung mit COVID-19.

Die Abkürzung ICD für „international stastical classification of diseases and related health problems" dient der weltweit einheitlichen Zuordnung von Krankheiten und Gesundheitsproblemen.

Beim EBV gibt es solche Codes nur für das Pfeiffersche Drüsenfieber und die Mononucleose, also die akuten Krankheitszustände, nicht aber für den chronischen Verlauf oder die Reaktivierungen. Dem sollte auch im Interesse der vielen betroffenen Patienten bald Abhilfe geleistet werden, auch wenn aktuell COVID-19 absolut im Fokus ist.

Auch zum Thema Post-COVID habe ich im Frühjahr 2021 für die Sanum-Post geschrieben. Ich möchte die beiden Artikel im Original wiedergeben:

Naturheilkundliche Ergänzungsmaßnahmen gegen Coronaviren

(Artikel in der Sanum-Post Nr.131)

Gerade die heutige Pandemie mit dem COVID-19 Erreger zeigt die Grenzen der reinen Alternativmedizin. Ohne modernste Beatmungsgeräte und die Aussicht auf wirksame schulmedizinische Mittel oder eine Impfung würde die Anzahl der Opfer ins Unermessliche steigen. Naturheilkunde kann hier nur ergänzend eingesetzt werden. Dennoch sollten einige Maßnahmen zur Unterstützung des Immunsystems gegen Virusinfekte jeder Art genannt werden.

Lebensweise und Ernährung

Ich empfehle neben Stressabbau, ausreichender Bewegung und Nikotinverzicht eine ausgewogene naturbelassene Ernährung unter Vermeidung oder Reduktion von Zucker und raffinierten Kohlehydraten, Kuhmilch und ihren Produkten, Hühnerei und seinen Produkten, zu fettem Essen, Nüssen, Koffein, Alkohol und glutenhaltigen Nahrungsmitteln wie Weizen, Hafer, Roggen und Dinkel.

Darmstabilisierung

Der Darm ist das wichtigste Immunsystem. Die Gabe von Laktobazillen, Bifidobakterien, Enterokokken und Escherichia coli kann sinnvoll sein, besser nach Florastatus und vorheriger Eliminierung erhöhter Fäulnisbakterien wie Clostridien.

Phytotherapie

Diverse Pflanzen haben Wirkstoffe mit antiviraler und immunstärkender Wirkung. Genannt seien Echinacea purpurea (Sonnenhut), Geranium robertianum (Storchschnabel), Imperatorio ostruthium (Meisterwurz), Kurkuma (Gelbwurzel), Sambucus nigra (Holunder), Thymus vulgaris (Thymian) und Tropaelum majus (Kapuzinerkresse). In Kontakt mit Menschen kann man ein kleines Stück Ingwer oder frischen Rosmarin im Mund kauen, was aber den Mundschutz keinesfalls ersetzt.

Orthomolekulare Medizin

Gerade jetzt sollten Defizite vermieden werden. Die Serum- und Vollblutanalysen können Auskunft geben. Falls das nicht möglich ist, empfehle ich als Basis täglich 1 g Vitamin C, 2000 IE Vitamin D, dazu 100 Mikrogramm Selen, 60 mg Zink, 10 mg Mangan und einen Vitamin-B-Komplex. Einige Intensivmediziner behandeln Coronapatienten mit Hochdosis-Vitamin C-Infusionen. Ich setzte diese schon prophylaktisch mit einigen Zusätzen ein.

Aminosäuren

Auch hier kann die Aminosäureanalyse alle Defizite laborchemisch aufdecken. Besonders die essentiellen Aminosäuren Methionin und Lysin sind in der Virusabwehr unentbehrlich.

Einzelmittelhomöopathie

Hahnemann wurde auch durch die erfolgreiche Behandlung schwerer Infektionskrankheiten bekannt. Die Vereinigung homöopathischer Ärzte in China empfiehlt aufgrund der typischen Symptome als Leitmittel gegen Corona Gelsemium, gefolgt von Bryonia und Eupatorium perfoliatum, jeweils mit der täglichen Gabe einer C 30 Potenz.

Homöopathische Kombinationen

Komplexmittel wie Nisylen® (Fa. DHU) und Gripps® (Fa. Pascoe) enthalten neben allen drei genannten Einzelmitteln weitere, die passen könnten, jedoch alle niedrigpotenziert oder in Urtinktur. Homöopathische Komplexmittel können auch Infusionen sinnvoll ergänzen. Die Mikroimmuntherapie arbeitet mit Zytokinen und nennt in der Infektabwehr EID als Leitmittel.

Nosoden

Ebenfalls in Belgien wurde eine Coronavirusnosode neu entwickelt, die laut Hersteller die Information der DNA und der Proteine des Virus enthalten soll. Die prophylaktische tägliche Einnahme einer C 30 Potenz könnte spekulativ helfen, sollte die Patienten aber nicht dazu verleiten, auf die aktuell notwendigen Regeln der Hygiene und des Abstandes zu verzichten.

Nosoden werden aber auch in der Nachbehandlung nach Infekten eingesetzt. Ob dies nach Corona notwendig wird, bleibt abzuwarten. Es gibt aus China Hinweise auf gehäufte Lungenfibrosen nach durchgemachter COVID-19-Pneumonie. Auch bei anderen viralen Infekten wie dem häufig chronisch verlaufendem EBV sind naturheilkundliche Maßnahmen gerade in der Nachbehandlung wichtig.

SANUM-Therapie

Meine Praxis hat sich über viele Jahre erfolgreich auf die Behandlung von Patienten mit dem chronischen EBV spezialisiert. SANUM- Arzneimittel sind für mich in der Behandlung von Virusinfekten absolut unerlässlich. Von den Pilzpräparaten gilt QUENTAKEHL® als spezifisches Leitmittel gegen Viren und FORTAKEHL® als wichtigstes Mittel gegen eine Darmbelastung. Zur allgemeinen Regulation werden im Wechsel MUCOKEHL® und NIGERSAN® oder als Kombination SANKOMBI® eingesetzt.
Parallel sollte eine Immunmodulation mit UTILIN® H erfolgen. Von den physiologischen Carbonsäuren setze ich SANUVIS® mehr beim Fülletyp (Patienten mit Stauungen, vom Temperament eher cholerisch) und CITROKEHL® mehr beim Leeretyp ein (die Patienten sind hager und erschöpft, Astheniker). Die Therapie erfolgt in der Regel oral, wobei Tropfen oder Kapseln verordnet werden. Alle Substanzen können auch in oder begleitend zu Infusionstherapien eingesetzt werden. Bei Übersäuerung empfehle ich parallel oral ALKALA® N oder parenteral Natriumhydrogencarbonat 0,9 Prozent von Dr. Köhler.
Auf Seite 69 finden Sie ein orales Therapieschema bei viralen Erkrankungen, welches ich auch prophylaktisch einsetze.

Anwendung der Therapien

Ich verstehe meine Empfehlungen als reine Zusatzmaßnahmen, denen gerade gegen Coronaviren Grenzen gesetzt sind. Ich habe bewusst nur bei den SANUM-Präparaten Dosierungen genannt, die aber ebenso wie die Therapiedauer individuell modifiziert werden können. Jeder sollte nur mit den Therapien arbeiten, die ihm gut vertraut sind und deren Dosierungen und Anwendungsweise er genau kennt. Gern beantworte ich alle gezielten Fragen.

Positive Einstellung vermitteln

Abschließend weise ich darauf hin, dass Angst und Panik das Immunsystem blockieren und viel Negatives auslösen.
Wichtig ist es, dem Patienten mit der Unterstützung des Immunsystems Mut zu machen.
Die allgemein empfohlenen Vorsichtsmaßnahmen sind in jedem Fall jedoch weiter unerlässlich.

Therapievorschlag SANUM-Präparate

- SANUVIS® oder CITROKEHL®
  (Tbl. 2x 1 tgl. lutschen oder Tropfen 2x 5 tgl.)
- ALKALA® N Pulver
  (2x 1 Messlöffel tgl. in heißem Wasser, bei Übersäuerung)
- UTILIN® H D5 Kapseln
  (1x 1 wöchentlich 5 Wochen lang)
  dazu parallel:
  - in der 1. Woche: QUENTAKEHL® D5 Tropfen 2x 5 tgl.
  - in der 2.Woche: FORTAKEHL® D5 Tropfen 2x 5 tgl.
  - in der 3. Woche: SANKOMBI® D5 Tropfen 2x 5 tgl.
  - danach das Schema wiederholen, bis die Mittel aufgebraucht sind.

Post-COVID-Syndrom oder auch Long-COVID
(Artikel in der Sanum-Post Nr. 135)

Kein Jahr, nachdem ich in der SANUM-POST Nr. 131 „Naturheilkundliche Ergänzungsmaßnahmen gegen Coronaviren“ nannte, stehen wir vor jetzt vor einem neuen Problem: den Spätfolgen von COVID-19. Bald eine Million Menschen gelten in Deutschland als offiziell genesen, also nicht mehr infektiös. Doch circa 10 bis 20 Prozent von ihnen haben Spätfolgen, deren Prognose nicht einzuschätzen ist.
Meiner Erfahrung nach haben diejenigen, die sich nach den genannten Vorschlägen in ihrer Lebensweise und Ernährung, mit Darmstabilisierung

und Phytotherapeutika, mit Einzelmittel- und Komplex-Homöopathika, mit der gezielten Gabe von Vitaminen, Spurenelementen, Aminosäuren und Antioxidantien sowie mit den passenden Sanummitteln gut versorgt haben, deutlich profitiert. So wurde keiner meiner zahlreichen Infusionspatienten, die ich in jeder Hinsicht ganzheitlich betreue, ernsthaft krank. Alle Infizierten haben COVID-19 gut überstanden und nur wenige einzelne haben Restbeschwerden. Dafür kommen andere und suchen den naturheilkundlichen Weg, zumal die konventionelle Medizin für Post-COVID zwar schon einen ICD-Code hat, aber noch keine kausale Therapie. Hier ergeben sich neue Aufgaben für uns, Anlass genug, sich mitzuteilen und auszutauschen.

Symptome:

- Belastungsabhängige Luftnot und Husten
- Durchblutungsstörungen der kleinen Arterien
- Schwäche der Muskeln und der Nerven

Besonders bei Patienten, die intensiv- und beatmungspflichtig waren, verbleiben neben Schwächen der Muskeln und der Nerven sowie Mikrozirkulationsstörungen, gehäuft Atembeschwerden, die sie massiv beeinträchtigen können. Da die Ursache oft in den Vernarbungen des Lungengewebes liegt, sind die Therapiemöglichkeiten und die Prognose unsicher.

- Gestörter Geruchs- und Geschmackssinn
- Schwindel
- Kopfschmerzen
- Konzentrations- und Gedächtnisstörungen
- Missempfindungen
- Gelenk- und Muskelschmerzen
- Brustschmerzen

Auffällig ist, dass die neurologischen Symptome und die Arthralgien sowie Myalgien auch nach blandem Verlauf auftreten können. „Mein ganzer Körper ist in Aufruhr“ klagte eine Patientin. Andere Betroffene berichten über Fieber, grippale Symptome, Durchfall, Hautausschläge und Herzbeschwerden.

- Chronische Müdigkeit und Erschöpfung

Dieses Hauptsymptom von Post-COVID kann nach allen Verläufen auftreten. Nachts ist der Schlaf gestört, tags die körperliche und geistige

Leistungsfähigkeit und der Antrieb gemindert. Es besteht die Gefahr einer depressiven Entwicklung und einer Chronifizierung.

Ursachen:

Neben den direkten Folgen einer Intensivbehandlung und Langzeitbeatmung, die sich auch psychisch bis zur posttraumatischen Belastungsreaktion auswirken können, spielen entzündliche Faktoren eine Rolle, die auch laborchemisch messbar sind („Zytokinsturm"). Offenbar gibt es ähnlich wie nach anderen Vireninfektionen eine überschießende Immunreaktion, die auch die Gefahr von Autoimmunkrankheiten mit sich bringen könnte. Ich schließe mich der Hypothese von Dr. Bhupesh Prusty, Virologe der Universität Würzburg an: „Es könnte sein, dass der Zytokinsturm, den SARS-CoV-2 auslöst, im Körper schlummernde Viren reaktiviert, die dann die Beschwerden herbeiführen". Die Post-COVID-Symptomatik auch mit dem wechselnden Verlauf erinnert in vielem an den chronischen EBV. Tatsächlich sind meine bisher betroffenen Patienten durchweg EBV-positiv und haben insbesondere sehr hohe EBNA-Werte. Den Zusammenhang zwischen EBV und autoimmun, insbesondere bei den Fällen mit EBNA-Erhöhung, habe ich aufgrund meiner Patientendaten schon in frühen Veröffentlichungen in der Sanum-Post 2009 sowie 2012 (Nr. 87 sowie Nr. 99) geäußert. Forscher des Cincinnati Children´s Hospital waren 1998 dann die ersten, die nachwiesen, dass EBNA-2 Gene aktivieren, die als Auslöser für Lupus erythematodes gelten. Andere Forschungen folgten weltweit und bestätigten den Zusammenhang auch bei Krankheiten wie Multiple Sklerose, rheumatoider und juvenil idiopathischer Arthritis, der Typ-1-Diabetes, der Zöliakie und den chronisch entzündlichen Darmerkrankungen.

Therapie:

Wichtig ist es, den Patienten rehabilitativ vorsichtig körperlich und psychisch aufzubauen und ihm dabei seine eigenen Grenzen bewusst zu machen. Alle Maßnahmen, die ich auch schon gegen COVID-19 genannt habe, gelten nach wie vor. Eine Nosodentherapie, wie es sie auch homöopathisch gegen die Spätfolgen anderer Erreger gibt, scheitert daran, dass es diese nicht gibt. Zumindest gibt es jetzt die Impfnosoden, die ich hier begleitend immer empfehle. Ansonsten scheinen insbesondere beim Fatigue-Syndrom Infusionen am besten zu helfen, wobei ich hier neben hochdosiertem Vitamin

C die B-Vitamine, Zink und Selen, Aminosäuren und Alpha-Liponsäure, Natriumbicarbonat und diverse Komplexhomöopathika verschiedener Anbieter sowie insbesondere auch die Sanumpräparate Quentakehl, Nigersan, Mucokehl, Fortakehl und Selenokehl einsetze, dies in Kombination mit Zinkokehl s.c. und Citrokehl oder Sanuvis i.m.. Die parenterale Form scheint überlegen, da es gelingt, viele Substanzen, auch die hochdosierten Vitamine, in wenigen Sitzungen dem Körper direkt kombiniert zuzuführen, was in dieser Form oral nicht möglich ist.

Aussichten:

Auch nach anderen Pandemien gab es Folgekrankheiten, so nach der Spanischen Grippe die Europäische Schlafkrankheit (Encephalitis lethargica), von der mehr als eine Million Menschen betroffen war, der letzte Fall aber 1927 beschrieben wurde. Auch von den ähnlich gearteten Fällen nach der SARS-1 Epidemie 2003 spricht heute keiner mehr. Wir sollten uns aber nicht auf der Hoffnung, dass Post-COVID selbstlimitierend ist, hingeben, sondern alles Erdenkliche tun, um die Abwehrkräfte unserer Patienten zu stabilisieren und ihre Beschwerden ernst zu nehmen. Noch stehen wir mitten in der Pandemie und keiner weiß, ob weitere folgen. Abschließend möchte ich auch hier darauf hinweisen, dass ich meine Vorschläge immer ergänzend sehe. Weiter ist Vorsicht geboten, und auch, wenn ich neue Impfungen immer kritisch sehe, profitieren gerade unsere Älteren und die Risikopatienten davon, am besten aber in Begleitung mit Impfnosoden und allem, was uns die naturheilkundliche Medizin an Möglichkeiten bietet.

Long-/Post-COVID-Syndrom

Unabhängig von der Schwere einer akuten SARS-CoV-2-Infektion werden Symptome, die vier Wochen nach Beginn dieser anhalten oder neu auftreten, als Long-COVID und solche, die nach 12 Wochen fortbestehen, als Post-COVID-Syndrom (PCS) definiert. Weltweit geht man von mehr als 65 Millionen Betroffenen aus. Aktive Frauen im jüngeren bis mittleren Lebensalter sind besonders gefährdet. Für Langzeitschäden, die nach einer Schätzung der Deutschen Gesellschaft für Pneumonologie und Beatmungsmedizin (DGP) in 10 % verbleiben, wird je nach Schwere mittlerweile ein GdB von 10 bis 100 % anerkannt.

Nach einer Analyse britischer Wissenschaftler gibt es grob drei Formen von Langzeitfolgen:

1. Störungen des zentralen Nervensystems: Wissenschaftler der Washington University in St.Louis fanden bei Autopsien von Coronatoten genetisches Material der Viren in Hirnzellen, ein Beweis, dass diese bis ins Gehirn vordringen können. Symptome körperlicher und psychischer Art sind die Folge. Häufig beobachtet man Konzentrations- oder Merkstörungen. Der Kopf fühlt sich wie benebelt an (Brain Fog). Die bleiernde Müdigkeit (Fatigue) bessert sich auch nicht nach Ruhephasen, wobei es besonders beim Übergang zu Chronischen Fatigue-Syndrom (CFS) häufig zu Schlafstörungen kommt. Die Motivation der Patienten, aus dem Teufelskreis rauszukommen, spricht gegen eine echte Depression. Bei rund 7 % der Betroffenen mit einer Omikronvariante verbleibt nach einem Jahr ein Geruchsverlust. Auch Entzündungen in den Riechschleimhäuten sind hier ursächlich.
2. Herz-Kreislauf- und Atemprobleme: Häufig sind Herzrasen, Kurzatmigkeit, Husten und eine Belastungsschwäche Es kann zur Orthostatischen Intoleranz (OT) kommen mit Verschlimmerung im Stehen, zum Teil verbunden mit Kopfschmerzen, Benommenheit, Schwindel und auch kurzzeitigen Bewusstseinsstörungen (Synkopen). Hier überlagern sich die Symptome mit denen des Posturalen Tachycardiesyndroms (POTS) und des Mastzellaktivierungssyndroms (MCAS). Auch kann es zu einer Beteiligung der Blutgefäße kommen. Zum Teil führen leichte Anstrengungen körperlicher oder mentaler Art zu einer mit Verzögerung einsetzenden schweren Erschöpfung, Post-Exertional Malaise (PEM) genannt.
3. Entzündungen an mehreren Organen und den Muskeln: Ursächlich sind proinflammatoriscb wirkende Autoimmunvorgänge. Da Frauen ein aktiveres Immunsystem haben, treten gerade solche Störungen bei ihnen deutlich häufiger auf. Auch das MCAS könnte hier eine Rolle spielen. Als mögliche Ursachen für Long-COVID diskutiert man neben neben der Autoimmunität bleibende Folgen der Infektion, persistierende Viren und die Reaktivierung vorhandener Viren, speziell des EBV. In einer in „Pathogens“ veröffentlichen Studie (Gold et al.) konnte diese in 73 % der Fälle nachgewiesen werden. „Two recently published studies available on the National Institute of Health (NIH) website indicate Epstein-Barr virus (EBV) reactivation may play a role both in the development of long COVID-symptoms, as well as severe COVID-19 cases“, so lauten die

ersten Sätze einer am 22.7.2021 veröffentlichten Publikation, einsehbar über `https://news-medical.net`.

Es gibt zudem wohl PCS-Fälle ohne COVID und solche nach einer COVID-Impfung (Post-Vac). Therapeutisch kommen auch – in Abhängigkeit von diesen Einteilungen – antivirale Mittel, Entzündungs- oder Gerinnungshemmer und Sauerstofftherapien zum Einsatz. Ich persönliche beobachte gute Effekte einer Hochdosis-Vitamin C Therapie in Kombination mit anderen Substanzen. In jedem Fall sollten Mangelzustände (zum Beispiel an Arginin) ausgeglichen werden. Beim PEM sollten die Patienten lernen, ihre Belastung vorausdenkend zu reduzieren. In Rehakliniken lernen die Patienten dieses „Pacing" genannte Verhalten, dazu Entspannungs- und Atemtechniken. Selbsthilfegruppen können ebenso weiterhelfen, wie das RKI und Organisationen wie „Long COVID Deutschland" und die „Deutsche Gesellschaft ME/CFS".

Die Wirksamkeit von dem als Wundermittel gepriesenen Medikaments BC 007 ist ebenso wenig bewiesen wie die der vom „Fernseharzt" Eckart von Hirschhausen empfohlenen, aber für die Patienten sehr kostenintensiven HELP-Apharese. Auch Prof. Carmen Scheibenbogen, Leiterin der Immundefekt-Ambulanz an der Berliner Charité, warnt hier vor falschen Versprechungen.

Sie vergleicht viele der Symptome mit denen des Chronischen Fatigue-Syndroms, speziell nach einer EBV-Infektion. Tatsächlich bestätigt die aktuelle Studienlage den gehäuften Nachweis von EBV-Reaktivierungen beim Long-/Post-COVID. Gerade bei diesen Patienten beobachtete ich in meiner Praxis zunehmend häufig Blockaden der Vitamin-D-Rezeptoren.

Auch Prof. Bernhard Schieffer aus Marburg sieht für Patienten, die eine EBV-Infektion nicht ganz komplett ausgeheilt haben, ein Problem und ein Risiko im Sinne von Long- oder Post-COVID. Seine Empfehlung zur COVID-Impfung korreliert mit den in der Zeitschrift „Der Allgemeinarzt" im April 2023 genannten Studien, die auf weniger Long-COVID-Symptome bei Geimpften hinweisen. [8]

Die immens große Anzahl der Post-COVID oder Post-Vac belasteten Patienten bedingt lange Wartezeiten für einen Termin in einem der wenigen, dafür spezialisierten Zentren. Dort werden die Patienten aber endlich verstanden und ernst genommen. Häufig ist dies auch die Grundlage, um einem Antrag auf GdB, vorzeitige Berentung, Anerkennung als Impfschaden oder als Berufskrankheit – die Anzahl dieser Anträge hat sich vervielfacht – Aussicht auf Erfolg zu geben.

Bis in den Deutschen Bundestag wird über Lösungswege für die vielen Betroffenen diskutiert. „Post-COVID-Syndrom – Unterversorgt und zu wenig erforscht", so lautet die Titelseite des Deutschen Ärzteblattes vom 31.3.2023, in

[8] `www.allgemeinarzt.digital` Impfung reduziert Long-COVID 4/2023

dem die Kapazitäten, die sich in Deutschland mit dem Problem beschäftigen, wertvolle Informationen liefern, die ich auch in meinem Buch weitergebe. Erfreulicherweise öffnen sich Zentren wie Berlin oder Marburg zunehmend auch ganzheitlichen Denkansätzen. Diesem Bedürfnis folgend finden viele betroffene Patienten den Weg in unsere Praxis. Im Alltag beobachte ich ständig die gleichen Störmuster wie EBV-Reaktivierungen, Störungen der Darmflora, orthomolekulare Mangelzustände und zunehmend häufig aktivierte Mastzellen sowie besonders eine rasante Zunahme an Blockaden der Vitamin-D-Rezeptoren. Aktuell haben wir bis zum September 2023 rund 600 solcher Patientenfälle dokumentiert. Bei der großen Mehrzahl ließ sich eine überstandene COVID-19-Infektion sowie eine in diesem Zusammenhang aktivierte EBV-Belastung feststellen. Die Auswertungen, die bis Mai 2023 an 210 Patienten als Grundlage für einen Artikel im Fachmagazin für Angewandte Komplementärmedizin – AKOM erfolgten, der in Heft 10/2023 erschienen ist, belegen die Häufigkeit des Problems und gleichseitig die Wirksamkeit einer ganzheitlich und homöopathisch orientierten Therapie.

Vitamin-D-Rezeptor-Blockaden

Ein Ansatz zur Lösung des Long-/Post-COVID-Problems

Die Definition Long-COVID bzw. Post-COVID ergibt sich, wenn in Folge einer SARS-CoV-2-Infektion Beschwerden länger als 4 bzw. 12 Wochen anhalten, letzteres nach Schätzungen der Weltgesundheitsorganisation (WHO) in 10 bis 20 Prozent der Fälle. Es lohnt sich, bei diesen Patienten serologisch nach Reaktivierungen eines Epstein-Barr-Virus (EBV) sowie laborchemisch nach Blockaden der Vitamin-D-Rezeptoren (VDR) zu suchen. Beide Störungen treten häufig auch kombiniert auf und lassen sich naturheilkundlich und homöopathisch wirksam behandeln.

Ein Vitamin-D-Mangel ist in Deutschland weit verbreitet. Frauen mehr als Männer, Ältere mehr als Jüngere, Immunbelastete mehr als Gesunde leiden besonders in den dunklen Jahreszeiten an den Folgen, die laut diversen Untersuchungen Einflüsse auf ein erhöhtes Osteoporose-Risiko, auf Diabetes mellitus, Darm-, Prostata- und Brust-Krebs, Infektionen, Autoimmun-, Herz-Kreislauf- und neurologische Krankheiten, aber auch auf unser Wohlbefinden und unsere Laune haben. Das zu 80 % über das UVB-Licht der Sonne in der Haut induzierte und zu 20 % durch Substitution oder durch Ernährung mit fetten Fischsorten, Eiern oder Pilzen mit der Nahrung dem Körper zugeführte Vitamin

D (Cholecalciferol) wird durch Enzyme in die Zirkulationsform 25-OH-Vitamin D3 (Calcidiol) und schließlich in die aktive Form 1,25 Vitamin D (Calcitrol) umgewandelt.

Häufung von Vitamin-D-Rezeptor-Blockaden

In den meisten Praxen wird nur der 25-OH-D-Wert bestimmt. Immer häufiger steigt dieser unter Substitution nicht adäquat an oder diese wird nicht vertragen. Die Bestimmung beider Vitamin-D-Formen und die Bestimmung der Vitamin-D- Ratio kann hier Klarheit bringen. Optimalerweise sollte der Quotient aus D-1,25 OH zu 25-OH-D unter eins liegen. Bei einer VDR-Blockade ist dies nicht der Fall. De facto fehlt das nützliche Vitamin D, während die aktive Form wohl eine übermäßige Stimulation von Zytokinen bewirkt, die als Immunbotenstoffe Entzündungen und möglicherweise Autoimmunstörungen auslösen können. Der Vitamin D-Rezeptor (VDR) ist ein intrazellulärer nuklearer Steroidrezeptor, der aber auch in der Lage ist, überschüssiges aktives Vitamin-D in unwirksame Formen umzuwandeln. Während die Wissenschaftler versuchen, diesen komplexen Regulator zu entschlüsseln, ist unter den Therapeuten eine heftige Diskussion um dieses wichtige Thema ausgebrochen. In den letzten Jahren wurde die Fähigkeit von Bakterien, besonders Borrelien, aber auch Helicobacter Pylori und Tuberkelbakterien beschrieben, die VDR-Rezeptoren zu blockieren und sich dadurch einen Vorteil zu verschaffen. Aktuell beobachteten wir das Phänomen aber auch bei einer großen Anzahl viral belasteter Patienten. Auch aufgrund meiner Veröffentlichungen konsultieren mich besonders Post-/Long-COVID- und chronisch EBV-belastete Patienten. Seit dem letzten Jahr finde ich bei diesen Patienten massiv gehäuft VDR-Blockaden. Häufige Symptome sind Müdigkeit, Leistungsschwäche, Kopfschmerzen (Migräne), Schwindel, Denkstörungen, Gelenk- und Muskelschmerzen.

Dokumentierte Patienten

Vor einem Jahr haben wir begonnen, alle Patienten mit einer VDR-Blockade in eine Beobachtung aufzunehmen. Bei den Patienten, die im Abstand von zwei bis sechs Monaten nach der Einleitung einer Therapie zur Laborkontrolle kamen, erfolgte eine Verlaufs- und Abschlussdokumentation. Aktuell sind zum Zeitpunkt September 2023 rund 600 Patienten in der Beobachtung. Zum Mai 2023 haben wir 210 von Ihnen in der Dokumentation abgeschlossen und ausgewertet.

Am häufigsten fanden wir den auch zeitlichen Zusammenhang einer VDR-Blockade mit einer COVID-19-Infektion bei einer EBV-Vorbelastung (64 %).

Die Kriterien für die Erkennung einer EBV-Reaktivierung oder einer chronischen Belastung durch EBV sind in meinem o.g. Buch beschrieben. Neben einer Veränderung der EBV-Serologie (sehr hohe EBV-IgG-Antikörper/erhöhte EBV-IgM-Antikörper/erhöhte EBV-Early Antikörper/überhöhte EBV-nukleäre Antikörper/Verlust der EBV-nukleären Antikörper) weisen weitere Laborwerte wie das Blutbild (Monozytose), erhöhte Leberenzyme(GPT höher als GOT), erhöhte Pankreasenzyme (Abfall auch der Pankreaselastase im Stuhl), eine Ferritinerhöhung, ein erniedrigter Nüchternblutzucker, aber auch falsch positiv erhöhte Laborwerte (Borrelien-IgM/Vitamin B12/CKMB) auf die Problematik hin. Neben der im Vordergrund stehenden Fatigue und Erschöpfung, zum Teil im Wechsel mit Unruhe finden sich weitere Symptome wie Kopfschmerzen, Schwindel, Konzentrations- und Gedächtnisstörungen, rheumatische Beschwerden, eine Infektneigung, Halsschmerzen und Lymphknotenschwellungen, Dyskardien, Schlafstörungen (besonders Durchschlafprobleme zur Leberzeit von ein bis drei Uhr morgens) sowie im Verlauf auch psychische Beschwerden, die ich aber mehr als reaktiv sehe. Bei jeder Pankreaslipomatose und bei einer Splenomegalie sollte man an das chronische EBV denken. Begleitend und in der Folge findet man häufig autoimmunogene Störungen (Hashimoto/Fibromyalgie/Rheuma/Kollagenosen/Colitis u.a.). Nach einer großen Studie an 10 Millionen Militärangestellten in den USA gibt es keine Multiple Sklerose ohne EBV, wobei natürlich nicht jeder EBV-Patient MS entwickelt.

Seltener waren VDR-Blockaden bei Patienten ohne sicher abgelaufene COVID-Infektion (32 %), bei EBV-Negativen mit abgelaufener COVID-Infektionen (3 %) oder aufgrund sonstiger zu vermutender Auslöser wie einer COVID-Impfung oder einer abgelaufenen Borreliose (1 %).

Therapie und Verlauf

Wir therapierten anfänglich unter komplettem Verzicht auf Vitamin D mit frequenzmodulierten Globuli (AEMSI), welches mein Wuppertaler Kollege Jürgen Aschoff an Praxen abgeben kann. Die Abkürzung AEMSI steht für Aschoffs elektromagnetische Strukturinformation. Bei den Kontrollen zeigte sich bei 78 % dieser Patienten ein positiver Verlauf Im Hinblick auf die Reduktion des Quotienten zwischen D-1,25 OH und 25 OH-D, im Schnitt aller Patienten um 19 %. In ca. 20 % der Fälle war wegen einer unzureichenden Wirkung der Wechsel auf Ersatz-Globuli (AEMSI-R) notwendig, welche bei Kontrolle dann eine ähnlich positive Wirkung zeigten.

Fazit der Gruppe der ohne Vitamin-D-Gabe behandelten und kontrollierten 168 Fälle:

- Reduktion von D-1,25 im Schnitt um 17,2 %
- Anstieg von 25-0H-D im Schnitt nur um 4,9 %.
- Reduktion der Vitamin-D-Ratio im Schnitt um 16,8 %
- Reduktion der Vitamin-D-Ratio im Schnitt von 2,11 auf 1,81
- Reduktion der Vitamin-D-Ratio bei 78 % der Fälle

Ob die Gabe von Vitamin D bei einer VDR-Blockade erlaubt ist, wird kontrovers diskutiert. Anfänglich versuchten wir, dies zu vermeiden. Mit Beginn der dunkleren Jahreszeit häuften sich jedoch die Fälle, bei denen der 25-0H-D-Wert unzureichend anstieg oder gar abfiel, ein Grund zum Umdenken. Aktuell kombinieren wir die homöopathischen Globuli bei primär oder im Verlauf unter 30 ng/ml erniedrigtem 25-OH-D mit der täglichen Gabe von 800 bis 2.400 IE Vitamin D. Eine wöchentliche hohe Einmaldosis sollte unbedingt vermieden werden, da sie auch unserer Erfahrung nach die Gefahr der Blockade deutlich erhöht. In 20 % Fälle erschien uns die tägliche Gabe von Vitamin D, parallel zu AEMSI, medizinisch notwendig. Die höhere Wirksamkeit auf die Vitamin-D-Ratio bestätigt diese Entscheidung.

Fazit der Gruppe der mit Vitamin-D-Gabe behandelten und kontrollierten 42 Fälle:

- Reduktion von D-1,25 im Schnitt nur um 6,9 %
- Anstieg von 25-0H-D im Schnitt dafür deutlich um 30,1 %
- Reduktion der Vitamin-D-Ratio im Schnitt um 26,9 %
- Reduktion der Vitamin-D-Ratio im Schnitt von 2,30 auf 1,81
- Reduktion der Vitamin-D-Ratio bei ca. 88 % der Fälle

Somit kompensiert der deutlichere Anstieg des 25-0H-D-Wertes unter der Vitamin-D-Gabe die damit verbundene geringere Reduktion des D-1,25-Wertes. In zwei therapieresistenten Fällen mussten wir auf bei VDR-Blockaden ebenfalls wirksame, aber mit größeren Nebenwirkungen verbundene Alternativen wie den Blutdrucksenker Olmesartan oder das Vitamin-D-Hormon-Analogon Paricalcitol ausweichen.

Fazit aller behandelten und kontrollierten 210 Fälle (Abb. 1 – fehlt aber!):

- Reduktion von D-1,25 im Schnitt um 15,2 %
- Anstieg von 25-OH-D im Schnitt um 9,9 %
- Reduktion der Vitamin-D-Ratio im Schnitt um 19 %
- Reduktion der Vitamin-D-Ratio im Schnitt von 2,15 auf 1,81
- Reduktion der Vitamin-D-Ratio bei 80 % der Fälle
- im Schnitt sinken verbesserte Quotienten um 27,9 % ab

- im Schnitt steigen verschlechterte Quotienten um 41,6 % an
- Verbesserung des subjektiven Wohlbefindens in ca. 90 % der Fälle
- Subjektives Wohlbefinden unverändert in ca. 9 %, verschlechtert in ca. 1 % der Fälle

Therapeutisch gilt es, das Immunsystem breit zu unterstützen und chronische Erregerbelastungen ebenso zu vermeiden wie Mangelzustände an Kofaktoren wie Magnesium, Calcium, Zink, Bor, Vitamin A und K2. Sicher dürfte sich das Gesamtkonzept unserer Praxis auf die in der großen Mehrzahl der Fälle erfolgreichen Therapie auswirken. Eine weitere Beobachtung konnten wir machen. Die Reduktion einer VDR-Blockade wirkt sich in den meisten Fällen günstig auf andere immunologische Vorgänge wie den chronischen EBV-Verlauf und autoimmunogene Störungen aus. Dies gilt aber auch umgekehrt, sodass man dieses Wechselspiel im Sinne der Patienten positiv beeinflussen sollte.

Ein gutes Fazit zum Problem der VDR-Blockaden mit einer Auflistung zahlreicher Quellen, überwiegend aus dem englischsprachigen Raum gibt der Artikel VITAMIN D-EIN UPTADE NMS-0022, erschienen im Dr. Schweikart Verlag, wieder. Ich stimme dem Autor zu, dass bei diesem „spannenden Forschungsfeld mit vielen neuen Erkenntnissen und offenen Fragen ... die Verbindung der Vitamin-D-Rezeptorresistenz zu chronischen Belastungen und Autoimmunkrankheiten dringend weiter erforscht werden sollte“.

Fazit

In meinen Augen liegt ein wichtiger Ansatz zur Lösung des Long-/Post-COVID-Syndroms in einer ganzheitlich orientierten Behandlung der in diesem Zusammenhang sehr häufigen VDR-Blockaden und EBV-Reaktivierungen. Eine wirksame Therapie ist dokumentierbar möglich.

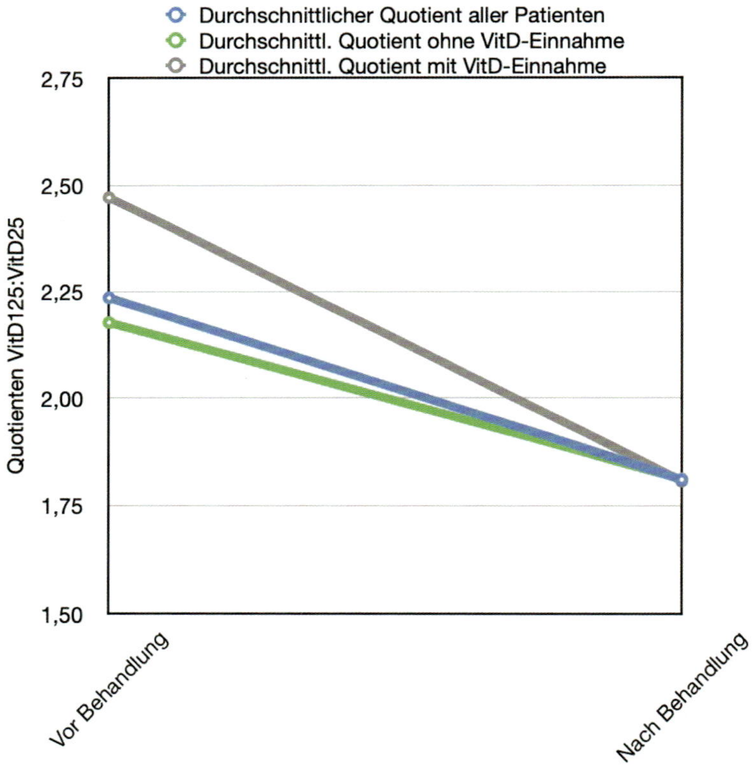
Durchschnittlicher Quotient aller Patienten
Durchschnittl. Quotient ohne VitD-Einnahme
Durchschnittl. Quotient mit VitD-Einnahme
2,75
2,50
2,25
2,00
1,75
1,50
Quotienten VitD125:VitD25
Vor Behandlung
Nach Behandlung

Abbildung 1

Kapitel 6

Gefahren durch andere Mikroorganismen

Die verschiedenen Krankheitserreger

Gewöhnlich denkt man bei krankmachenden Keimen an Viren oder Bakterien. Es gibt aber auch andere Mikroorganismen wie Pilze, die sich über Sporen vermehren und sich neben lokalem Befall wie beim Nagel- oder Fußpilz auch systemisch ausbreiten können.

Eine weitere Gruppe ist die der Protozoen, Einzeller, die sich wie Parasiten ausbreiten können. Dazu gehören die Amöben, die man auch Wechseltierchen nennt, weil sie ihre Gestalt immer wieder verändern können. Sie leben an Wasserpflanzen, besonders in stehenden Gewässern, und bewegen sich kriechend fort. Hauptsächlich in den Tropen ist die Amöbenruhr eine unangenehme Reisekrankheit, die aber antibiotisch, besonders mit Metronidazol, gut zu behandeln ist. Da sich Amöben von Bakterien ernähren, können sie auch von Bakterien befallen werden.

Diese Technik verwenden Legionellen, die die Amöben quasi als Brutstätte benutzen. Bei erhöhter Legionellenkonzentration im Wasser besteht die Infektionsgefahr weniger durch das Trinken, als vielmehr durch das Einatmen der Dämpfe, die beim warmen Duschen entstehen. Gelangen die Legionellen auf diesem Weg in die Lunge kommen, können sie hier eine schwere Pneumonie auslösen.

Die Plasmodien als einzellige Lebewesen kommen nur in Tropen und einigen subtropischen Gebieten vor und verursachen die Malaria.

Dazu benötigen sie als Parasit zwei Wirte: den Menschen und die Fiebermücke Anopheles. Beim Wirtswechsel auf den Menschen entstehen zunächst vieldeutige Symptome, die später in die für die jeweilige Erregerart typischen Fieberschübe übergehen.

Es gibt noch weitere parasitäre Erkrankungen, auf die ich nicht näher eingehen will. Als eine der häufigsten weltweit sei nur die Bilharziose genannt, die durch Larven von Saugwürmern verursacht wird. Besonders in den Entwicklungsländern ist die Krankheit, die Blase oder Darm befällt, mit schätzungsweise 200 bis 300 Millionen erkrankten Menschen und jährlich 200.000 Todesfällen ein großes Problem. Zum Glück steht der Medizin mit dem Wirkstoff Praziquantel auch gegen diese Parasitose ein wirksames Mittel zur Verfügung.

Ein weiterer protozooischer Parasit ist Toxoplasma gondii, der primär Katzen befällt und über deren Kot, aber auch über rohes Schweine- oder Schafsfleisch auf Menschen übertragen werden kann. Bei einer Durchseuchungsrate von bis zu 50 Prozent gehört die Toxoplasmose zu den meistverbreiteten Infektionskrankheiten der Welt. Beim Fötus und beim Baby, aber auch bei Immungeschwächten ist die Krankheit gefürchtet.

Bei Symptomen wie leichtes Fieber, Müdigkeit, Schwindel, Muskel- und Gelenkschmerzen sowie Lymphknotenschwellungen im Halsbereich sollte man auch an die manchmal latent chronischen Verläufe denken.

Unterschiede zwischen Viren und Bakterien

Viren sind eigentlich keine echten Lebewesen. Sie haben keinen eigenen Stoffwechsel und können sich nicht eigenständig vermehren. Sie sind recht einfach gebaut und bestehen meistens nur aus ihrem Erbgut, welches in einer Hülle aus Protein, dem Capsid, eingeschlossen ist. Um sich zu vermehren, brauchen und besetzen sie lebende Wirtszellen. Dort schleusen sie ihre eigenes Erbgut ein und zwingen die Zelle, dieses zu übernehmen und so neue Viren zu produzieren, die die Zelle auf verschiedene Wege verlassen. Die Viren erreichen ihr primäres Ziel, sich zu vermehren, somit nur, indem sie lebende Zellen versklaven.

Bakterien dagegen sind einzellige Lebewesen, die überwiegend unsere Freunde sind. Zu Milliarden leben sie auf unserer Haut, in unserem Darm und anderen Schleimhäuten. Sie sorgen dafür, dass sich pathogene Keime, seien es andere Bakterien, Viren oder Pilze, dort nicht niederlassen können.

Wenn man diese Schutzzone auf der Haut durch übermäßige Reinigung zerstört oder die Darmflora durch Antibiotika angreift, die nicht nur kranke, sondern auch gesunde Bakterien abtöten, dann öffnet man die Schleusen für Krankmacher. Bakterien vermehren sich durch Zellteilung. Einige davon, die man aerobe Bakterien nennt, brauchen für ihren Stoffwechsel Sauerstoff, für andere, die Anaerobier, ist Sauerstoff schädlich.

Diese Unterschiede spielen für die Behandlung eine Rolle, ebenso wie die Klassifikation in gramnegative oder grampositive sowie bei einer Spiralform in Spirochäten.

Im Gegensatz zu Viren können sich Bakterien selbstständig vermehren, indem sie zunächst ihr Erbgut kopieren und sich dann durchschnüren. Ein weiterer Unterschied ist die Größe. Bakterien sieht man mit dem normalen Lichtmikroskop, da sie ungleich größer sind als Viren, die man nur elektronenmikroskopisch erfassen kann.

Vor dem Zeitalter der Antibiotika sind die Menschen vielfach an bakteriellen Infektionen gestorben und noch heute spielen viele von Ihnen eine große Rolle, ohne dass ich auf alle im Einzelnen eingehen kann. Man schätzt aber, dass weniger als ein Prozent aller Bakterien tatsächlich krank machen. Und die eigentlichen Krankmacher sind dann meist nicht die Bakterien selbst, sondern ihre toxischen Stoffwechselabbauprodukte.

Bakterien als Krebserreger

Erst seit wenigen Jahren weiß man, dass nicht nur Viren, sondern auch Bakterien bösartige Krankheiten induzieren können. Den ersten Zusammenhang vermutete man aufgrund der Tatsache, dass mit den antibiotischen Behandlungen des 1983 entdeckten Magenkeims Helicobacter Pylori die Magencarcinomraten deutlich zurückgingen. Der Leiter des Max-Plank-Instituts für Infektionsbiologie in Berlin, Prof. Dr. Thomas Meyer, konnte nachweisen, dass der Erreger neben einer massiven Entzündung auch DNA-Schäden in den Zellen auslöst.[9] Dies sei aber schwer nachzuweisen. „Bakterien hinterlassen keinen so deutlichen Fußabdruck wie die Viren“, so die Worte von Prof. Meyer.

Die Infektiologin Prof.Dr.Cynthia Sears aus Baltimore stellte 2018 im Darm ähnliches fest. Bacteroides fragilis als vermeintlich harmloser Durchfallerreger kann die Darmschleimhautwände so schwächen, dass das Toxin Colibaktin des Darmkeims Escherischia Coli nicht nur Entzündungen, sondern auch

[9] https://www.mpg.de/14895052/0529-infe-105755-bakterien-hinterlassen-signatur-in-darmkrebszellen1

krebsauslösende Veränderungen der DNA im Erbgut der Darmepithelzellen auslösen kann. Die Gefahr nimmt wohl zu, wenn als weiterer Keim Fusobakterien hinzukommen. Auch bei den Karzinomen der Gallenblase, des Gebärmutterhalses und der Eierstöcke vermutet man ähnliche Mechanismen. In Dänemark fand Prof.Dr. Holger Brüggemann bei Tumorproben des Prostatacarcinoms – der häufigsten Krebsform bei Männern – in 82 Prozent den Keim Propinobacterium acnes, der bei Gesunden normalerweise nicht zu finden ist. Umgekehrt besteht die Hoffnung, dass man bei frühzeitigem Nachweis solcher Keime durch gezielte Antbiotikabehandlungen Carcinome vielleicht verhindern oder im Verlauf günstig beeinflussen kann.

Chlamydien: Bakterien mit Viruseigenschaften

Obwohl als Bakterium eingestuft, nisten sich diese Keime wie Viren in den Zellen ein und übernehmen dort die Kontrolle. Sie sind dabei in der Lage, Mutationen auszulösen. Im Falle der Chlamydia trachomatis können sie auch krebsauslösend sein. Etwa 5 Prozent der Frauen haben diesen Erreger im Genitalbereich, oft sogar ohne Symptome. Sie können aber Entzündungen initieren und verdoppeln die Gefahr des Carcinoms im Gebärmutterhals. Wenn dann noch ein Befall mit den häufigen, potentiell cancerogenen humanen Papillomaviren (HPV) hinzukommt, steigt das Krebsrisiko weiter bis auf das Vierfache an. Hier scheinen Bakterien und Viren sowie wahrscheinlich noch andere Faktoren zusammenzuspielen.

Ein verwandter Erreger, der sich jedoch im Respirationstrakt aufhält, ist Chlamydia pneumoniae. Serologisch ist der Erreger bei rund zwei Dritteln aller Erwachsenen nachweisbar. In den Atemwegen können die Mikroben hartnäckige Verschleimungen und auch eine atypische Form der Lungenentzündung auslösen. Die Behandlung erfolgt antibiotisch mit Doxycyclin, Erythromycin oder Makrolidantibiotika.

Einzelne Therapeuten behandeln mit dem Argument, man müsse, um multisystemische Verläufe zu vermeiden, die Erreger in allen Lebensformen zerstören, mit Kombinationen von Antibiotika und dies jahrelang, ähnlich wie dies manchmal bei der Borreliose praktiziert wird.

Hier sehe ich für die Patienten ganz klar mehr Schaden als Nutzen.

Man fand den Erreger auch in arteriosklerotisch veränderten Gefäßen von Patienten mit nachgewiesener koronarer Herzkrankheit (KHK). Die Datenlage reichte aber nicht aus, um Antibiotikatherapien bei KHK zu rechtfertigen. Diskutiert wird der Keim aber nicht nur bei der Arteriosklerose, sondern auch als

Mitauslöser für andere Krankheiten wie Multiple Sklerose, Morbus Alzheimer, Asthma Bronchiale, chronisches Ermüdungssyndrom und reaktive Arthritiden, also Gelenkentzündungen, die genauso wie Sehnenscheidenentzündungen tatsächlich auch einige Wochen nach der Primärinfektion durch den Keim auftreten können. Der Mikrobiologe Andreas Essig aus Ulm stellte in einer Arbeit, die im Deutschen Ärzteblatt im Jahre 2000 veröffentlicht wurde, die verschiedenen Forschungen zusammen.[10] So fand eine Gruppe den Keim in Hirnbiopsien von Alzheimerpatienten, eine andere aber nicht. Auch im Liquor von MS-Patienten waren die Erreger häufiger als bei Gesunden nachzuweisen, wobei die Datenlage zusammenfassend noch zu gering ist, um ausreichende Schlüsse zu ziehen. Auch ich sehe keinen Grund, wegen eines Nachweises von Chlamydia Pneumoniae in Panik zu verfallen.

In der Praxis überprüfe ich die Titerbewegungen der Chlamydia Pneumoniae-Antikörper bei allen hartnäckigen Atemwegsbeschwerden, aber auch bei manchen anderen für mich unklaren Fällen.

Tatsächlich gibt es bei nachweisbaren Titeranstiegen auch immer wieder Patienten mit chronischer Müdigkeit oder diffusen Gelenkbeschwerden, die nach einer Antibiose über eine Besserung berichten. Ähnliche Effekte kann man aber auch ohne die Nebenwirkungen der Antibiotika durch die Gabe einer Erregernosode als Hochpotenz, durch das passende Sanumpräparat wie Notakehl oder das passende Mikroimmuntherapeutikum wie 2L CHLA und am sinnvollsten durch ein Gesamtkonzept zum Immunaufbau erzielen.

[10] https://www.aerzteblatt.de/archiv/25460/Chlamydia-pneumoniae-Ein-Erreger-chronischer-extrapulmonaler-Infektionen

Chronische Borreliose

Letztgenanntes Resumee gilt auch für die Behandlung einer weiteren wichtigen Bakterienart, die ebenfalls chronisch verlaufen kann: der Lyme-Borreliose, die zunächst in drei Stadien wie folgt abläuft:

Tabelle 1: Stadien der chronischen Borreliose

Stadium I (Beginn einige Tage bis drei Monate nach dem Zeckenbiss):	Lokale Wanderröte (Erythema migrans), diffuse Schmerzen, Schwäche, Lymphknotenschwellungen und Fieberzustände.
Stadium II (Beginn einige Monate nach dem Zeckenbiss):	Mögliche Belastung des Nervensystems, des Herzens, der Psyche, der Haut, der Augen und des Bewegungsapparates. Gefahr von Folgen.
Stadium III (Beginn Monate bis Jahre nach dem Zeckenbiss):	Weitere Schädigung der Nerven, der Haut, der Stimmung und des Wesens, typische Lyme-Arthritis sowie zunehmende Erschöpfung.

Letzteres kann unerkannt und unbehandelt den Patienten weiter chronisch und schwer belasten. Die herkömmlichen Antikörper- und Elisatests sind ebenso wie der Lymphozyten-Transformationstest oft irreführend. Alle können sowohl falsch positiv als auch falsch negativ sein. Bei Verdacht auf Neuroborreliose muss daher manchmal eine Liquorpunktion erfolgen. Die letztlich eindeutig sichere Diagnose kann nur durch den direkten Erregernachweis erfolgen, der mikroskopisch nicht gelingt. Alternativ kann mit der Polymerase-Kettenreaktion (PCR) nach dem genetischen Material des Erregers gesucht werden. Energetische Verfahren helfen weiter, sind aber auch mit Fehlerquellen verbunden. Letztendlich müssen alle verschiedenen Kriterien und die Erfahrung des Diagnostikers zur richtigen Aussage führen, wobei bei den Titern auch immer der Verlauf entscheidend ist. In der Praxis sehe ich neben den vielen Patienten, bei denen die Borreliose viel zu spät erkannt wurde, mindestens genau so viele, bei denen eine manchmal jahrelange Antibiosegabe höchst diskutabel ist. Sollte diese wegen permanent erhöhtem Borreliose -IgM-Titer ohne Anstieg der IgG-Titer erfolgen, so liegt fast immer keine chronische Borreliose , sondern das chronische EBV vor, welches laborchemisch falsch positive IgM auslöst. In diesen Fällen ist die oft unausweichliche Fatigue meistens ein EBV-Symptom und auch mitverursacht durch die unnötigen Antibiotikabelastungen und die daraus resultierende Dybiose.

In jedem Fall, mit oder ohne Antibiotika, ist gerade bei der chronischen Borreliose ein naturheilkundliches Gesamtkonzept zur Steigerung der eigenen Abwehr, zum Ausgleich orthomolekularer Mangelzustände, zum Beseitigen von Störfeldern und Ausleiten von Toxinen, zur Stabilisierung der Darmflora sowie mit dem sinnvollen Einsatz von Homöopathika, auch als Nosoden anzustreben.

Antibiotika und Antibiotikaresistenzen

Antibiotika im ursprünglichen Sinn sind Naturheilmittel aus natürlich gebildeten Stoffwechselprodukten von Pilzen oder Bakterien. Sie wirken gegen bakterielle Infektionskrankheiten, nicht aber gegen Viren. Im weiteren Sinn gehören auch synthetisch oder gentechnisch hergestellte, antimikrobiell eingesetzte Mittel dazu.

Paul Ehrlich war der erste, der 1910 mit Arsphenamin (Handelsname: Salvarsan) ein wirksames Mittel gegen Syphilis entwickelte. Ein Versäumnis half dem Engländer Alexander Fleming bei der Entdeckung des Penicillins. Auf einer irrtümlich vergessenen und verschimmelten Staphylokokken-Kultur in einem Londoner Hospital fiel ihm eine Vermehrung des Schimmelpilzes Penicillium notatum auf. Diese Pilze waren in der Lage, die Bakterien zu verdrängen. Fleming bekam für diese bahnbrechende Entdeckung, die Millionen Menschen das Leben retten sollte, den Nobelpreis. Dabei hatten schon Jahre vorher der Italiener Gosio und der Franzose Duchesne die Wirksamkeit von Schimmelpilzen gegen Bakterien, beschrieben, wurden jedoch kaum beachtet. Duchesnes Doktorarbeit dazu wurde vom Institut Pasteur abgelehnt.

Weitere Antibiotika folgten und Bakterien konnten immer besser bekämpft werden. Parallel kletterte der Marktanteil der Antibiotika 1987 bis auf 80 Prozent des Gesamtumsatzes für zugelassene Medikamente in Deutschland. Leben gegen Leben ist der ursprüngliche Sinn der Antibiotika nach dem griechischen „anti“ = „gegen“ und „bios“ = „Leben“.

Inzwischen häufen sich allerdings die negativen Auswirkungen der Antibiotika.

Natürlich gab es von Anfang an Nebenwirkungen, manche wurden aber erst nach einer Weile bekannt, sodass die eine oder andere Substanz verspätet mit einem Warnbrief ausgestattet wurde. Auf Wechselwirkungen mit anderen Medikamenten ist zu achten. Das größte Problem sind aber die zunehmenden Antibiotikaresistenzen. Durch den hemmungslosen Einsatz von Antibiotika beim

Menschen, aber auch in der Tierzucht, bilden sich immer mehr Bakterienstämme, die auf die herkömmlichen Antibiotika nicht mehr reagieren. Zunehmend entwickeln sich multiresistente Bakterien wie der Krankenhauskeim MRSA, der kaum zu beseitigen ist und den Patienten auch nach der Entlassung aus dem Krankenhaus begleitet. In ärmeren Ländern fehlen die Mittel, die wenigen teuren Reserveantibiotika einzusetzen. Und so sterben schon jetzt weltweit Millionen von Menschen wegen Antibiotikaresistenzen, Tendenz rasant zunehmend. Auch besteht die große Gefahr, dass Krankheiten, von denen man längst hoffte, sie im Griff zu haben, in der Zukunft zu einer Bedrohung werden könnten, so die Tuberkulose aufgrund der neu beobachteten Multiresistenzen bei Mykobakterien.

Mittlerweile gibt es schon einzelne Bakterienstämme, die auf kein einziges Antibiotikum mehr ansprechen. Leider kommen kaum noch neue Antibiotika auf den Markt. Für die Pharmafirmen ist es unrentabel, viel Geld in die Entwicklung neuer Präparate zu investieren, die nach aufwendiger Genehmigung nur als Reservemittel und damit eher selten eingesetzt werden dürfen. Lange Zeit war es üblich und bequem, jedem schwer Erkälteten routinemäßig ein Antibiotikum zu rezeptieren. Das war meistens auch von Patienten erwünscht. Dies geschah auch, wenn der Verordner davon ausgehen konnte, dass der Infekt viral und ein Antibiotikum somit unwirksam und unnötig ist. Heute bekommen wir die Quittung für diesen undifferenzierten Einsatz und keiner ahnt, wo das noch hinführt.

Autoimmun-Krankheiten und Bakterien

Bei einem Autoimmunprozess zerstören die Abwehrkräfte körpereigenes Gewebe. Bei einer Allergie hingegen löst vermeintlich bedrohliches Fremdmaterial eine übertriebene körpereigene Reaktion aus, die dann zum Schaden führt. Aber auch eine Autoimmunreaktion kann sich aus einer Fehlreaktion gegen Erreger von außen wie Viren und Bakterien ergeben. An dieser Reaktion sind Eiweiße beteiligt, die Antikörper bilden, in diesem Fall Autoantikörper oder auch Zellen wie die T-Lymphozyten. Es gibt kaum ein Organ, das von Autoimmunreaktionen verschont bleibt. Ursächlich spielen sowohl genetische Faktoren wie auch Umwelteinflüsse eine Rolle. Bakterien sind am ehesten dann mitbeteiligt, wenn sie im Darm als wichtigem Immunorgan im Rahmen der Dysbiose in ein Ungleichgewicht geraten und über chronische Entzündungsprozesse die Schleimhäute angreifen. Für einzelne Darmbakterien wie Fusobacter- oder Porphyromonasarten konnten solche Zusammenhänge nachgewiesen werden. Umgekehrt fehlen bei Patienten mit den als autoimmunogen eingestuften chronisch-entzündlichen Darmerkrankungen gehäuft die Gegenspieler wie Faecalibacterium prausnitzi und Bacteroides fragilis, von denen man weiß, dass sie die Bildung der „Tregs", also der supressiven T-Zellen, einer Lymphozytenuntergruppe, die entzündungshemmend wirkten, fördern. Ursächlich können Behandlungen mit Antibiotika oder eine fehlerhafte Ernährung sein. Ähnliche Vorgänge vermutet man, ausgehend von der Dysbiose unserer Hautflora, die durch chemische Einflüsse im Rahmen unserer Körperpflege angegriffen werden kann.

Schützen wir unsere intakte Bakterienflora, dann schützen wir auch uns.

Kapitel 7

Impfungen

Relevantes über Impfstoffe

Das Grundprinzip der Immunisierung für Gesunde wurde erstmals 1500 vor Christus in Indien gegen die Weltseuche Pocken eingeführt. Indem man den Bläscheninhalt der Pocken leicht Erkrankter auf gesunde Menschen übertrug, versuchte man sie vor der Ansteckung zu schützen, quasi zu immunisieren. Diese Methode der Inokulation wurde tatsächlich auch bei uns bis ins 19. Jahrhundert angewandt. Die Existenz von Bakterien oder Viren war bis dahin nicht bekannt. Die Menschen waren schutzlos gegen Krankheiten wie Masern oder Keuchhusten, die oft zum Tod führten. In England beobachtete der Landarzt Edward Jenner (1749–1823), dass Bauern, die an den recht harmlosen Kuhpocken erkrankten, später keine Menschenpocken bekamen. Er entwickelte die Idee, die Kuhpocken künstlich auszulösen, in dem er Gesunden Kuhpockenlymphe über einen Schnitt unter die Haut brachte, mit Erfolg bei manchen, aber unerwarteten Nebenwirkungen bei anderen, so bei seinem Sohn, an dem er experimentierte. Dieser erkrankte schwer, entwickelte eine geistige Behinderung und starb jung. „Ich weiß nicht, ob ich nicht doch einen furchtbaren Fehler gemacht und etwas Ungeheures geschaffen habe", so die Worte Jenners, der zuletzt resignierte. Knapp hundert Jahre später gelang es Robert Koch (1843–1910), Tuberkelbakterien zu isolieren und endlich einen Erreger nachzuweisen, aus dem sich dann auch eine wirksame Impfung entwickelte. Koch war es auch, der die Bedeutung des von seinem Kollegen Aloys Pollender (1799–1879) entdeckten Bacillus Anthracis für die Milzbrand seuche, die schon in der Bibel als tödlich genannt wird, belegte.

Im Mittelalter wurden mit Milzbrand verseuchte Tierkadaver über Mauern in belagerte Städte geworfen, um die dort lebende Bevölkerung auszurotten, die erste biologische Kriegswaffe der Menschheit, gegen die Louis Pasteur (1822–1895) viele Jahre später, im Jahre 1881, eine Schutzimpfung vorstellte. Bei einer Schafherde, die an Milzbrand erkrankt war, konnte er beweisen, dass die Tiere, denen er einen erhitzten Sud aus dem Erreger spritze, in der Folge nicht mehr erkrankten. Vier Jahre später wurde der neunjährige Bäckersohn Joseph 14 mal von einem tollwutinfizierten Hund gebissen, damals ein sicheres Todesurteil. Die Eltern hörten von einem Chemiker, der in Paris mit Tollwut experimentierte. Pasteur ließ dem Jungen an 14 Tagen verdünnte Hirnsubstanz eines an Tollwut verstorbenen Hundes spritzen. Joseph überlebte, die erste eindeutig wirksame postexpositionelle Impfung, die er noch an weiteren rund 2500, von tollwütigen Tieren gebissenen Menschen erfolgreich anwandte. Pasteur avancierte zum Volkshelden und mit den Spendengeldern, die er in der Folge erhielt, gründete er das Pasteur-Institut. Wenig später entwickelten der Deutsche Emil von Behring und der Japaner Shibasaburo Kitasato ein Antikörpergemisch aus dem Blut Genesener, das erste Serum und später auch die Impfung gegen Diphterie. Es folgten die Impfstoffe gegen Tetanus und Keuchhusten (1926), gegen Gelbfieber und Influenzagrippe (1936), gegen Kinderlähmung (1955) und viele weitere, sodass sich auch das Impfprogramm der 1972 ins Leben gerufenen Ständigen Impfkommission (STIKO) ständig erweiterte.

Beim Impfen unterscheiden wir die aktive Immunisierung, die dem Körper die Information eines Erregers gibt, damit dieser Antikörper und Gedächtniszellen und damit einen Immunschutz gegen diesen Erreger entwickelt, von der passiven, bei der diese Antikörper direkt gegeben werden.

Während erstere den Körper aktiv fordert und prophylaktisch eingesetzt wird, kann die passive Form auch nach einer Infektion – therapeutisch beim akuten Infekt – eingesetzt werden. Naturgemäß kann dieser Immunschutz nicht langfristig sein, während dies das Ziel der aktiven Form ist. Bei der Simultanimpfung, zum Beispiel gegen Tetanus nach einer Verletzung, werden beide Prinzipien kombiniert.

Weiter unterscheidet man die Lebendimpfung, die eine geringe Menge funktionsfähiger, wenn auch abgeschwächter Keime enthält, von der Totimpfung, die nur abgetötete Erreger oder deren Bestandteile enthält.

Zu den Totimpfstoffe zählen diese gegen Diphtherie, Hepatitis B, Hämophilie Influenza Typ b (Hib), Keuchhusten, Polio und Tetanus; zu den Lebendimpfstoffen solche gegen Masern, Mumps, Röteln und Windpocken.

Als neue Impfstoff-Arten gelten der Vektorimpfstoff, bei dem wie zum Beispiel gegen Ebola das Genom eines Trägervirus für ein Antigen des Zielerregers kodiert wird, sowie der Nukleinsäureimpfstoff, bei dem auf Genbasis die RNA oder die DNA für das Zielorgan des Erregers kodiert wird.

Die in Deutschland aktuell zugelassenen Impfstoffe gegen COVID-19 arbeiten mit diesen Prinzipien.

Es gibt Einzelimpfungen und Kombiimpfungen, z. B. gegen Masern, Mumps und Röteln als Lebendimpfstoff. Weiterhin gibt es Impfungen sowohl gegen Viren als auch gegen Bakterien, wie z. B. der Kombiimpfstoff gegen Diphterie, Tetanus und Pertussis.

Die meisten Impfungen werden intramuskulär – meist in den Oberarm – verabreicht, andere, wie die gegen Typhus oder Rotaviren, oral oder auch nasal – als alternative Form der Grippe-Impfung für Kinder.

Im gleichen Jahr wie die STIKO wurde auch das Paul-Ehrlich-Institut (PEI) gegründet, welches Impfungen auf Qualität, Wirksamkeit und Unbedenklichkeit überprüft. Impfungen sind ein Segen und haben neben anderen Faktoren wie der besseren Hygiene entscheidend dazu beigetragen, dass wir die schlimmsten Seuchen eindämmen konnten. Aber sind sie wirklich unbedenklich?

Impfungen Pro und Contra

Jede Impfung kann auch Nebenwirkungen verursachen. Dazu zählen:

- Impfreaktionen
  Durch die aktive Reaktion des Körpers kommt es bei circa zehn Prozent der Impfungen zu einer lokalen Schwellung und Rötung oder zu Allgemeinreaktionen grippaler Art.
- Impfkomplikationen
  Bei Verstärkung dieser Reaktionen kann es zu hohem Fieber mit Fieberkrämpfen und zu Folgekrankheiten kurz nach der Impfung kommen. Daneben kann es allergische Reaktionen geben.
- Impfschäden
  Anerkannt sind cerebrale Schäden mit Krampfanfällen und Lähmungen. Aber auch Verhaltensstörungen wie ADHS, Autismus und Apathie, Entwicklungs- und Sprachstörungen sowie die Entwicklung eines Diabetes mellitus werden auf Impfungen zurückgeführt.

In den USA sind Impfschäden ein großes Thema, zumal über den Klageweg bereits Entschädigungen in Höhe von mehreren Milliarden Dollar dafür gerichtlich anerkannt wurden. In Deutschland sieht man Impfungen weniger kritisch, obwohl jährlich tausende Verdachtsfälle schwerwiegender Nebenwirkungen nach Impfungen gemeldet werden. Die wenigsten davon werden als Impfschäden offiziell anerkannt.

Aber auch bei uns gab es Diskussionen, ob Impfungen Autismus oder plötzlichen Kindstod begünstigen. Eindeutige Belege gibt es nicht.

Es gibt Hinweise auf vermehrte Darmeinstülpungen nach der Rotavirus-Impfung und auf durch die Grippe-Impfung verursachte Fälle der schweren Nervenerkrankung Guillan-Barre-Syndrom.

Zusammenfassend muss man aber sagen, dass die Seltenheit dieser Krankheiten in Relation zu den Millionen Impfungen, die verabreicht werden, dafür spricht, dass es Einzelfälle sind, die möglicherweise durch Impfungen verursacht wurden.

Im Jahre 1998 gab es viel Wirbel nach einer in der renommierten Fachzeitschrift The Lancet veröffentlichten Studie des Engländers Dr. Andrew Wakefield, der aufgrund der zeitlichen Nähe zwischen der Masern-Mumps-Röteln-Impfung (MMR) und dem ersten Auftreten der zunehmend beobachteten autistischen Störungen einen möglichen Zusammenhang nannte. In einer Pressekonferenz riet er besorgten Eltern, vorsichtshalber auf Einzelimpfstoffe überzugehen und Mehrfachimpfungen zu vermeiden. Darauf gingen die MMR-Impfraten in England rapide zurück. Wakefield selbst brachten seine Aussagen zunächst wenig Glück. Er wurde beschimpft und bedroht. Als sich dann noch herausstellte, dass er vor der Veröffentlichung der Studie Gelder von Anwälten bekam, die Eltern autistischer Kinder vertraten, wurde ihm die Approbation entzogen und er wanderte in die USA aus. Dort wurde noch im gleichem Jahr, in dem Wakefield seine Studie vorgestellt hatte, von der US-Seuchenbehörde CDC eine große Gegenstudie veröffentlicht, um seine Behauptungen zu widerlegen. Neun Jahre später teilte William Thompson, der die Studie leitend geführt hatte, der Öffentlichkeit mit, dass wesentliche Teile der Studie bewusst manipuliert und gefälscht worden waren, um die MMR-Impfung weiter zu rechtfertigen. Wakefield traf sich weitere neun Jahre später, im Jahre 2016, mit Donald Trump, der schon damals als Impfskeptiker galt. Zwei Jahre zuvor hatte Trump mit Wakefields Thesen getwittert: „Healthy young child goes to doctor, gets pumped with massive shot of many vaccines, doesn´t feel good and changes – AUTISM. Many such cases.“ Natürlich können solche Fake News besorgte Eltern massiv verunsichern. Die Vorgänge um Wakefield und Thompson zeigen, dass man mit Studien vorsichtig sein muss, wenn es um viel Geld geht.

Gerade beim Thema Impfen stehen viele Menschen letztlich oft allein vor wichtigen Entscheidungen für sich oder ihre Kinder.

Ich möchte von meiner Erfahrung berichten. In meine Praxis kommen von überall her Menschen, denen es oft seit vielen Jahren schlecht geht, Patienten mit gestörtem Immunsystem, mit Autoimmunstörungen, mit Fatigue-Syndrom und chronischen Erregerbelastungen, dazu auch viele Kinder mit Verhaltensstörungen wie ADHS und Autismus. In den meisten Fällen finde ich Ursachen wie eine gestörte Darmflora, Schwermetallbelastungen, Störfelder und Herde sowie oft auch psychische Belastungen, die die Menschen aus dem Gleichgewicht bringen und Viren wie das EBV reaktivieren lassen. In der Folge ergeben sich durch das Virus oder die Autoimmunkrankheit, die entstanden ist, weitere Probleme. Den meisten Patienten kann man dennoch helfen und es lohnt sich, den manchmal langen Weg aus der Krankheit zurück einzuschlagen. Es gibt aber auch Patienten, die berichten, dass die eigentliche Verschlechterung eindeutig nach einer banalen Impfung aufgetreten ist. Impfungen können in Einzelfällen Auslöser für Veränderungen sein, die das Leben von Menschen nachhaltig negativ belasten. Neben dem allgemeinen Immunaufbau empfehle ich hier für jede Impfung gezielt die passende Impfnosode und bitte die Patienten, in der Zukunft Impfungen genau zu überdenken und das Immunsystem so zu verbessern, dass Impfungen, falls notwendig, verträglich werden. Neben der aus dem jeweiligen Impfstoff hergestellten Nosode ist Thuja als wichtigstes homöopathische Einzelmittel gegen Impfreaktionen zu nennen. Dieses kann auch probatorisch mit jeder Impfung gegeben werden kann.

In Relation zu den Millionen, die Impfungen recht problemlos vertragen, sind die schweren Impfschäden sicher sehr selten, können aber die Betroffenen massiv beeinträchtigen. Wenn sich der direkte Zusammenhang nicht eindeutig beweisen lässt, was in der Regel der Fall ist, gibt es bei uns für solche Folgeschäden leider keine finanzielle Entschädigung.

Die Karl und Veronica Carstens-Stiftung, deren wertvolle Informationen ich regelmäßig beziehe, weist in ihrem Ratgeber Naturheilkunde und Homöopathie zum Thema Impfen auf die Zusatzstoffe hin, die in Impfdosen in der Regal enthalten sind. Laut dem Autor Ulrich Koch ist dies allen voran „Formaldehyd (als für den Menschen krebserregend eingestuft), dazu Aluminiumhydroxid (ein Einfluss auf die Entwicklung der Alzheimerkrankheit wird diskutiert) und Thiomersal (eine organische Quecksilberverbindung, die allergische Reaktionen auslösen kann und die in der Mehrfachimpfung, die Kleinkindern verabreicht wird, die maximal erlaubte Tagesdosis für einen Erwachsenen erreicht)“. Koch weist auch auf die genetischen Informationen von Viren oder Bakterien hin, die mit der Impfung für den Rest des Lebens im Körper des Impflings verbleiben, daneben auf die fremden Eiweiße der Erreger, die notwendig sind, um im Körper eine Immunreaktion zu initiieren, die aber beim Allergiker oder Neurodermitiker bei Nichtbeachtung dieser Kontraindikation zu schweren Schüben führen könnte.

Er plädiert dafür, die Liste der Kontraindikationen für Impfungen deutlich zu erweitern und Kinder erst nach dem zweiten Lebensjahr zu impfen, wenn das Immunsystem ausgereifter und reaktionsfähig und die Hirnreifung abgeschlossen sei und das Kind negative Auswirkungen einer Impfung auch mitteilen könne. In Japan sei die Rate von Impfschäden drastisch gesunken, seitdem Impfungen erst ab dem zweiten Lebensjahr verabreicht würden. Daneben sollten Monoimpfungen wegen der besseren Verträglichkeit womöglich immer bevorzugt werden. Die Wirklichkeit sieht bei uns anders aus. Der offizielle Impfkalender der STIKO beginnt mit dem Satz: „Die Impfungen sollten zum frühestmöglichen Zeitpunkt erfolgen." Beginnend in der sechsten Lebenswoche mit der Impfung gegen Rotaviren werden Impfungen gegen zwölf weitere Erreger allein im ersten Lebensjahr empfohlen, überwiegend Mehrfachimpfungen wie die MMR (Masern Mumps Röteln) oder die DTPa-IPV+HiB-Impfung gegen Diphtherie, Tetanus, Keuchhusten, Kinderlähmung und Haemophilus influenzae Typ B, die es dann noch kombiniert mit Hepatitis B als 6-fach-Impfung gibt.

Natürlich kann man entgegenhalten, dass 31 Einzelimpfungen für Eltern und Kinder eine Zumutung wären, aber die Diskussion erledigt sich schon mit der Tatsache, dass es kaum noch Monoimpfstoffe gibt.

Das Thema Impfpflicht geht bis vor das Verfassungsgericht, welches im Mai 2020 Eilanträge gegen die zwei Monate vorher eingeführte Pflicht zur Masern-Impfung abgewiesen hat. Ganz aktuell hat der europäische Gerichtshof für Menschenrechte die in Tschechien bestehende Impfpflicht gegen neun bekannte Kinderkrankheiten für zulässig erklärt. Dort werden ungeimpfte Kinder in Kindergärten und Krippen abgewiesen und den Eltern droht zusätzlich eine Geldbuße.

Auch in Deutschland haben es Eltern, die ihre Kinder nicht nach den offiziellen Empfehlungen impfen lassen, nicht leicht. Die WHO zählt die mangelnde Impfbereitschaft inzwischen sogar zu den zehn größten globalen Gesundheitsbedrohungen. Ich rate beim Thema Impfen zu einem Mittelweg zwischen kontroversem Pro und Contra.

Post-Vac

Gerade beim Thema Impfstoffe muss ich erneut erkennen, wie kurzlebig das geschriebene Wort seit der Corona-Zeit ist. Während ich beim Schreiben der ersten beiden Auflagen den ständig neuen Entwicklungen folgen musste, lassen sich aktuell nur noch Wenige gegen COVID-19 impfen. Geblieben sind bei vielen Patienten anhaltende und zum Teil schwere Impffolgen, die man unter dem Begriff „Post-Vac-Syndrom" zusammenfasst und die Karl Lauterbachs im Juli 2022 getroffene und später widerrufene Aussage: „Die Corona-Impfung sei nebenwirkungsfrei" widerlegen. Natürlich kann jede Impfung Nebenwirkungen auslösen, Impfreaktionen und bleibende, diese in geschätzt 0,02 Prozent aller Impfungen. Bei in Deutschland bis Ende 2022 verabreichten über 190 Millionen Impfdosen gegen COVID-19 suchen viele Betroffene nach Hilfe. Spezialambulanzen für Post-Vac gibt es nur in der Charité in Berlin sowie in der Uniklinik Marburg. Die Warteliste lag hier im Dezember 2022 bei knapp 5000 Patienten.

Da die Folgen oft unspezifisch und spät auftreten, ist es oft auch im juristischen Sinn nicht einfach, die Kausalität zu einer Reaktion auf das Spike-Protein des Impfstoffes zu beweisen.

Dennoch können Verdachtsmomente dem Paul-Ehrlich-Institut (PE) unter www.nebenwirkungen.bund.de gemeldet werden. Spezialisierte Anwaltskanzleien beraten über mögliche Ansprüche auf Schadensersatz. Der Weg zur Anerkennung dieser ist sogar nach einer Aussage von Karl Lauterbach vom 19.03.2023 zu lang.

Am häufigsten klagen die Betroffenen über chronische Müdigkeit, Konzentrations- und Denkschwäche, Schwindel, Übelkeit, Seh- und Schlafstörungen, plötzliches Herzrasen, Atemnot, Blutdruckschwankungen sowie dazu über diffuse Schmerzen der Muskeln und der Gelenke, aber auch im Kopf (Migräne) und im Brustbereich. Die Symptome erinnern an Long-/Post-COVID-Verläufe, aber auch an EBV-Reaktivierungen.

Diese sind auch nach Meinung des Kardiologen Prof. Bernhard Schieffer, Leiter der Spezialambulanz der Uniklinik Marburg, eine mögliche Ursache: „Das verselbstständigt sich dann im Sinne einer Autoimmunerkrankung", so seine Worte und weiter: „Dann läuft immer eine Spirale los, die am, Ende zu einer Erschöpfung des Immunsystems führt." Seine Beschreibung, wie sehr die Patienten bis zu einer eindeutigen Diagnose leiden und wie wenig ernst genommen sie sich bis dahin fühlen, erinnert mich an die meiner Patienten, bei denen ich das chronische EBV diagnostiziere. „Da fällt oft eine Last ab", Worte, die ich bestätigen kann.

Auch in Zentren wie Marburg wird, je nach Befund, zum Beispiel eine histaminarme Kost empfohlen. In meinen Augen sollten sich ganzheitliche und universitäre Wege und Therapien immer im Sinne der Patienten ergänzen.

Prof. Schieffer sieht für EBV-Vorbelastete aufgrund ihres geschwächten Immunsystems eine erhöhte Gefahr, sowohl von Post-COVID wie auch von Post-Vac. Aufgrund der statistisch größeren Gefahr des erstgenannten Syndroms empfiehlt er dieser Personengruppe trotz der vielen Impfschäden, die er sieht, die COVID-Impfung. Dies entspricht meiner ursprünglichen Auffassung auch für andere Risikopatienten. Da aber die schweren COVID-Verläufe selten geworden sind, lege ich für die Zukunft den Schwerpunkt mehr auf die Unterstützung des Immunsystems. Sollte dennoch eine Impfung indiziert sein, so begleite ich sie mit Impfnosoden.

Auch Prof. Carmen Scheibenbogen von der neurologischen Post-COVID-Ambulanz der Charité in Berlin sieht sowohl bei Post-Vac als auch bei Post-COVID den möglichen Zusammenhang mit einer EBV-Reaktivierung. Prof. Christian Mardin von der Universitätsklinik Erlangen fand bei drei Fällen auch ohne durchgemachte COVID-Infektion die gleichen Auto-Antikörper wie bei Long-/Post-COVID-Patienten. Autoimmun- und multisystemische Entzündungsreaktionen, die man auch unter dem Begriff „PIMS" (Pediatric Inflammatory Multisystem Syndrom) zusammenfasst, scheinen eine Rolle zu spielen. Inwieweit sich hier die Verbindung zu dem bei einer Vitamin-D-Rezeptor-Blockade vermuteten Ausstoß von Zytokinen wie einzelne der Interleukine (IL-6,IL-8.IL-12) ergibt, wird vielleicht die Zukunft ergeben. Dafür spricht die aktuelle Häufung der VDR-Blockaden bei Post-Vac- sowie bei Long-COVID-Patienten, beides oft in Kombination mit einer EBV-Reaktivierung. Frauen sind aufgrund ihres aktiveren Immunsystems häufiger als Männer betroffen. Der Schwerpunkt sollte im Sinne eines ganzheitlichen Konzeptes zum Ausgleich des Immunsystems erfolgen. Immer versuche ich, schulmedizinische und neue Entwicklungen mit einzubeziehen. Es gibt auch hier viel zu wenig aussagekräftige Studien, sodass ich mich in der Praxis auf meine Beobachtungen und meine Erfahrung verlassen muss.

Kapitel 8

Diagnostische Verfahren

Labordiagnostik

Laborchemisch kann man Erreger direkt wie folgt nachweisen:

- Optisch (z. B. Parasiten im Mikroskop oder Elektronenmikroskop)
- Als Kultur (z. B. Bakterien- oder Pilzkulturen)
- Antigennachweis (z. B. SARS-CoV-2 im Rachenabstrich)
- Molekulargenetisch (z. B. PCR oder DNA-Sequenzierung)
  Beim PCR-Test gibt der Ct-Wert einen Hinweis auf die Erregermenge, die ein Infizierter in sich trägt. Je mehr Zyklen der PCR durchlaufen muss, umso höher der Wert. Beim SARS-CoV-2 gilt ein Ct-Wert von mehr als 30 als Zeichen einer niedrigen Viruskonzentration.
- Stoffwechselmäßig (z. B. Urease-Schnelltest für Helicobacter pylori)

Alternativ sucht man indirekt die Antikörper des Wirts als Immunreaktion auf den Erreger mit Labormethoden wie Elisa, Western-Blott, KBR, Immunfluoreszens oder Hämagglutinationshemmtest.

Beim LTT-Test führt man das Blut des Patienten mit den Antigenen des Erregers oder bestimmter Stoffe zusammen. Ein folgender Anstieg der Lymphozyten weist auf eine aktiv abgelaufene Infektion oder Belastung hin. Es kommt aber, ähnlich den energetischen Tests, auch zu falsch positiven Ergebnissen.

Zur Beurteilung eines Labortestes unterscheiden die Wissenschaftler zwei Größen:

- Die **Sensitivität** gibt an, wie gut ein Test Infizierte richtig erkennt.
- Die **Spezifität** gibt an, wie gut ein Test den Nicht-Infizierten korrekt als solchen erkennt.

Es gibt im menschlichen Körper fast nichts, was man nicht auch laborchemisch messen kann. Ich möchte hier nicht auf die zahlreichen Einzelwerte eingehen, von denen viele auch für mich unentbehrlich sind.

Es gibt aber auch Praxen, die ihre Patienten, auch Selbstzahler, schon beim Erstkontakt mit einem riesigen Umfang von Einzelparametern untersuchen, mit dem Ergebnis, der Patient ist krank, was man auch einfacher herausbekommen kann, zum Beispiel mit dem Gespräch, der klinischen Untersuchung, dem einfachen Blick auf die Zunge, dem Tasten der Pulse und auch mit einfachen energetischen Tests wie dem Vegacheck.

Für mich ist ein großes interrnistisches Basislabor zur Bestimmung einer klaren Diagnose unverzichtbar. Dies ergänze ich um die Parameter, die zum Beispiel für den orthomolekularen Ausgleich notwendig sind oder mir eine vermutete Störung der hormonellen Achse aufdecken. Ich bestimme aber nur die Werte, die nach Absicherung der Diagnose für die Therapie von praktischer Relevanz sind. Dazu gehört immer auch der Status der Darmflora, der durch weitere Tests im Stuhl ergänzt werden kann. Einzelne übergeordnete Werte wie die Bestimmung der antioxidativen Kapazität helfen weiter und alles Relevante oder Pathologische wird im Verlauf kontrolliert. Der Patient soll sein Geld besser für die naturheilkundlichen Therapien ausgeben als für Labortests, die oft teurer sind als die Medikamente, die ich verordne. Es ist für mich daher auch nicht nachvollziehbar, dass die Kassen, auch die privaten, die Kosten der meisten nichtverschreibungspflichtigen Mittel, also auch die Mehrzahl von dem, was ich verordne, nicht übernehmen, dafür aber die teure Diagnostik, seien es bildgebende Verfahren oder das Labor.

Lymphozytenstatus

Auf eine der kostenintensiveren Laboruntersuchungen möchte ich aber doch eingehen, da man über diese einen detaillierten Einblick in unser Immunsystem gewinnt und da es durch Methoden wie Darmsanierung oder Mikroimmuntherapie möglich ist, dieses nebenwirkungsarm zu verbessern und den Erfolg im Verlauf zu kontrollieren.

Im Blutbild unterscheidet man neben den für die Blutgerinnung verantwortlichen Blutplättchen (Thrombozyten) die roten Blutkörperchen (Erythrozyten), bei deren Abfall man von einer Blutarmut oder Anämie spricht und die weißen Blutkörperchen (Leukozyten), die für die Immunabwehr zuständig sind. Das Differentialblutbild unterscheidet bei den Leukozyten mit den Lymphozyten, den Monozyten und den Granulozyten drei Hauptarten, wobei die letztere Gruppe in Neutrophile, Eosinophile und Basophile aufgeteilt wird. Ein Anstieg der Leukozyten (Leukozytose) erfolgt besonders bei bakteriellen Infektionen und Entzündungen sowie bei malignen Bluterkrankungen. Ein Abfall (Lymphopenie) kann verschiedene Ursachen haben und wird eher durch virale Erreger verursacht. Bei diesen steigen meist auch die Gesamtlymphozyten (Lymphozytose) an. Bei verschiedenen Zuständen, die mit einer Immunschwäche einher gehen, fallen die Lymphozyten ab (Lymphopenie). In der täglichen Praxis achtet man normal nur auf die Gesamtmenge der verschiedenen Blutzellen, auch der Lymphozyten.

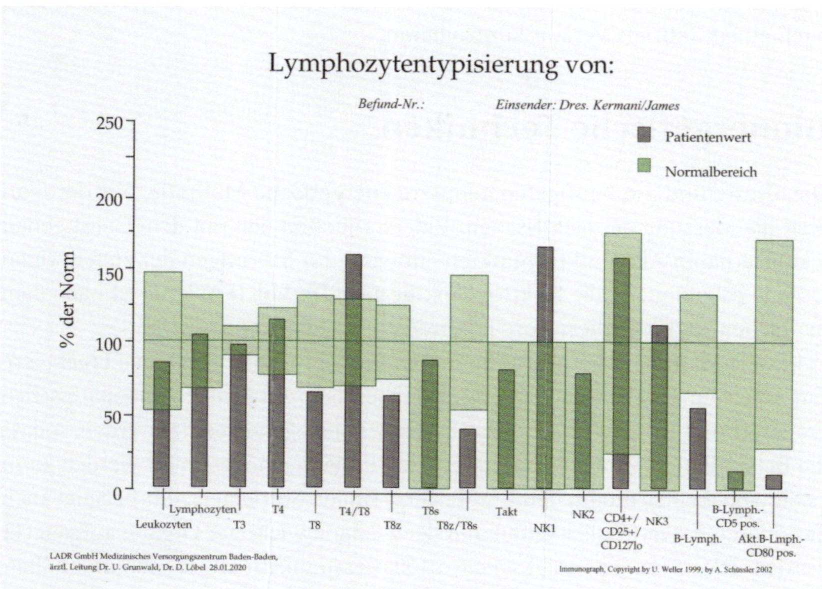

Abbildung 2: Lymphozytenstatus

Beim Lymphozytenstatus werden diese nun in ihren Untergruppen genau differenziert, was einen viel tieferen Blick in das Immunsystem gibt. Für die Beurteilung der Langzeitprognose ist es wichtig, dass die Blutabnahme nicht während eines akuten Infektionsgeschehens erfolgt. Daneben sollte die

Blutprobe morgens erfolgen und innerhalb von 24 Stunden im Speziallabor ankommen.

Das Labor misst spezielle Membranmarker (CD), die zur Differenzierung der unterschiedlichen Zelllinien dienen. Die graphische Abbildung in einem Histogramm erleichtert die Beurteilung und ist auch die Grundlage der Therapieentscheidungen in der Mikroimmuntherapie.

So werden neben den verschiedenen T-Lymphozyten, den Killerzellen und den B-Lymphozyten verschiedene Quotienten errechnet, die die Adaption des Immunsystems gegen virale und sonstige Erreger aufdeckt. Bei meinen chronischen EBV-Patienten finde ich neben einer viralen Starre gehäuft erniedrigte aktivierte B-Lymphozyten CD80 positiv, woraus eine mangelnde Erkennung des Antigens EBV resultiert (Abb. 2).

Eine sorgfältig aufgebaute Therapie führt zur Verbesserung. In der Praxis lasse ich diese recht kostenintensive Untersuchung, die aber bei vorhandener Indikation von den Privatkassen übernommen wird, in der Regel frühestens nach einem Jahr als Verlauf kontrollieren.

Bionergetische Techniken

Die älteste und am häufigsten genutzte energetische Methode, mit der man über die Messung des elektrischen Widerstandes an den mit dem Gerät genau lokalisierbaren Akupunkturpunkten Hinweise für Störungen der zugehörigen Organe bekommt, ist die Elektroapunktur nach Dr. Voll (EAV). Sie ist nach dem deutschen Arzt, der diese vor 50 Jahren entwickelte, benannt.

In vielen Praxen liefert dieses Verfahren seit Jahrzehnten wertvolle Ergebnisse. Zur Anwendung gehört auch die energetische Überprüfung der homöopathischen Präparate und Nosoden, die bei der Therapie vorwiegend genutzt werden, sodass die Behandlung optimal auf den einzelnen Patienten abgestimmt werden kann. In der Hand eines erfahrenen EAV-Testers können Störfelder, zum Beispiel auch Zahnherde, Unverträglichkeiten und der Zustand wichtiger Organe aufgedeckt werden. Die Messung erfolgt an circa 100 Messpunkten an Händen und Füßen, die überwiegend auf den Meridianen der Traditionell Chinesischen Medizin liegen und die in Bezug zu den Körperregionen gebracht werden. Der Nachteil ist der hohe Zeitaufwand, den ich persönlich in meinen Praxisalltag nicht mehr integrieren kann. Schneller und einfacher geht es mit dem moderneren Vegatest. Hier wird nur an einem Punkt gemessen. Dazu sind die Informationen der Testsubstanzen digital abgespeichert und können so schnell in den Messkreislauf eingebracht werden. Schon über den Basistest gewinnt man Hinweise auf die wichtigsten Belastungen und kann in der Folge die Therapie individuell zusammenstellen. Wichtig ist dabei, sich immer bewusst zu machen, dass jede energetische Messung nur Hinweise gibt, die es gilt, weiter zu verfolgen.

Auch bei der Bioresonanzdiagnostik misst man mit Messgriffeln an Akupunkturpunkten der Hände und Füße. Das Gerät deckt krankmachende Schwingungen auf und leitet diese im Rahmen der Therapie spiegelverkehrt, damit neutralisiert, dem Körper wieder zu.

Aus jeder lebenden Zelle finden feinste Lichtaussendungen statt, die man Photonen nennt und die Albert Einstein schon im Jahre 1905 in seiner Lichtquantenhypothese vermutete. Diese kleinen Lichtquanten bestehen nach heutigem Wissen aus elektromagnetischer Strahlung. „Kein Leben ohne Schwingungen" ist der Gedanke der Methode, die auch davon ausgeht, dass jeder Mensch ein individuelles Schwingungsmuster hat, welches man therapeutisch positiv beeinflussen kann. Das klingt theoretisch, aber in der Praxis möchte ich auf die Bioresonanz nicht mehr verzichten. Am besten wirkt sie bei der Behandlung von Allergien und Unverträglichkeiten. Diese sind oft auch die Ursache für allergische Erkrankungen wie Heuschnupfen oder allergisches Asthma bronchiale. Bei Nachweis beispielsweise einer Unverträglichkeit auf Weizen wird diese über mehrere Sitzungen ausgeleitet. In dieser Zeit sollte der Patient den Weizen weglassen. Die Austestung und Behandlung der Unverträglichkeiten erfolgt am besten in der allergiefreien Zeit, beim Heuschnupfen also im Herbst. Auch kurzfristig wirkende Akuttherapien sind möglich, wobei der Patient den Blütenstaub, der ihn im Garten belastet, zu der Sitzung mitbringt, um ihn auszuleiten.

Wenn aber das Terrain, zum Beispiel eine gestörte Darmflora, nicht mit behandelt wird, können die Symptome nach einigen Jahren wieder kommen, dann aber wieder erfolgreich behandelt werden.

Es gibt sicher noch einige weitere, energetisch arbeitende Geräte, die ihre Berechtigung haben und die in Minuten vielfältigste Informationen liefern. Ich will sie nicht damit abtun, dass die Techniken nicht glaubhaft oder die Theorie zu esoterisch ist. Die Geschichte der Medizin lehrt uns, dass manche geniale Entdeckung oft genug anfangs verkannt wurde und große Mediziner manchmal erst nach ihrem Tod als solche erkannt wurden. Wer heilt, hat recht und man sollte für alles offen sein.

Ich habe alle hier genannten und in meiner Praxis laufenden energetischen Verfahren von Grund auf gelernt und gerne mit ihnen gearbeitet, auch weil sie mich dem Patienten immer sehr nahe brachten und weil bei jedem Test mit Spannung etwas Neues zu entdecken war. Ich habe keine der unzähligen

Stunden in den Ausbildungen und an den Patienten bereut, bin aber jetzt froh, nach und nach sehr gewissenhafte Mitarbeiterinnen im Ärzte- und Praxisteam gefunden zu haben, die mir diese Arbeiten abnehmen und auf die ich mich verlassen kann.

Bei keinem der genannten Verfahren gibt es einen eindeutigen wissenschaftlichen Nachweis, dass sie wirksam sind. Bei allen gibt es jedoch unzählige positive Patientenstimmen und begeisterte Erfahrungsberichte der Anwender, denen ich mich anschließen möchte.

Daher sind diese Techniken für mich unverzichtbar, sollten jedoch dennoch nur im Gesamtkontext mit der konventionellen Medizin genutzt werden. So reicht eine rein energetische Reaktion auf Viren oder Bakterien nicht zur Diagnose, wenn diese sich nicht auch laborchemisch serologisch belegen lässt. Oft führt uns aber der energetische Hinweis auf die Spur, die wir verfolgen müssen.

Das für mich im Praxisalltag wichtigste bioenergetische Gerät ist das Vegacheckgerät, das elektrische Ströme am ganzen Körper misst, ganz ähnlich, wie es das EKG am Herzen tut. Mit diesem Prinzip eines Segmentelektrokardiographen werden graphisch funktionelle Störungen an sieben verschiedenen Ableitungen, die jeweils Körperregionen repräsentieren, aufgezeichnet. Der leichte Strom mit einer Frequenz von 13 Hertz ist praktisch nicht spürbar und verursacht keine Schmerzen. Jeder Körperregion wird zweimal die Möglichkeit gegeben, auf den Stromimpuls zu reagieren. Verbessert sich die Kurve, spricht man von Regulation, wenn nicht, von Starre, was oft auf eine Entgiftungsstörung hinweist. Man erkennt genau die energetische Situation im Kopf wie auch im Darm. Auch der Zustand der beiden, für die Regulation entscheidenden Energiebahnen Leber- und Milz-Pankreas-Meridiane ist im Vergleich genau messbar. Die typischen Auffälligkeiten, wie ich sie auch in meinem Vortrag auf der medizinischen Woche in Baden-Baden (Abb. 12 auf S. 228) vorgestellt habe, geben mir – zusammen mit der Anamnese und der klinischen Untersuchung – oft den entscheidenden Hinweis, die EBV-Serologien zu überprüfen, die dann fast immer eine chronische Virusbelastung belegen. In Kombination mit der TCM-Anamnese und der Zungen- und Pulsdiagnostik unserer chinesischen Professorin rundet sich das Bild für mich seit Jahren ab und bestätigt mir Tag für Tag nicht nur die chronischen EBV-Fälle, sondern auch die absolute Zuverlässigkeit und Berechtigung der erst seit 20 Jahren bekannten Vegachecktechnik ebenso wie der jahrtausendealten TCM. Die Kombination dieser Methoden und der direkte Kontakt mit Virologen öffneten mir den Weg zum Verständnis des EBV.

Die Sinne einsetzen

Am wichtigsten in der Diagnostik ist die Anamnese. Aber auch die Beobachtung des Patienten sagt uns schnell, ob er in Fülle oder in Leere steht und ob er in seinem Gleichgewicht von Yin und Yang ist. Die Antlitzdiagnose spielt nicht nur für die Schüsslersalze eine Rolle. Der einfache Blick auf die Zunge und das Tasten der Pulse gibt uns mit dem Wissen der TCM eine Fülle von Informationen. Der energetische Zustand der einzelnen Meridiane lässt sich genau ableiten und wenn man dann noch beim Betrachten und Tasten der Meridiane auf Feinheiten achtet, dann löst sich das eine oder andere Rätsel auf. Überhaupt zeigt die Haut wie kein anderes Organ das Innere des Körpers. Und doch gibt es leider kaum einen Dermatologen, der sich dessen bewusst ist. Ein Hautekzem über einem Meridianverlauf weist meist auf die entsprechende Entgiftungsstörung hin. Cortisonsalben schaden mehr als sie nutzen, wenn die Ursache nicht erkannt wird.

Kapitel 9

Bedeutende Heillehren

Traditionell chinesische Medizin (TCM)

Die fünf Grundlehren der TCM entwickelten sich in China schon einige hundert Jahre vor Christi Geburt und bildeten die Grundlage für ein System, welches fast alle Vorgänge unserer Lebens umfassend ordnet:

- Nr.1 Das Gleichgewicht von Yin und Yang
- Nr.2 Die fünf Grundsubstanzen Qi, Jing, Shen, Xue und Jin Ye
- Nr.3 Die zwölf Hauptmeridiane und die acht außerordentlichen Meridiane
- Nr.4 Die fünf Elemente Holz, Feuer, Erde, Metall, Wasser
- Nr.5 Die fünf Heilverfahren oder Säulen Kräuterheilkunde, Akupunktur, Ernährung, Massage (Tuina) und die Bewegungslehren (Tai-Chi, Tai-Chi-Chuan, Qigong und Yoga)

Die Zahl fünf gilt in China als die Zahl des Lebens. Leben ist Wandlung und so wird das gesamte Leben den fünf Wandlungsphasen (Abb. 3 und Tab. 2) zugeordnet. Es ist immer wieder verblüffend, wie dieses umfassende System auch heute noch zur Wahl der richtigen Therapieentscheidung führt.

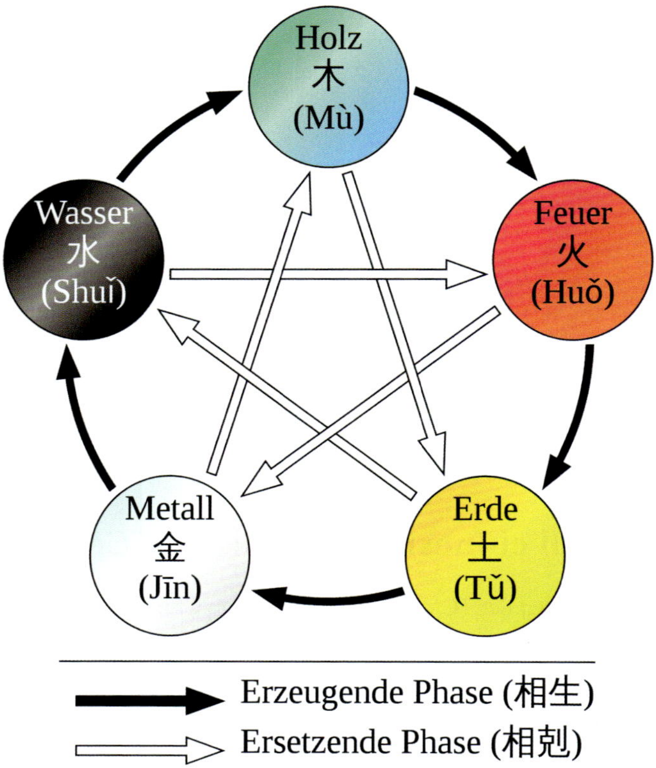

Abbildung 3: Die Wuxing – Fünf-Elemente-Lehre, oder Wandlungsphasen-Zyklen
© Creative Commons Attribution-ShareAlike 3.0 Unported.

So entwickelten die Chinesen weitgehend isoliert von der gesamten restlichen Welt ihre Verfahren, die bis zum letzten Jahrhundert eine umfassende und sicher nicht schlechte medizinische Versorgung der gesamten Bevölkerung ermöglichten. Erst mit dem Besuch des US-Präsidenten Nixon im Jahre 1972 wurden die Welt und auch die westliche Wissenschaft aufmerksam auf die grandiosen Möglichkeiten der Therapien, die inzwischen auch im Westen, besonders in der Schmerztherapie, anerkannter Medizinstandard sind.

In unserer Region war ich mit der Erste, der die Akupunktur in der Praxis einführte.

Tabelle 2: Fünf-Elemente-Lehre

Elemente	Feuer	Erde	Metall	Wasser	Holz
YIN-Meridian	Herz	Milz-Pankreas	Lunge	Niere	Leber
YANG-Meridian:	Dünndarm	Magen	Dickdarm	Blase	Gallenblase
Organuhrzeit:	11–13 h 13–15 h 19–23 h	7–9 h 9–11 h	3–5 h 5–7 h	15–17 h 17–19 h	23–1 h 1–3 h
Sinnesorgan:	Zunge	Mund	Nase	Ohren	Augen
Sinn:	Sprechen	Schmecken	Riechen	Hören	Sehen
Körpergewebe:	Blutgefäße	Bindegewebe	Haut Körperhaare	Knochen ZNS	Muskeln Sehnen
Körperflüssigkeit:	Schweiß	Speichel	Schleim	Urin	Tränen
Lebensabschnitt:	Wachstum	Reife	Alter	Tod	Geburt
Jahreszeit:	Sommer	Spätsommer	Herbst	Winter	Frühling
Himmelsrichtung:	Süden	Mitte	Westen	Norden	Osten
Klimafaktor:	Hitze	Feuchtigkeit	Trockenheit	Kälte	Wind
Körperreaktion:	Dynamik Ausgestaltung	Änderung Fruchtbarkeit	Ablösung Reife	Ruhe Ausgleich	Wachstum Kreativität
Geist:	Geist	Logik	Kraft	Wille	Seele
Geschmack:	Bitter	Süß	Scharf	Salzig	Sauer
Emotion:	Freude Gier	Sorge Grübeln	Trauer Kummer	Angst Trauma	Wut Ärger Zorn
Körperfunktion:	Hormonsystem	Verdauung	Atmung	Kreislauf	Immunsystem
Planet:	Mars	Saturn	Venus	Merkur	Jupiter
Tier:	Phönix	Einhorn	Tiger	Schildkröte	Drachen
Tonleiter:	Quinte	Prime	Sekunde	Sexte	Terz
Form:	Pyramide	Quader	Kuppel	Irregulär	Zylinder
Tageszeit:	Mittag	Nachmittag	Abend	Nacht	Morgen
Zähne/ Odontontabelle:	18 28 38 48	16 17 26 27 36 37 44 45	14 15 24 25 34 35 46 47	11 12 21 22 31 32 41 42	13 23 33 43

Ich erinnere mich an eine Situation, in der sich eine Patientin, bei der die Assistentin vergessen hatte, die Nadel auf dem höchsten Punkt LG 20 auf dem Kopf zu ziehen, in der Metzgerei sofort hinlegen musste, bis der Notarzt und ich zeitgleich eintrafen. Der Kollege war froh, dass er die Nadel nicht ziehen musste. Die Erfolge, die Ärzte wie ich erzielten, bewegten die Krankenkassen dazu, die Wirksamkeit der Akupunktur in achtjährigen Modellvorhaben wie bei der TK zu überprüfen. Um den Placeboeffekt auszuschalten, wurden in den Studien zum Vergleich bei manchen Patienten bewusst falsche Punkte gestochen. Das Ergebnis war überwältigend und bestätigte das, was ich schon vorher Tag für Tag beobachtete: die Wirksamkeit dieser phantastischen Methode. In meinen Augen geht diese allerdings weit über die beiden Indikationen hinaus, zu denen sich die gesetzlichen Krankenkassen seit dem 1.1.2007 durchringen konnten, den chronischen Knie- und Lendenwirbelsäulenschmerzen. Denn die Akupunktur wirkt natürlich auch gegen fast alle anderen Schmerzen sowie gegen viele funktionelle Störungen und Allergien und allgemein zur psychischen Harmonisierung. Mit dem Wissen der TCM und neuerer Methoden wie der vom Franzosen Paul Nogier entdeckten Auriculotherapie am Ohr wirkt sie auf alle Organe und Funktionen unseres Körpers, damit auch hervorragend gegen die Symptome und Ungleichgewichte, die durch Erreger wie das EBV im Körper verursacht werden.

So wirken schon jeweils eine Nadel auf den Punkten Le 3 bds. harmonisierend und ausgleichend auf Symptome wie Unruhe, Kopfschmerzen, Verspannungen, Schwindel, Bluthochdruck und Schlafstörungen, typischerweise entsprechend der chinesischen Organuhr nachts von 1 bis 3 Uhr, wenn ein Energie- oder Qi -Stau im Lebermeridian dahinter steckt. Nach der Denkweise der TCM fließt unsere für alles verantwortliche Lebensenergie Qi im Rhythmus der 24 Stunden durch alle Meridiane und Organe. Daraus entwickelte sich das Modell der chinesischen Organuhr (Abb. 4).

So verwundert es nicht, dass Asthmaanfälle gehäuft zur Lungenzeit auftreten und die meisten Menschen zur Dickdarmzeit ihren Stuhlgang haben. Wenn man dann noch das Wissen um die Fünf-Elemente-Lehre hinzu nimmt, dann erklärt sich manche Volksweisheit wie „Dem ist eine Laus über die Leber gelaufen“ und man versteht, dass man Krankheiten der Augen ebenso wie belastete Sehnen hervorragend über den Leber meridian behandeln kann. Aber auch Bewegung und Kreativität fördern den Energiefluss, in dem der Leber zugeordneten Element Holz und entlasten negative Emotionen wie unterdrückter Zorn und Wut.

Dennoch ist die Akupunktur nur eine der fünf Behandlungsformen der TCM, der „fünf Säulen“, wie man sie nennt. Die wichtigste mit einem Anteil von 3/4 der Behandlungen ist die Kräuterheilkunde mit komplexen hoch wirksamen pflanzlichen Rezepturen, wobei ich empfehle, diese nur aus überwachten und darauf spezialisierten Apotheken zu beziehen, um Pestizidrückstände in den Mitteln auszuschließen. Eine wichtige Rolle spielt auch die Ernährungslehre. Die Chinesen empfehlen bei energetisch geschwächten Menschen, aber auch zur kühlen Jahreszeit Winter eher wärmende, also energiezuführende Speisen – beispielsweise Ingwer oder eine Hühnersuppe – und raten von viel Süßem oder Käse und Milchprodukten generell ab, da sie die Energien der Mitte des Körpers, wie sie sagen, durch zu viel Feuchtigkeit ersticken, was die Menschen müde und träge macht. Durch die spezielle Tuina-Massage entlang der Akupunkturbahnen lassen sich Blockaden lösen und die im 24-Stunden-Rhythmus durch die zwölf

Hauptmeridiane fließende Lebensenergie Qi anregen, ebenso durch meditativ wirkende Atem-, Bewegungs- und Konzentrationsübungen wie sie im Qigong, Yoga, Tai-Chi und Tai-Chi-Chuan praktiziert werden. Die im Westen am meisten angewandte Methode ist die Akupunktur (aus dem lat. acus=Nadel und punctura=Stich), wobei die Punkte auch durch Fingerdruck (Akupressur), Wärme (Moxibustion) oder Laser (schmerzlos, gut für Kinder) stimuliert werden können.

Je nach Konstitutionstyp, energetischem Zustand und Indikation gibt es verschiedene Stichtechniken und Nadeldicken.

Über die Jahrtausende hat sich hier unbemerkt von der westlichen Medizin eine alles umfassende Lehre gebildet. Mit den Opiumkriegen nahm der politische und wirtschaftliche Einfluss des Westens in China zu, auch mit dem Ziel, chinesische Traditionen wie die TCM abzuschaffen. Um den Einfluss der Moderne zu mindern und um auch einfach die Patienten gut zu versorgen, rettete Chinas Staatsoberhaupt Mao Zedong die alte Heilkunst. Er gründete Hochschulen für die TCM und ließ in Schnellkursen die sogenannten „Barfußärzte" ausbilden, die die breite medizinische Versorgung auch auf dem Land übernahmen. So wurden und werden Patienten auch heute noch in China ausschließlich mit den

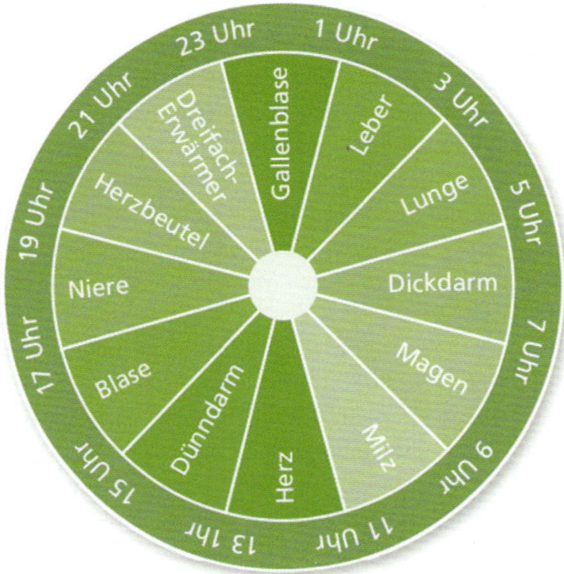

Abbildung 4: Chinesische Organuhr
© Karl und Veronica Carstens-Stiftung.

traditionellen Methoden medizinisch versorgt, und das mit gutem Erfolg. Nach dem zweiten Weltkrieg gab es wieder Kontakte mit dem Westen, die 1951 unter anderem zur Gründung der ersten deutschen „Gesellschaft für Akupunktur", später in „DÄGFA" umbenannt, führten. Westliche Wissenschaftler forschten nach der Wirkungsweise der Methoden, untersuchten die Meridiane und wiesen die Freisetzung von Endorphinen als einen Faktor der Akupunkturwirkung nach.

In dieser Zeit unterrichteten chinesische Ärzte in Deutschland. Eine von ihnen, Frau Prof. VC Ciun Li, TCM-Professorin der Universität Peking, antwortete auf eine Kleinanzeige von mir.

Nicht ahnend, dass sie und ihr Mann, ein Meister der Tuina-Massage, uns fortan über Jahrzehnte beraten und unterstützen würden, holte ich sie am Bahnhof in Siegen ab. Unendlich viel haben wir seither von ihr gelernt. Durch sie hatte ich das große Glück, die jahrtausendealte Lehre der TCM im Wesen und Kern zu verstehen, sie zu lernen und zu praktizieren.

Die wunderbaren Topographien unseres Körpers

Das Geheimnis der Meridiane, dieser geheimnisvollen Energiekanäle, zu lösen, erscheint nicht einfach. Dass sie existieren, ist keine Frage. Man kann sie mit der Infrarot-Thermographie nachweisen, sie radioaktiv markieren, um festzustellen, dass sich die Radioaktivität nur in eine Richtung, die in der TCM angegebenen Fließrichtung des Qi, ausbreitet. Aber der anatomische Nachweis erscheint schwer. Mit der Biophotonik fand man 2004 [11] Hinweise dafür, dass es sich um Lichtkanäle handelt und dass biologische lebende Materie sich offenbar nicht im Grundzustand befindet, sondern ständig elektronisch angeregt wird. Den Abfall des elektrischen Widerstandes in den Akupunkturpunkten nutzen auch die Testverfahren der bioenergetischen Medizin wie die EAV, um Belastungen festzustellen.

Es gibt aber noch mehr Topographien im Körper, die diagnostisch und therapeutisch von Nutzen sind. So findet man an verschiedenen Stellen Projektionen unseres Körpers an der Oberfläche. Am Ohr findet sich das bekannte Bild eines in Kopflage liegenden Embryos.

Die Geschichte der Ohrakupunktur reicht bis ins alte Ägypten zurück. Einer der Urväter der Medizin, der Grieche Hippokrates, behandelte Rückenschmerzen am Ohr und setzte hier gegen Impotenz Aderlässe. Auch in China gab es im 8. Jahrhundert n.Chr. Akupunkturen am Ohr, die sich aber nicht durchsetzten. In

[11] Popp, Fritz-Albert: Biophotonen – neue Horizonte in der Medizin. Stuttgart: Haug, 2006, 3., vollst. überarb. und erw. Aufl.

Europa ließen sich Seeleute Ohrringe genau an dem Punkt stechen, der am besten gegen Seekrankheit hilft. Auch auf einem Ausschnitt des im Museo del Prado in Madrid ausgestellten Gemäldes „Der Garten der Lüste" von Hieronymus Bosch erkennt man, wie der Satan den Punkt „Äußeres Genitale/Libido" durchsticht. Gleichzeitig durchsticht ein Pfeil den „Ischiaspunkt". Der französische Arzt Paul Nogier wiederum sah bei einigen seiner Patienten genau an diesem Punkt Kauterisationsstellen, die von Behandlungen durch Nicht-Ärzte stammten, eine Technik, die seit Jahrhunderten bei Isschiasschmerzen angewandt wird, mit promptem Erfolg, wie die Patienten berichteten. Er übernahm die Methode und setzte Nadeln. Es dauerte drei Jahre, bis ihm die geniale Idee kam, weitere Stellen der Antihelix am Ohr auf Druckempfindlichkeit zu testen. Durch die Akupunktur dieser Punkte ließen Schmerzen an verschiedenen Körperstellen unmittelbar nach. Nogier suchte weiter und schließlich half ihm die Erkenntnis eines Kollegen aus Marseille. Dieser hatte entdeckt, dass sich die Akupunkturpunkte des Körpers von der Umgebung elektrisch unterscheiden. Nogier entwickelte ein Messgerät, um diesen elektrischen Widerstand zu messen. Im Jahre 1956 stellte er seine bahnbrechenden Entdeckungen vor. In der Folge verbreiteten sich Nogiers Entdeckungen bis zu den Barfußärzten. Die Chinesen forschten weiter und entwickelten eine etwas abweichende Ohrakupunkturkarte. Nogier machte 1968 eine weitere Beobachtung, die zur Grundlage der Auriculotherapie wurde.

Während einer Behandlung tastete er den Puls des Patienten und bemerkte eine winzige Pulsänderung durch die Reizung des Ohres. Der von ihm benannte RAC („Reflexe Auriculo-Cardiaque") wurde ihm zu Ehren später in „Nogier-Reflex" umbenant. Der RAC lässt sich auch diagnostisch nutzen, um ähnlich wie bei der EAV oder der Kinesiologie Störherde im Körper zu erkennen. Der Münchener Prof. Dr. Frank Bahr sollte Nogiers bekanntester Schüler werden und prägte sowohl die Ohrakupunktur wie auch die Auriculomedizin in Deutschland weiter. Einer der ersten Schüler und Wegbereiter Bahrs, der Internist Dr. Manutscher Hatam, arbeitete über mehrere Jahren in unserer Praxis und brachte uns auch diese wunderbare Akupunkturrichtung ganz nahe. Einen Satz, den er, in ein Buch vertieft und damals schon über 80 Jahre alt, mal zu mir sagte, ist mir in Erinnerung geblieben: „Ein guter Arzt lernt immer dazu, bei jedem Patienten, bei jeder Behandlung und in jeder Pause!"

Es gibt aber noch weitere Projektionszonen des Körpers, die man für Reflexzonentherapien nutzt. Das Bild des Fußes, welches man für die Fußreflexzonenmassage nutzt, ist bekannt. Die Fußsohlen zählen in der Akupunktur zu den verbotenen Zonen. Dafür arbeiten die Koreaner seit 150 Jahren mit der Handakupunktur. Auch die Karte der Akupunktur der Hand spiegelt ein

Somatotop, ein mikroskopisches Abbild unseres Körpers, wieder. Bei Betrachtung der Hand- und Fingerflächen finden sich ähnlich wie in der TCM 345 Punkte auf 14 Meridianen, die man mit winzigen Nadeln behandelt, eine Technik, die ich vor vielen Jahren mit Neugierde und Enthusiasmus gelernt habe, genauso wie die Schädelakupunktur nach Yamamoto, benannt nach dem gleichnamigen japanischen Arzt, der diese Methode entdeckte. In Studien zeigte sich ihre gute Wirksamkeit besonders bei Schmerzen, die manchmal schon nach dem Setzen einer Nadel sofort verschwinden.

Auch am Kopfsomatotop bestätigt sich die alte fernöstliche Vorstellung, dass sich in jedem Teil unseres Körpers der ganze Mensch widerspiegelt. Diese Somatotopie findet man auch in unserem Gehirn und wahrscheinlich noch an anderen nicht erforschten Körperstellen. Mein Kollege bei uns im Ort Dr. med. Gerhard Riehl beschrieb ein solches 2013 am Arm.

Wenn ich eine Akupunkturnadel in der Hand hat, dann kann ich von der Empfindlichkeit der zugehörigen Zone im Ohr auf die Blockade in der Wirbelsäule schließen, für den Patienten verblüffend, wenn ich ihm, nachdem ich das Ohr behandelt habe, ohne weitere Anamnese auf seine schmerzhafte Stelle am Rücken zeige, um diese dann gezielt chirotherapeutisch oder neuraltherapeutisch zu behandeln. Ein weiteres kleines Somatotop fand ich distal vom Akupunkturpunkt Dü 3, den Segmenten der Halswirbelsäule zugehörig, wobei die Nadelung hier sehr schmerzhaft ist, sodass ich sie selten anwende. Und so ist das eine oder andere, was man gelernt hat, im Praxisalltag untergegangen und doch bleibt die Erkenntnis, dass unsere Körpertopographie mit ihren Somatotop en und Reflexzonen das Innere des Menschen auf wundersame Weise im Außen spiegelt und projiziert.

Neuraltherapie und Narbenentstörung

Jeder Arzt, der seinen Weg zu einer „Anderen Medizin" sucht, hat sicher mal ein Schlüsselerlebnis gehabt. Ich hatte schon während meiner Zeit im Krankenhaus mehrfach eine junge Patientin mit der entzündlichen Autoimmunkrankheit Morbus Crohn in Behandlung. Nach meiner Niederlassung kam sie auch in meine hausärztliche Betreuung. Immer wieder kam es zu Schüben, die ich versuchte, mit hohen Dosen Cortison ambulant in den Griff zu bekommen. Zufällig bekam ich einen Artikel mit der Überschrift „Akupunktur bei Morbus Crohn " in die Hand.

Spontan meldete ich mich beim Autor für einen Akupunkturkurs in Bad Nauheim an. Er schrieb mir mit den Worten „versuchen Sie es" einige Punkte auf. Die erste Nadel, die ich in der Praxis stach, setzte ich an den Punkt Magen 36 am rechten Unterschenkel. Ich werde die Szene nie vergessen. Die Patientin schrie auf und klagte über starke Schmerzen, das rechte Bein runterziehend. Nicht ahnend, dass ich ein starkes De Qi-Gefühl, also einen für die Patientin unangenehmen Energiefluss im Magenmeridian ausgelöst hatte, zog ich die Nadel raus und schwor mir, nie wieder eine zu stechen. Tatsächlich musste ich sie wegen der anhaltenden Schmerzen für den Tag krank schreiben. Einige Tage später bat sie mich mit der Aussage, die Beschwerden im Darm seien etwas besser geworden, um eine erneute Behandlung. Ich therapierte weiter, auch mit anderen Punkten, immer wieder mit einer starken Reaktion im rechten Magenmeridian und auch mit einem gewissen, aber nicht durchgreifendem Erfolg. Zu diesem Zeitpunkt hatte ich eine Buch über Neuraltherapie gelesen. Bei einer Akupunktursitzung fiel mir auf, dass der Meridian durch eine unschöne große und verhärtete Blinddarmnarbe verlief. Auf meine Nachfrage gab sie an, dass die ersten Crohnschübe zeitnah nach einem operierten Blinddarmdurchbruch angefangen hatten. Ich unterspritzte die Narbe, zur Anleitung ein Buch in der Hand, mit dem Lokalanästheticum Lidocain. Noch mit der Spritze berichtete die Patientin über ein Nachlassen der Schmerzen. In den folgenden Tagen wurde sie beschwerdefrei, konnte Wochen später ihre Medikamente absetzen und ist nach wie vor, was die die Crohn-Diagnose betrifft, ausgeheilt, mein erstes „Sekundenphänomen nach Huneke".

Wenn man als Arzt so etwas erlebt hat, gibt es kein Zurück mehr. Ich stürzte mich enthusiastisch in die Neuraltherapien und die Akupunktur, erinnere mich noch an meine Ängste, als ich die ersten tiefen Spritzen setzte, an Ganglien und in die Schilddrüse, immer auch in der Hoffnung auf Sekundenheilungen, die ich in dieser Form aber nur noch selten erzielte.

Dennoch frage ich gerade bei Therapieresistenz immer nach Narben , die oft Störfelder sind, besonders wenn sie auf wichtigen Meridianen liegen. Neben dem Unterspritzen der Narben kommen die Anwendung von Laser, Homöopathie, Osteopathie, Massage und Akupunktur in Frage, wobei man sensible Bereiche mit der Very-Point-Technik genau lokalisieren und behandeln kann. Der betroffene Meridian sollte immer mitgenadelt werden. Die erste Narbe im Körper bildet sich nach der Entfernung der Nabelschnur am Nabel, einer Zone, die nach der TCM auf dem Konzeptionsgefäß liegt und von wichtigen Akupunkturpunkten umgeben ist. Mein Bruder Khalil, Orthopäde, beschreibt in seinem Buch „Neue Chance gegen Schmerzen" einfache Techniken wie die „Nabel-Methode", mit der man Blockaden lösen kann. Die von ihm entwickelte „Fascien Integrationstherapie (FIT)" zeigt, dass auch Fachrichtungen wie die

Orthopädie immer einen Bezug zum Menschen als Ganzes haben. Zeitgleich mit mir schreibt er weiter. Sein neues Buch „Integrale Orthopädie – Heilung aus der Körpermitte“ soll in Kürze erscheinen.

Chirotherapie, Osteopathie und Orthobionomie

Gerade die Zonen am Rücken, die auf dem parallel zur Wirbelsäule verlaufenden Blasenmeridian liegen, haben über die den jeweiligen Organen zugehörigen Zustimmungspunkte, wie die TCM sie nennt, einen Bezug nach innen. Schon im Jahre 1893 beschrieb der englische Neurologe Henry Head die nach ihm genannten Zonen, Dermatomen entsprechend, die im Rahmen der Reflexzonen- oder Segmenttherapie mittels Neuraltherapie, Akupunktur und Akupressur, Kälte- und Wärmeanwendungen, diversen Massageformen und der transkutenen elektrischen Nervenstimulation (TENS) therapeutisch genutzt werden. Über Nerven, aber auch über Fascien gibt es verschiedene Verbindungen, die auch für die Osteopathen von Bedeutung sind.

Jedes Organ, jeder Muskel, jeder Knochen ist von hauchdünnen, hauptsächlich aus Eiweiß bestehenden Häuten umhüllt, die auch miteinander verbunden sind – den Fascien. Sie reagieren empfindlich auf einseitige Körperhaltung und Belastung, Mangel an Bewegung, Stress und fehlerhafte Ernährung und werden gerade in der heutigen Zeit viel belastet, um in der Folge zu verkleben und verhärten.

Die Werkzeuge der Osteopathen sind ihre Hände, die diese Blockaden des Lebens mit weichem Druck auflösen. Der amerikanische Landarzt Andrew Taylor Still wandte sich nach schweren Schicksalsschlägen, dem Tod seiner vier Kinder von der Schulmedizin ab und suchte einen anderen Weg. Das Geburtsjahr der Osteopathie datierte er selbst auf 1874. Mit der von ihm gegründeten American School of Osteopathie (ASO) breitete sich die Lehre in der ganzen Welt aus. Sie bietet die Möglichkeit, andere, vielleicht bessere Behandlungswege zu beschreiten, die von vielen Krankengymnasten, Manualtherapeuten, aber auch Ärzten zunehmend für ihre Patienten gesucht werden.

Eine Weiterentwicklung dieser Techniken, auch unter Bezug auf die fernöstlichen Medizinkulturen, ist die Orthobionomie (griech. „gemäß den Regeln des Lebens“). Von dem Kanadier Arthur L. Pauls entwickelt, kam diese Methode vor etwa 40 Jahren nach Europa. Das Prinzip ist das weiche Bewegen von belasteten und blockierten Wirbeln, Gliedmaßen und auch Organen immer in die freie Bewegungsrichtung.

Eine weniger sanfte, aber hochwirksame Behandlungsform ist die Chirotherapie, die aber immer sorgsam und ohne den Zwang, dass es unbedingt „knacken“ muss, durchgeführt werden sollte. Mich bringt das Einrenken, wie es im Volksmund gern genannt wird, dem Patienten sehr nahe. Ich spüre seine Dankbarkeit, wenn ich ihm die Bewegungseinschränkung und die Schmerzen nehme. Das Lösen von Blockaden der Wirbelsäule löst auch Blockaden im Körper.

Eine ganz besonders wichtige Rolle spielt die Halswirbelsäule. Chronische Probleme der HWS, die sich durch einen vorausgegangenen Unfall – zum Beispiel ein Schleudertrauma – oder eine Fehlbelastung am Arbeitsplatz ergeben, haben meiner Erfahrung nach einen starken Einfluss auf das vegetative Nervensystem und begünstigen auch in Kombination mit anderen Faktoren anhaltende Müdigkeitszustände.

Die Verbindung der Zähne zu den Organen

Ich habe viele Fortbildungen besucht und den magischen Worten einiger Koryphäen zugehört, die ich in diesem Buch erwähne. Von einem ist mir das besondere Gefühl der Menschlichkeit in Erinnerung geblieben, ohne dass ich genau sagen kann, warum. Ich weiß nicht mehr, wann ich einen Kurs bei dem Zahn- und HNO-Arzt Jochen Gleditsch besuchte. Doch ich weiß noch genau, dass ich mit der Erkenntnis nach Hause kam, dass nichts in unseren Praxen von Belang ist, wenn wir nicht auch die Zähne mitberücksichtigen. Damit meine ich sowohl den Einfluss der Zähne auf den Rest des Körpers wie auch andersrum denjenigen, den dieser Rest auf die Zähne hat. Gleditsch gilt als Begründer der Mundakupunktur, die aber nicht mit Nadeln, sondern mit Injektionen erfolgt, in dem man wie bei der Neuraltherapie ein Lokalanästheticum oder aber nur Kochsalzlösung spritzt. Damit bekommt man Einfluss auf die Regionen und Organe außerhalb der Zähne . Sein Mikro-Akupunktur-System (MAPS) stellt ein weiteres Somatotop dar. Mit dem Finger, aber auch dank der von ihm entwickelten Very-Point-Technik mit der Nadel lokalisiert man zunächst empfindliche Punkte, um sie sodann zu therapieren. Diese Technik kann man im Prinzip am ganzen Körper anwenden.

In den 1960er Jahren schlüsselten Dr. Reinhold Voll und der Zahnarzt Dr. Fritz Krämer mit dem von Voll entwickelten EAV-Geräte die Beziehungen zwischen Zähnen und Organen im Detail auf. Die von ihnen entwickelte Odontontabelle (Abb. 5)ist noch heute gültig und bildet die Brücke von der Human- zur Zahnmedizin.

Die Belastungen können von den Zähnen auf die Meridiane ausgehen oder umgekehrt. So kann sich eine Immunschwäche im Mund auswirken oder im Mund ausgelöst werden.

Zahnkeime können sich nicht nur über das Blut, sondern auch über die Meridiane im ganzen Körper ausbreiten. Es gibt laut Forschungen Hinweise auf ein erhöhtes Risiko von Frühgeburten, Schlaganfällen und Herzkreislaufstörungen durch eine Paradontose oder Paradontitis.

Der Weg von der oberen Zahnreihe zu den hormonellen Steuerorganen in der Hypophyse und dem Hypothalamus ist für Toxine auch anatomisch nicht weit. Zahnmaterialien können Unverträglichkeiten auslösen und Füllungen können zu Schwermetallbelastungen führen.

Gerade heute bekam ich ein Schreiben eines zahnärztlichen Kollegen aus Köln mit folgendem Wortlaut: „E.B. erlebt nach jeder kieferorthopädischen Intervention eine dramatische Verschlechterung der Darmsituation. Wir erleben regelmäßig, dass sämtliche intraorale Metallkombinationen zu einer starken Metallpartikelbelastung des Darmes führen. Konsekutiv kommt es zu Leaky Gut (englisch für durchlässiger Darm), Sodbrennen, Reizdarm, Fatigue und systemischen Immunschäden. Wir werden eine Multielementanalyse „Metall im Speichel" und einen LTT (Lymphozytentransformationstest) auf Metalle durchführen". Im Fall der jungen E. vermutete er eine Sensibilisierung auf Nickel, einem Metall, aus dem fast alle kieferorthopädischen Drähte bestehen. Hinzu kommt meiner Beobachtung nach, dass quer liegende Metalle wie in den Klammern, die Jugendliche oft über Jahre tragen müssen, offenbar den Energiefluss der längs verlaufenden Meridiane behindern.

Zahnherde stehen an der Spitze aller Körperherde. Tote Zähne und Wurzelfüllungen sind diesbezüglich besonders verdächtig. Neben der konventionellen Zahnpanorama-Röntgenaufnahme (OPT) sollten bei Verdacht auf eine Kieferostitis, die oft auch Neuralgien induziert, ein 3D-Tomogramm und die laborchemische Bestimmung von Zytokinen und Rantis, ein Chemokin, welches natürliche Killerzellen (NK) aktivieren kann, erwogen werden. Auch Xenohormone, das sind künstlich erzeugte Giftstoffe mit hormonartiger Wirkung und schädlichem Einfluss auch auf die Zähne, können bestimmt werden. Mit der einfachen Messung der galvanischen Ströme im Mund, bei uns im Vegatest integriert, kann man in wenigen Minuten die von Amalgam, aber auch von Gold- oder Platinfüllungen ausgehenden Gefahren aufdecken. Die Verwendung unterschiedlicher Metalle im Mund löst ebenfalls galvanische Ströme aus und sollte, wenn möglich vermieden werden. Auch das in Zahnimplantaten neuerdings gern verwendete Titan scheint nicht unbedenklich zu sein. Die FDA, die als Behörde in den USA Lebens- und Arzneimittel überwacht, wies in einem 2019 veröffentlichten Bericht auf die möglichen Gefahren von Metallen im Körper, besonders in der Mundhöhle, für die Gesundheit hin.

Schon Gleditsch erkannte durch seine Testungen, dass die Region der Weisheitszähne besonders sensibel ist. Das übliche Vorgehen, alle vier in einer Sitzung zu entfernen, mündet meiner Erfahrung nach bei Jugendlichen oft in eine lange anhaltenden Nebennierenschwäche.

Aber auch die Kiefergelenke können über eine Kraniomandibuläre Dysfunktion (CMD) chronische Rücken-, Nacken- und Kopfschmerzen sowie Ohrgeräusche (Tinnitus) auslösen.

Tote und wurzelgefüllte Zähne sind immer verdächtig für Herde.

Ganzheitlich arbeitende Zahnärzte sind sich ihrer Verantwortung dem Menschen als Ganzes bewusst und sehen ihn auch als Ganzes.

Wechselbeziehungen zwischen Zähnen und Organen beim Menschen

SINNESORGANE	Innenohr	Kieferhöhle		Siebbeinzellen		Auge	Stirnhöhle		Stirnhöhle		Auge	Siebbeinzellen		Kieferhöhle		Innenohr
GELENKE	Schulter Ellbogen	Kiefer		Schulter - Ellbogen		Knie hinten			Knie hinten			Schulter - Ellbogen		Kiefer		Schulter Ellbogen
	Hand ulnar Fuss plantar Zehen	Knie vorn		Hand radial Fuss Grosse Zehe		Hüfte	Kreuzsteissbein		Kreuzsteissbein		Hüfte	Hand radial Fuss Grosse Zehe		Knie vorn		Hand ulnar Fuss plantar Zehen
						Fuss			Fuss							
ORGANE	Herz rechts	Bauchspeicheldrüse		Lunge rechts		Leber rechts	Niere rechts		Niere links		Leber links	Lunge links		Milz		Herz links
	Zwölffinger-darm	Magen rechts		Dickdarm rechts		Gallenblase	Blase rechts urogenitales Gebiet		Blase links urogenitales Gebiet		Gallengänge links	Dickdarm links		Magen links		Jejunum Ileum links
ENDOKRINE DRÜSEN	Hypophysen-Vorderlappen	Nebenschild-drüse	Schild-drüse	Thymus	Hypophysen-Hinterlappen		Epiphyse		Epiphyse		Hypophysen-Hinterlappen		Thymus	Schild-drüse	Nebenschild-drüse	Hypophysen-Vorderlappen
	Zentrales Nervensystem Psyche	Weibliche Brustdrüse rechts					Rechte Seite		Linke Seite					Weibliche Brustdrüse links		Zentrales Nervensystem Psyche
OBERKIEFER	18	17	16	15	14	13	12	11	21	22	23	24	25	26	27	28
UNTERKIEFER	48	47	46	45	44	43	42	41	31	32	33	34	35	36	37	38
	Energie-haushalt			Weibliche Brustdrüse rechts								Weibliche Brustdrüse links				Energie-haushalt
ENDOKRINE DER GEWEBSSYSTEME	periphere Nerven	Arterien	Venen	Lymph-gefässe	Keimdrüse		Nebenniere		Nebenniere		Keimdrüse		Lymph-gefässe	Venen	Arterien	periphere Nerven
ORGANE	Ileum rechts	Dickdarm rechts		Magen rechts Magenausgang		Gallenblase	Blase rechts urogenitales Gebiet		Blase links urogenitales Gebiet		Gallengänge links	Magen links		Dickdarm links		Jejunum Ileum links
	Gebiet im Bereich des Dünndarms															
	Herz rechts	Lunge rechts		Bauchspeicheldrüse		Leber rechts	Niere rechts		Niere links		Leber links	Milz		Lunge links		Herz links
GELENKE	Schulter - Ellbogen			Knie vorn		Knie hinten			Knie hinten			Knie vorn		Schulter - Ellbogen		
	Hand ulnar Fuss plantar Zehen	Hand radial Fuss Grosse Zehe				Hüfte	Kreuzsteissbein		Kreuzsteissbein		Hüfte			Hand radial Fuss Grosse Zehe		Hand ulnar Fuss plantar Zehen
				Kiefer		Fuss			Fuss			Kiefer				
SINNESORGANE	Ohr	Siebbeinzellen		Kieferhöhle		Auge	Stirnhöhle		Stirnhöhle		Auge	Kieferhöhle		Siebbeinzellen		Ohr

Abbildung 5: Odontontabelle und Zahnstatus (Quelle: Dr. Thomas Rau „Zahnbeherdungen und deren Therapie Dr. Rau“ , Grafik Seite 4, SANUM-Post 124/2018)

Beim Thema Amalgam ist immer abzuwägen, ob eine Sanierung durch die beim Bohren frei werdenden Partikel den Körper mehr belastet als der tägliche Feinabrieb, der zur chronischen Schwermetallbelastung führt. In jedem Fall sollte eine Amalgamsanierung nur in energetisch und orthomolekular gestärktem Zustand unter begleitender Ausleitung und am besten in mehreren Sitzungen, optimalerweise mit Kofferdamtechnik, erfolgen. Es gibt natürlich auch Zahnärzte, die von all dem nichts wissen wollen und die nach wie vor bedenkenlos Amalgam verfüllen.

Und nicht selten entsteht Diskussionsbedarf, wenn wir um einen Zahnstatus bitten oder gar auf mögliche Störfelder in den Zähnen mit allen Konsequenzen hinweisen. Aber nur im Konsens mit unseren Zahnarztkollegen können wir unseren Patienten wirklich helfen.

Fernöstliche Medizinkulturen

Schon immer war es das Bestreben großer Kulturen, die Dynamik des Lebens in Gesetzmäßigkeiten zu erfassen.

So entwickelte sich in China das daoistische Prinzip der fünf Wandlungsphasen Holz, Feuer, Erde, Metall und Wasser (Abb. 3 und Tab. 2). Die Fünf-Elemente-Lehre ist eine der fünf Säulen als wichtigste Grundlagen der TCM. Unter dem Gedanken, dass die Lebensenergie Qi im 24-Stunden-Rhythmus unseren Körper durchflutet und das jedes Organ zu einer bestimmten Uhrzeit optimal mit Energie versorgt wird, entwickelte sich auch die chinesische Organuhr (Abb. 4).

Der Buddhismus basiert ebenfalls auf fünf Elementen (Erde, Wasser, Luft, Feuer und Leere) und auch die antike griechische Philosophie kannte die Elemente Luft, Feuer, Wasser, Erde.

Aristoteles fügte das fünfte Element Äther hinzu, welches später auch als Quintessenz (lat. quinta essentia = fünftes Seien) bei den Alchemisten eine große Rolle spielte.

In Japan und Tibet wählte man ebenso wie in anderen Kulturkreisen genau die gleichen Elemente. Während sich die traditionelle Medizin in China und auch in Korea schon durch eigene Studiengänge und Abschlüsse von der westlichen trennte, dürfen in Japan nur ausgebildete Humanmediziner die traditionelle Kampo-Medizin ausüben, die neben Akupunkturtechniken hauptsächlich in der Verordnung von Phytotherapeutika besteht. Immerhin arbeiten etwa 80 % der Ärzte mit diesen Rezepturen.

Hohes Ansehen hat auch die Traditionelle Koreanische Medizin mit eigenen Akupunkturverfahren, Heilkräutern und speziellen Massagen. Die fernöstlichen Medizinkulturen betonen ihre Eigenständigkeit und locken mit ihren Angeboten auch westliche Medizintouristen an.

Tibet bietet auch in der Medizinkultur eine Brücke von China nach Indien. So beruht die Traditionell Tibetische Medizin (TTM) auf den fünf Elementen der Chinesen und den drei Lebenskräften (Doshas) der Ayurvedamedizin, die von drei Geistesgiften wie folgt gestört werden:

- Lung (entspr. Vatta oder Wind) ist die Energie der Bewegung und des Dynamischen im Körper und wird durch die Emotion Gier belastet.
- Tripa (entspr. Pitta oder Galle) ist das Lebensfeuer, welches die Verdauung und den Stoffwechsel wärmt und durch Hass, Zorn und Neid krank gemacht wird.
- Beken (entspr. Kapha oder Schleim) sind die flüssigen und kühlenden Elemente des Körpers. Sie werden durch Unwissenheit, Ignoranz und Verblendung gestört.

Wenn der Mensch sich in der Illusion hingibt, von seiner Umwelt getrennt zu sein, wird er krank.

Ähnlich wie in der TCM können neben negativen Emotionen klimatische und jahreszeitliche Faktoren sowie vor allem eine ungesunde Ernährung und Lebensweise diese drei dynamischen Prinzipien stören und Krankheiten auslösen.

In der Diagnostik spielt nach der Befragung die Feinanalyse der Pulse die größte Rolle, noch mehr als die der Zunge und des Urins.

In der Therapie gilt der Grundsatz: Kaltes wird mit Warmem, Warmes mit Kaltem behandelt. Dabei spielt die Diätetik die wichtigste Rolle schon in der Prophylaxe gegen Krankheiten. Wärmende Nahrungsmittel werden ebenso wie die Erwärmung von Akupunkturpunkten (Moxibustion) und das Auflegen von kleinen Stoffsäckchen (Horme), gefüllt mit Kreuzkümmel oder Muskatnuss und in warmem Sesamöl getränkt, gegen Kältekrankheiten eingesetzt. Schröpfen, Einläufe, Wickel und Aderlässe können ausleitend wirken. Spezielle Massagen und besondere Bäder ergänzen die Therapien. Von den tibetischen Arzneimitteln sind im Westen die in der Schweiz produzierten Padmarezepturen aus Pflanzenbestandteilen und Mineralien bekannt.

In der berühmten „Gyüshi" wurden schon im achten Jahrhundert nach Christus 84.000 Krankheiten sowie hunderte Kräuterrezepturen beschrieben.

Ayurveda

An den Grenzen von Indien und Tibet im Himalayagebirge entwickelte sich schon vor mehr als 5000 Jahren die große indische Heilkunde des Ayurveda. Die Begriffe Ayus (Leben) und Veda (Wissen) kommen aus dem Sanskrit. Die Wissenschaft des Lebens ist Medizin und Philosophie zugleich und behandelt körperliche, mentale und spirituelle Aspekte des Menschen mit Einfluss auch auf Zweige wie Architektur, Astrologie, Edelsteinheilkunde, Yoga, Psychotherapie, Mantra- und Musiktherapien.

Die drei Lebensenergien Vata, Pitta und Kapha des Ayurveda entsprechen im Wesentlichen den drei Prinzipien der tibetischen Medizin. Der menschliche Körper besteht demnach nicht nur aus Strukturen wie Haut und Knochen, sondern auch aus Energien, die nur, wenn sie im Gleichgewicht sind, dafür sorgen, dass der Mensch gesund bleibt. In diesem Sinn sind vorbeugende Maßnahmen wie eine gesunde Lebensführung und gute Ernährung ganz wichtig.

Ähnlich dem chinesischen Yin und Yang gibt es Polaritäten wie Ruhe und Aktivität, Schlafen und Wachen, Entspannung und Anspannung sowie Ausruhen und Arbeiten. Diese sollten immer in einem harmonischen Gleichgewicht sein. Ernährung, Schlaf und Sexualität sind die drei wichtigen Lebenssäulen.

Der Tag im Ayurveda sollte frühmorgens beginnen und die dunklen Nachtzeiten sollten für Schlaf und Erholung genutzt werden.

Die wichtigste Medizin des Menschen ist die Nahrung. Sie sollte nach Möglichkeit alle sechs Geschmacksrichtungen süß, sauer, salzig, scharf, herb und bitter enthalten. Damit die vielen Gewürze ihre ätherischen Öle gut entfalten können, werden die Speisen in gekochter Butter („Ghee") stark erhitzt. Eiweiße und Fleisch werden kaum verwendet. Und wenn es doch zu einer Verschleimung des Körpers kommt, dann kann die „Panchakarma"-Kur die Schadstoffe ausleiten. Eine große Rolle spielen dabei wärmende Ölmassagen („Abhyanga"), die beim Patienten, der von mehreren Therapeuten gleichzeitig behandelt wird, eine Tiefenentspannung bewirken. Es gibt nicht wenige Menschen, die in unserer heutigen stresserfüllten Zeit den Aufenthalt in einer Ayurvedaklinik, nah oder fern, nutzen, um dem „Svastha" nahe zu kommen. Svastha ist der Zustand dauerhaften inneren Glücks in Körper, Geist und Seele. Der Mensch sollte sich in seinem Selbst („Sva") befinden („Stha"), unverletzt, gesund und bestens wohlauf. Damit kommen wir dem von der WHO definierten Begriff von Gesundheit als „Zustand des vollständigen körperlichen, geistigen und sozialen Wohlbefindens" sehr nahe.

Die großen fernöstlichen Medizinkulturen, von denen wir viel lernen können, haben alle eines gemeinsam: eine ganzheitliche Denkweise, die den Menschen in allen Aspekten seiner Umgebung in einem harmonischen Gleichgewicht sehen möchte, wobei präventive Maßnahmen fast noch wichtiger sind als therapeutische, mit dem Ziel der Gesundheit als, wie die WHO sagt, „menschlichem Grundrecht".

Schamanismus

Die Schamanen waren ursprünglich die Geisterbeschwörer im alten Sibirien. Ihre praktizierten kulturellen und religiösen Riten haben sich aber in ähnlicher Weise überall auf der Welt entwickelt, sodass sich der heutige Begriff auf verschiedene spirituell geprägte, der Religion nahestehenden Rituale bezieht. Diese wurden und werden insbesondere in der Heilkunde, aber auch bei besonderen Ereignissen wie Erfolgen bei der Jagd oder bei Bestattungen eingesetzt. Die spirituellen Heiler der Indianer hatten ebenso wie die Medizinmänner der afrikanischen Ureinwohner hohes Ansehen. Der anfangs erfolgreiche Aufstand der Ureinwohner Mexikos gegen die spanischen Kolonialisten wurde von einem Schamanen geführt.

Der Marxismus war es, der Jahrhunderte später erstmals Rassismus und Kolonisation verurteilte und den Kulturen der Naturvölker Respekt erwies.

Ab den 50er Jahren des letzten Jahrhunderts kam es dann zu einem regelrechten Boom. Zunehmend viele Menschen suchten Wege, sich von der reellen irdischen Welt in eine faszinierend andere mit unbegrenzten Möglichkeiten zu begeben. Die für die westliche Welt befremdlich wirkenden Extasezustände der Schamanen wurden zunächst als psychotisch und hysterisch angesehen und in Beziehung zu Krankheiten wie Schizophrenie oder Epilepsie gebracht. Dennoch suchte die Wissenschaft nach einer Erklärung für manche unerklärliche Heilerfolge der schamanischen Rituale und fand sie in Placebo- oder Hypnoseeffekten, aber auch im Nachweis vermehrter Endorphine, die man auch als Glückshormone bezeichnet. Um diesen Zustand zu erreichen, griffen Menschen schon immer auch auf den Konsum diverser natürlicher oder künstlicher Substanzen zurück und gerade bei uns, wo der Weg zum schnellen Glück meist nicht über eine alte Tradition, sondern über eine schnelle Droge angestrebt wird, stieg die Anzahl der Abhängigen und Opfer über Jahre an. Um so wichtiger ist es, ein Bewusstsein zu schaffen, dass in schamanischen Ritualen große Gefahren lauern können, wenn der Einstieg mit Drogenkonsum verbunden ist. Als Arzt kann ich nur vor jeder Substanz warnen, die abhängig macht. Die wenigsten schaffen es, sich ihres Abhängigkeitspotentials zu erwehren. Es ist schade um die vielen lieben Menschen, die den Weg aus der Sucht nicht zurückgefunden haben.

Die Vermischung von Schamanismus und Drogenkonsum wirft leider einen Schatten auf eine wertvolle traditionelle Heilkunde, die für Kranke aller Kontinente oft die einzige Möglichkeit war, auf Gesundung zu hoffen.

Große Ärzte und Medizinkulturen

Die Erkenntnisse bedeutender Ärzte großer Kulturen sind uns erhalten geblieben. Von den fernöstlichen habe ich schon berichtet.

Auch die islamische Heilkunde hat eine große Tradition, die aus der arabischen hervorgeht und zur Gründung der ersten Krankenhäuser (Bimaristan) führte. Schon damals warnten die Ärzte vor großen Menschenansammlungen – aus Angst vor Krankheiten, die sich rasch ausbreiten können, obwohl noch nicht bekannt war, dass Seuchen wie die Pest durch Infektionserreger übertragen werden.

In Südamerika war es die Conquista – die Eroberung durch die Europäer – die nicht nur die alte Medizinkultur der Andenvölker zunichte machte, sondern auch die Völker selbst. Dazu trugen nicht zuletzt Krankheiten wie die Pocken bei, die auf diese Weise eingeschleppt wurden und Hernan Cortez bei der Eroberung Mexikos halfen.

Die größten Ärzte der Antike waren Hippokrates und Galenus. Beide waren Vertreter der Humoralpathologie, nach der ein Ungleichgewicht der vier Körpersäfte als Ursache aller Krankheiten galt. In dieser Zeit wurden ausleitende Verfahren wie der Aderlass sowie das Ansetzen von Blutegeln oder Schröpfköpfchen eingeführt, um schädliche Körpersäfte aus dem Körper zu leiten. Im Mittelalter folgten Hildegard von Bingen und Paracelsus,

Zu einem der großen Ärzte habe ich eine besondere Beziehung. Ibn Sina (980-1037), genannt Avicenna, lebte in Isfahan,die auch meine Geburtsstadt ist. Er schrieb dort seinen berühmten Kanon der Medizin und begründete die Tradition zahlloser Iraner, sich dem Arztberuf zu verschreiben. Auch mein Vater folgte dieser Berufung. Kurz nach meiner Geburt wanderte er nach Deutschland aus. Hier benannte er später sein Lebenswerk, den gemeinnützigen Verein, der viel Gutes in der Welt geleistet hat und heute unter der Regie meines Bruders Khalil und meiner Schwägerin Bita – beide ebenfalls Ärzte – sehr aktiv in der Flüchtlingshilfe ist, nach dem Namen des großen persischen Arztes „Avicenna“.

In der Neuzeit folgten im Zuge des rasanten Fortschritts der Technik und der Wissenschaften unzählige weitere große Namen und Errungenschaften.

Heilpraktiker als Ergänzung zu uns Ärzten

In meinem Leben haben vier Sachen immer einen großen Stellenwert gehabt, meine Praxisarbeit, in der ich aufgehe, mein Sport, den ich zum Ausgleich brauche, meine wirklich guten Freunde und am wichtigsten: jeder Einzelne meiner großen Familie und am liebsten alle zusammen. Die größte Freude im Leben haben mir immer meine vier jetzt erwachsenen Töchter und die schon sieben Enkelkinder bereitet, daneben aber meine liebe Frau Mareike. Wir kommen beide aus streng religiösen Elternhäusern unterschiedlicher Kulturen und haben das schier Unmögliche geschafft, die scheinbar unüberbrückbaren Gegensätze zweier großer Weltreligionen zu einem wunderbaren Gemeinsamen zu formen, in dem der Glauben an Gott wichtiger ist als die Zugehörigkeit zu einer bestimmten Glaubensrichtung, in die man zufällig hineingeboren wird. Unterschiede können nur bereichern und sollten nicht trennen. Mareike ist vom Wesen her – noch mehr als meine iranischen Verwandten – der Mittelpunkt und nach eigenen Worten die „Mutter der Familie". Und so war es klar, dass sie sich nach dem Abitur erst mal unseren Kindern widmete, bis die Zeit kam, etwas Eigenes aufzubauen.

Ihr großer Herzenswunsch war es, Heilpraktikerin zu werden, auch, um mehr Zeit mit mir zu verbringen, was sich in der Folge auch durch viele gemeinsame Lern- und Fortbildungsphasen ergab.

Den Beruf des Heilpraktikers nach Deutscher Gesetzeslage gibt es in keinem anderen Mitgliedsstaat der EU. Der Weg dahin ist steinig und endet nicht selten an der strengen und gefürchteten amtsärztlichen Prüfung. Damit man zugelassen wird, bedarf es einer gewissen Lebenserfahrung, die nicht nur durch das Mindestalter von 25 Jahren abgefragt wird. Aufgrund des großen Bedarfs gibt es noch den „kleinen Heilpraktiker" nur für Psychotherapie. Einen großen Vorteil haben die Heilpraktiker in der Regel: Sie haben mehr Zeit als wir Ärzte.

Mareike übernahm aufgrund meines Zeitmangels zunächst die Bioresonanz, später die Elektroakupunktur nach Voll. Bald wusste sie über Bachblüten oder Heilpflanzen mehr als ich. Sie war aber immer noch auf der Suche nach etwas Eigenem. Und so kam sie über die Kinesiologie und die Tipping-Methode zur integrativen Atemtherapie.

Kinesiologie und integrative Atemtherapie

Die Kinesiologie hat einen engen Bezug sowohl zur TCM, als auch zur Chirotherapie. Störungen des Qi, also des Energieflusses nach der daoistischen Lehre führen demnach zu körperlichen und seelischen Beschwerden. Durch den kinesiologischen Muskeltest deckt man das Ungleichgewicht im Körper und Blockaden im Unbewussten des Menschen auf. Diese werden verbalisiert und im therapeutischen Gespräch gelöst. Vielen Patienten, die ich meiner Frau vorstellte, half ihre Psychokinesiologie besser oder vielleicht auf eine andere Form als vorherige Psychotherapien oder Psychopharmaka.

Die sogenannte. „Angewandte Kinesiologie" (AK) beziehungsweise „Applied Kinesiologie", aus der sich die „Funktionelle Myodiagnostik" (FMD) entwickelte, wurde in den 1960er Jahren aus den Zusammenhängen zwischen Psyche, Stoffwechsel und Bewegungsapparat von dem amerikanischen Chiropraktiker George Goodheart entwickelt.

Dabei überprüft der Tester den Widerstand in einem Testmuskel. Ähnlich wie beim Vegatest werden verschiedene Reize, „Challenge" genannt, gesetzt und damit Belastungen überprüft. Allein das Nachdenken über eine belastende Substanz oder ein erkranktes Organ führt im Unterbewusstsein zu einer Gegenreaktion, die ausreicht, um den Muskel zu schwächen. Aber auch Faktoren, die den Patienten positiv beeinflussen, werden getestet, indem sie den Muskel stärken.

So dient die Methode zum Aufdecken von Störfeldern ebenso wie von Unverträglichkeiten, aber auch dazu, das passende Gegenmittel, zum Beispiel die richtige Potenz eines Homöopathikums, auszuwählen.

Tatsächlich kann man die Reaktion willentlich kaum beeinflussen und so werden die stärksten Männer schwach, wenn der Test ihre versteckte Belastung aufdeckt. Der Vorteil der Methode liegt in der schnellen Handhabung ohne Hilfsmittel oder Geräte, ideal auch in der akuten Sprechstunde für eine rasche Entscheidung. Der Nachteil liegt darin, dass der Tester das Ergebnis, dem man keinesfalls blind vertrauen darf, suggestiv mit beeinflussen kann. Und so hat auch dieses wie einige andere der alternativen Heilverfahren, die ich in Grundzügen vorstelle, seine Berechtigung, aber auch seine Grenzen.

Die Tipping-Methode, benannt nach dem im Juni 2019 verstorbenen Briten Colin C. Tipping, ist eine Form des Coachens, bei der man dem Patienten die drei Säulen „in Frieden kommen", „sich selbst annehmen" und „Wünsche verwirklichen" vermittelt, damit er sich und anderen „radikal vergibt".

Im Rahmen der ganzheitlich integrativen Atemtherapie kommt man tief an die Gefühle der Menschen heran. In dem man den Atem bewusst vertieft und steuert, verdrängt man oberflächliche ablenkende Gedanken und taucht tief in unbewusste Ebenen ein. Unterdrückte Emotionen treten zutage, werden gelöst und verarbeitet. Ähnlich wie bei der Psychokinesiologie ist dies ein probater Weg, seelische Blockaden zu lösen und dem Klienten, wie Mareike ihre Patienten nennt, neben tiefer Ruhe, Entspannung und Meditation ein neues Selbstbewusstsein zu geben.

Mareike geht ihre eigenen Wege mit ihren Klienten, die von jeder ihrer Weiterbildungen profitieren.

Parasiten und Zappen nach Hulda Clark

Nach der Lehre der US-Amerikanerin und Physiologin Dr. Hulda Clark (1928–2009) sind Parasiten in Kombination mit Umweltgiften die eigentlichen Verursacher von vielen Krankheiten. So benennt sie beispielsweise Darmegel in Kombination mit Benzol als die Ursache von AIDS und in Kombination mit Toluol, beziehungsweise Xylol als Ursache von Alzheimer. Hakenwürmer im Gehirn seien wiederum verantwortlich für Depressionen, Pankreasegel für Diabetes mellitus.

Da sie herkömmliche Labortests und Stuhlanalysen als ungeeignet für den Nachweis der Erreger erachtete, entwarf sie ein Gerät, das ähnlich wie bei der Bioresonanz Schwingungen misst und gleichzeitig in der Lage ist, diese zu verändern. Mit diesem „Syncrometer" diagnostizierte und therapierte sie. Parallel empfahl sie zur innerlichen Anwendung eine Mischung aus Substanzen wie Wermut, Gewürznelken und Schwarzwalnussschalen.

Insgesamt scheinen mir ihre Theorien obskur und wenig plausibel.

Aus der Clark-Therapie entwickelten sich jedoch einfache Geräte, die ähnlich wie die aus der Schmerztherapie bekannten TENS-Geräte einen elektrischen Stimulus ausüben, der offenbar tatsächlich in der Lage ist, das Schwingungsmuster von Erregern zu verändern. In unserer Praxis gebe ich meinen Patienten diese Geräte für die Eigenbehandlung von lokalisierten bakteriellen Infektionsherden mit, eine Technik, die als Alternative zum Antibiotikum manchmal erstaunlich gut hilft. So heilte eine mehrwöchige, trotz Krankenhausaufenthalt und der Gabe mehrerer Antibiotika hartnäckige Weichteilinfektion am Fuß eines meiner Enkelkinder nach zweiwöchiger Therapie mit einem sogenannten Quick-Zapper vollständig ab. Möglicherweise ein Zufall, vielleicht aber auch ein Hinweis auf eine gute, alternative, wenig bekannte Therapiemöglichkeit in der Erregerbehandlung.

Eigenblutbehandlungen und Sauerstofftherapien

Über 2.000 Jahre lang wurde der Aderlass zur Ausleitung der Körpersäfte Blut, Galle und Schleim als Allheilmittel eingesetzt. Ein Opfer dieser Therapie war der erste US-Präsident George Washington. Er starb an einem Kreislaufkollaps, nachdem eine Kehlkopfentzündung bei ihm mit einem Aderlass von 1,5 Litern Blut ohne adäquaten Flüssigkeitsersatz „behandelt" wurde.

Heute wird die Methode nur noch bei wenigen Krankheiten wie der Eisenspeicherkrankheit (Hämochromatose) sinnvoll eingesetzt.

Ein weiteres Verfahren, welches auch schon im Mittelalter eingesetzt wurde, ist die Eigenblutbehandlung zur Stärkung der Abwehrkräfte.

Die homöopathische Aufbereitung des Blutes des Patienten führt zur potenzierten Eigenbluttherapie. Die daraus gewonnene Autonosode wird oral verabreicht, eine sehr gute Methode zum Beispiel zur Stoffwechselaktivierung oder Allergiebehandlung bei Kindern.

Es gibt zahlreiche weitere Formen der Eigenbluttherapie, vorwiegend als Injektion in Kombination mit anderen homöopathischen Zusätzen an Schmerz- oder Akupunkturpunkten oder auch zur Verbesserung der Sauerstoffversorgung bei der hyperbaren Eigenbluttherapie. Hierbei wird das Blut des Patienten außerhalb seines Körpers mit sogenanntem triatomarem Sauerstoff („Ozon") angereichert und dem Patienten per Infusion (große Ozontherapie) oder intramuskulär (kleine Ozontherapie) zurückgegeben,. Man unterscheidet folgende Formen der Sauerstofftherapien:

- Ozontherapie: Anreicherung des Blutes mit medizinischem Ozon
- Hämatogene Oxidationstherapie (HOT): Bestrahlung und Aufschäumung mit reinem medizinischen Sauerstoff
- Oxyvenierung: Direkte Sauerstoffverabreichung ins Blut
- Sauerstoff-Mehrschritt-Therapie (nach Ardenne): Inhalation mit Sauerstoff über eine Nasensonde bei gleichzeitiger körperlicher Belastung und zusätzlicher Gabe von Vitaminen und Mineralstoffen
- Singulett-Sauerstoff-Therapie: Anreicherung des Patientenblutes mit Singulet, einer energiereichen Form des Sauerstoffes

Der Gedanke hinter diesen Therapien ist, den für das Leben unentbehrlichen Sauerstoff energetisch verstärkt direkt in die Körperzellen zu bringen.

Darmsanierung und Symbioselenkung

In unserem Darm leben geschätzt 100 Billionen, hauptsächlich anaerobe Bakterien mit über 1.000 Spezies, die zusammen ein Gewicht von etwa zwei Kilo erreichen und auf den Schleimhäuten des Darms eine Oberfläche von 400–500 Quadratmetern belegen.

Das Gleichgewicht dieser Mikroben ist die Basis für unsere Abwehr, besonders auch gegen Viren wie EBV und SARS-CoV-2. So stellt das darmassoziierte Immunsystem (GALT) rund 70 % unserer Immunzellen dar. Belastet wird es durch Ernährungsfehler, Antibiotika und Lebensmittelzusätze wie Konservierungsstoffe.

In der Folge breiten sich ungesunde Fäulnisbakterien aus, wodurch es zu Gärung, Fäulnis und zu einem Anstieg des PH-Wertes im Darm kommt.

Die normale Darmflora wird bei der Dysbiose von aggressiven Keimen wie Clostridien verdrängt, die Gase, Ammoniak, biogene Amine und andere schädliche Substanzen produzieren.

Es kommt zu Defiziten der für die zelluläre und humorale Immunregulation wichtigen Escherichia coli und Enterococcus sowie der säurebildende Schutzflora mit den Bifidobakterien und Lactobazillen.

In der Folge kann sich das „Leaky Gut-Syndrom“, auf deutsch: „Syndrom des durchlässigen Darms“, entwickeln. Die Darmwand wird durchlässig und Bakterien sowie Toxine kommen unkontrolliert in den Blutkreislauf. Bauchbeschwerden und Müdigkeit sind eine Folge, Nahrungsmittelunverträglichkeiten und autommune Störungen eine weitere.

Zudem können sich auch Pilze, insbesondere Candida albicans vermehren.

Bei der Darmspiegelung (Coloskopie) sind solche Veränderungen nicht erkennbar. Im Elektronenmikroskop sind die „Löcher“ aber sichtbar.

Durch einen differenzierten Stuhltest (Abb. 18) lassen sich die Störungen der Flora und wichtige Parameter wie Zonulin, Calcoprotectin, Alpha 1-Antitrypsin, Elastase, eosinophiles Protein X und sekretorisches IgA bestimmen.

Infolge des fäulnisbedingten Histamin anstiegs kommt es zu Schwindel, Kopfschmerzen, Hautrötung mit Juckreiz, Herzrhythmusstörungen, abdominellen Störungen sowie Nasen- und Bronchialbeschwerden. Wenn wie bei der Histamin intoleranz, zusätzlich ein Mangel des für den Histamin abbau notwendigen körpereigenen Enzyms Diaminoxidase (DAO) vorliegt, treten diese Symotome besonders häufig auf. Ein Mangel an Vitamin B6 und C erschwert die Problematik, da beide als Hilfsstoffe die DAO-Funktion unterstützen. Werte wie der Histamin oder der DAO-Wert sind leicht messbar.

Das Ungleichgewicht im Darm begünstigt vermehrte Infekte, Müdigkeit, Hautprobleme, Allergien, Autoimmunkrankheiten und Vitaminmängel.

Bei chronischen Magendarmbeschwerden ohne pathologisches Korrelat wird oft die Verlegenheitsdiagnose Reizdarm genannt, obwohl meist eine Dysbiose oder Nahrungsmittelunverträglichkeiten die eigentliche Ursache sind. Die Vergärung von Zucker in Alkohol durch Hefepilze oder Darmbakterien belastet die Leber („Eigenbrauer-Syndrom").

Nach der TCM ist der Dickdarmmeridian mit dem Lungenmeridian gekoppelt und endet neben der Nase. Sowohl ein chronischer Husten wie auch eine hartnäckige Nebenhöhlenentzündung haben hier oft ihre Ursache. So gehört zu jedem Immunaufbau auch eine Darmsanierung.

Nach der ersten Phase der Darmreinigung schließt sich der Floraaufbau mit Probiotika an. Da diese als Nahrungsergänzungsmittel eingestuft sind, werden sie in der Regel leider von den Kassen, auch den privaten, nicht bezahlt werden. Aufgrund der nachgewiesenen Wirksamkeit von Escherichia coli bei entzündlichen Darmerkrankungen wie der Colitis ulcerosa gibt es aber auch hier Ausnahmen.

Eine Darmsanierung kann aber nur gelingen, wenn die Patienten sich auch nach den für sie individuell erstellten diätetischen Empfehlungen richten.

Ernährungslehren

In großen Medizinkulturen spielte eine gesunde und ausgewogene Ernährung schon immer eine wesentliche Rolle. Die TCM ordnet die Nahrungsmittel nach den fünf Elementen (Abb. 3) und empfiehlt eine ausgewogene Mischkost mit Bezug auf die Jahreszeit und den Energiezustand des Menschen. Das Gleichgewicht von Yin und Yang, von Kälte und Hitze, von Schwäche und Übermaß sollte stimmig sein.

Aus diesem Prinzip entwickelte sich bei uns die Makrobiotik, die auf der Basis von Naturreis und Vollkorngetreide unter Vermeidung von Fleisch, Milch, Eiern, Zucker, Kaffee, scharfen Gewürzen und Tiefgefrorenem ein Verhältnis von Yin zu Yang von 5 : 1 als optimal ansieht.

Einige Ratschläge des indischen Ayurveda sind universell. So empfiehlt sich das Essen ohne Hektik und Stress und nur, wenn man hungrig ist. Den drei Doshas Vata, Pitta und Kapha werden die 3 Gunas Sattva, Rajo und Tamo mit eigenen Nahrungsmitteln zugeordnet.

Als erster Vegetarier der Geschichte gilt der griechische Gelehrte Pythagoras, der schon um 500 vor Christus sagte: „Alles, was der Menschen den Tieren antut, kommt auf den Menschen zurück".

Auch die Ernährungsratschläge des Anthroposophen Rudolf Steiner sind vorwiegend vegetarisch ausgerichtet.

Ich bin kein Ernährungsfanatiker, gebe dazu aber dennoch im Kapitel 10 gemäß dem Sprichwort:„Man ist, ¨was man isst", einige Ratschläge.

Die 6-Phasen-Tabelle nach Dr. Reckeweg

Der deutsche Arzt Dr. Hans-Heinrich Reckeweg (1877–1944) gilt als Begründer der Homotoxikologie. Er sah den menschlichen Körper ähnlich wie in der TCM oder im Ayurveda in einem ständig fließenden Gleichgewicht. Als Krankheitsverursacher nannte er Giftstoffe, im Körper entstanden oder von außen eindringend, die den Organismus über verschiedene Phasen belasten. Er nannte sie Homotoxine.

Der Körper habe in den unterschiedlichen Geweben Abwehrmechanismen, um sie zu bekämpfen. Je tiefer diese durchdrungen würden, umso ernster sei die Gefahr von schweren Krankheiten, bis zu bösartigen Erkrankungen, die im Siechtum enden.

Am Beispiel der Genitalorgane sah er die Menses als natürliche Heilung bringende Exkretion, die entzündliche Metritis als Reaktion und das Myom wiederum als Deposition, wobei diese drei humoralen Phasen sich noch oberhalb des biologischen Schnitts befänden, in dem die Prognose aufgrund der Selbstheilungskräfte günstig sei. In diesen Stadien seien Krankheiten biologisch sinnvolle Abwehrvorgänge So sollte die Exkretion auch nicht unterdrückt, sondern ausgleichend begleitet werden. Bei einer anhaltenden Toxinbelastung könnten sich aber über die zellulären Phasen der Imprägnation Präcancerosen und über die Degeneration zunehmende weitere Störungen ergeben.

Bevorzugt befallen seien Schwachpunktorgane mit der schlechtesten Resistenz („Locus minoris resistentiae"). Mit weiterer Schädigung der Fermente würde die Prognose unsicher und so seien Neoplasien die logische und unausweichliche Folge eines Krankheitsverlaufs in die falsche Richtung.

Auch in meinen Augen hat jede chronisch-degenerative Erkrankung eine Entwicklung und jede maligne Erkrankung eine Vorgeschichte. Wenn man den Krebs langfristig besiegen will, muss man seine Ursachen kennen. Und so hat die 6-Phasen-Tabelle nach Reckeweg, obwohl über 80 Jahre alt, noch heute ihre Gültigkeit (Tabelle 3).

Tabelle 3: Sechs-Phasen-Tabelle nach Dr. Reckeweg

Phasen	Humoral		Matrix		Zellulär	
Reaktion	Normal	Gesteigert	Beginnende Speicherung	Dauerhafte Speicherung	Dauerhafte Schädigung	Bösartige Veränderung
Verlaufsphasen	Exkretion	Inflammation	Deposition	Imprägnation	Degeneration	Dedifferenzierung
Körperreaktion	Ausscheidung	Entzündung	Ablagerung	Zelterkrankung	Zeltuntergang	Zellentarnung
Hautreaktion	Schweiß	Akne	Naevi Warzen	Allergie Neurodermitis	Atrophie	Krebs
Darmreaktion	Durchfall	Akute Entzündung der Schleimhäute	Verstopfung	Chronische Entzündung	Divertikel	Krebs
Bauchspeicheldrüsenreaktion	Fluss	Akute Entzündung	Verkalkung	Chronische Entzündung	Diabetes mellitus	Krebs
Leber/Gallen-Reaktion	Gallenfluss	Leberentzündung Gallenentzündung	Fettleber Gallensteine	Zelterkrankung der Leber	Zirrhose der Leber	Krebs
Lungenreaktion	Husten Schleim	Akute Bronchitis	Staublunge	Asthma bronchiale	Lungenemphysem	Krebs
Nierenreaktion	Fluss (Urin)	Entzündung	Nierensteine	Nierenschwäche	Schrumpfniere	Krebs
Gehirnreaktion	Störung der Konzentration	Meningitis	Sklerose	Migräne	Alzheimer	Krebs
Sinnesorgane	Tränen Ohrenfluss	Entzündung	Chalazion Cholesteatom	Tinnitus Iridozyklitis	Degeneration der Macula	Erblindung Taubheit Krebs
Gynäkologische Organe	Menses	Metritis Ovaritis Adnexitis	Myome Zysten	Präcancerosen	Sterilität	Krebs
Viele weitere Beispiele	Ausscheidung der Körpersekrete	Beginnende Entzündung	Gutartige Ablagerungen	Chronifizierung	Bleibende Schädigung	Endstadium schlechte Prognose

Homotoxikologie und Komplexhomöopathika

Reckeweg entwickelte diverse „antihomotoxische Präparate", um die Eigenregulation und die Entgiftungsfunktionen unseres Körpers zu verbessern und die Homotoxine als vermutete Krankheitsverursacher zu eliminieren. Als solche zählte er exogene Umwelt- und Nahrungstoxine sowie Rückstände von Medikamenten sowie endogene, die im Körper selbst entstehen. Die Auswahl der Arzneimittel richtete sich dabei in erster Linie nach den Toxinen und der Krankheitsindikation und nicht nach den Regeln der klassischen Homöopathie.

In der Homotoxikologie arbeitet man mit vier Wirkstoffgruppen:

- potenzierte Suis-Organpräparate (zur Stärkung der jeweiligen Organe, hergestellt aus Schweineorganen)
- intermediäre Katalysatoren (zur Verbesserung der Energieversorgung insbesondere bei chronischen Krankheiten)
- homöopathische Allopathika (gegen Therapieschäden durch chemische Mittel und Antibiotika, aus diesen homöopathisch hergestellt)
- Nosoden (gegen die Folgen von Infektionskrankheiten, aus den jeweiligen Erregern hergestellt)

Reckeweg führte als neue Therapieform auch Potenzakkorde ein, in denen Einzelmittel in unterschiedlichen Potenzen in den Präparaten verwendet wurden.

Aufgrund der krankheitsorientierten Indikationsstellung wird die Homotoxikologie auch als Brücke zwischen Schulmedizin und klassischer Homöopathie bezeichnet. Die Verordnung nach der Indikation vereinfacht die Entscheidung. So rezeptiert man bei einem Trauma beispielsweise „Traumeel" von dem 1936 von Reckeweg gegründeten Unternehmen *Biologische Heilmittel Heel.*

Für die meisten Ärzte sind Komplexhomöopathika ein guter und einfacher Einstieg in die von vielen Patienten gewünschte Homöopathie. Auch mir fehlt im Praxisalltag oft die Zeit, die Regeln der klassischen Homöopathen, die mich hier kritisieren werden, einzuhalten. Dennoch überzeugt mich die Wirkung, die man gut voraussehen kann.

Zudem sind die Menschen in der heutigen Zeit so vielen unterschiedlichen Einflüssen ausgesetzt, die sich auch auf eine homöopathische Therapie auswirken. Auch will ich meine Patienten mit allen guten Möglichkeiten sowohl der komplementären Alternativmedizin als auch der klassischen Schulmedizin versorgen. Insofern fällt es schwer, sich auf die Wirkung von nur einem einzigen homöopathischen Mittel zu verlassen.

Klassische Homöopathie

Nicht selten werden die Begriffe Naturheilverfahren und Homöopathie gleichgesetzt. Dabei ist Letzteres nur eine Therapieform unter dem Oberbegriff der ganzheitlichen oder alternativen Behandlungsmethoden, für die aufgrund der persönlichen Erfahrung und der Berichte vieler Heilkundler auch der Oberbegriff Erfahrungsmedizin verwendet wird.

Ich erinnere mich, wie mich mein früherer Chefarzt, der Kardiologe Prof. Dr. Peter Schuster, bei dem ich viel gelernt habe, nach Erwerb einer weiteren Zusatzbezeichnung anrief und sagte: „Zum Abschluss Naturheilverfahren habe ich Ihnen noch gratuliert, aber Homöopathie, das geht zu weit, das kann ich in keiner Weise nachvollziehen."

Sicher ist die Homöopathie aufgrund ihrer großen Erfolge, die man mit gesundem Menschenverstand normalerweise nur schwer einordnen kann, das am meisten kontrovers diskutierte Therapieverfahren unserer Zeit. Schon die Entdeckung war spannend und ungewöhnlich:

Ihr Begründer, der Arzt, Apotheker und Chemiker Samuel Hahnemann (1755–1843) lebte in einer Zeit, in der man mangels Alternativen viele Krankheiten mit Toxinen wie Arsen und Quecksilber behandelte, natürlich mit wenig Erfolg. Schon der berühmte Ausspruch von Paracelsus: „Alle Dinge sind Gift, und nichts ist ohne Gift. Allein die Dosis macht's, dass ein Ding kein Gift ist", klingt homöopathisch.

Hahnemann entwickelte nun die geniale Idee, diese Giftstoffe soweit zu verdünnen, dass sie nur noch eine Reizwirkung haben. Er testete diese an sich selbst, auch mit der damals bei Malaria verwendeten Chinarinde. Tatsächlich traten bei zunehmender Verdünnung des Mittels fieberartige Zustände, ähnlich wie der Malaria auf. Er führte das Prinzip der Arzneimittelprüfungen ein und fand heraus, dass Krankheitssymptome sich durch die verdünnte Gabe von Wirkstoffen, die diese Krankheit verursachen konnten, erfolgreich behandeln ließen. „Similia similibus curentur" – „Ähnliches werde durch Ähnliches geheilt" – lautet die Zauberformel der Homöopathie, wobei sich der Begriff auch aus dem Altgriechischen für „ähnliches Leiden" ableitet.

Es gibt viele Beispiele für die Wirksamkeit, so die bei Imkern beliebte Einnahme von Apis nach einem Bienenstich. Apis wird aus der Honigbiene hergestellt. Bei Bienenstichen, aber auch bei anderen Erkrankungen, die mit Schwellungen, brennenden und stechenden Schmerzen sowie einer Berührungsempfindlichkeit einhergehen, also vielen Entzündungen, wirkt Apis mellifica.

Ein anderes Beispiel ist das Gift Arsen, das früher auch als Medikament gegen die Schlafkrankheit und gegen Syphilis verwendet wurde. Arsenvergiftete sterben qualvoll mit großer Unruhe, Angst, Erbrechen, Durchfall und zunehmender Schwäche. Genau bei diesen Symptomen hilft das homöopathische Arsenicum Album.

Hahnemann entdeckte aber noch ein weiteres Prinzip der Homöopathie.

Indem er toxische Substanzen schrittweise verdünnte und dabei schüttelte, schien sich die Kraft und Wirkung der Mittel zu verstärken. Er wählte für die Verdünnung den Begriff Potenzieren ein. Die von Hahnemann festgelegten Regeln der Potenzierung gelten nach wie vor:

- D-Potenz = 1:10 (Dezimalpotenz)
- C-Potenz = 1:100 (Centesimalpotenz)
- LM- bzw. Q-Potenz = 1:50.000

Während man heute in der Komplexhomöopathie und bei einfachen Krankheitssymptomen im Praxisalltag oder bei der Selbstmedikation in der Regel niedrige D-Potenzen wählt, sollte der Einsatz von Hochpotenzen, die man eher selten und dann gezielt geben sollte, in der Hand erfahrener Homöopathen bleiben. Grundlage der Mittelwahl ist die ausführliche Anamnese mit nachfolgender Literaturrecherche. Diese „Repertorisation" unter Berücksichtigung der Krankheitsmodalitäten und der Konstitution des Patienten braucht viel Zeit, die mir im Praxisalltag fehlt. Dabei hilft mir meine Erfahrung sowie die Verwendung von Fragebögen und nicht zuletzt die IT, die in wenigen Minuten repertorisiert. Aufgrund der vielfältigen Einflüsse, denen die Menschen heute unterliegen, ist es oft schwer, die passende Hochpotenz zu finden und sich dann auf die Gabe nur dieser Arznei, wie es von den Klassikern gefordert wird, zu verlassen. Ich weiß um die verblüffenden Erfolge der reinen Homöopathie, kombiniere sie aber dennoch meistens mit allen ergänzenden Therapien, die dem Patienten helfen.

Die Einnahme der Homöopathika sollte aber dennoch nicht unmittelbar zeitgleich mit anderen äußeren Einflüssen erfolgen, die die Wirkung abschwächen können. Die Mittel sind praktisch nebenwirkungsfrei. Vereinzelte Erstreaktionen weisen auf die richtige Mittelwahl hin.

Eine der Homöopathie nahestehende Heilmethode ist die Gabe von Schüßler-Salzen. Der im 18. Jahrhundert lebende gleichnamige deutsche Arzt verdünnte seine Mittel ähnlich wie bei der Homöopathie bis auf D 12-Potenzen, wobei er aber, im Unterschied zur Homöopathie , auf das Verschütteln und Dynamisieren bei der Herstellung verzichtete. Er nannte zwölf Funktionsmittel und 15 Ergänzungsmittel, alle aus Mineralstoffen hergestellt, auch zum Ausgleich eines Mangels dieser Stoffe. Die Auswahl der Mittel erfolgte je nach Symptomatik und auch aufgrund der Antlitzdiagnostik mit typischen Merkmalen, die die Mangelzustände bewirken. Die Mittel können auch in Kombination als Kur gegeben werden. Aufgrund der Einfachheit der Anwendung sind die Schüßler-Salze besonders in der Selbstmedikation für Laien beliebt.

Schon zu Lebzeiten Hahnemanns breitete sich die Homöopathie wegen der offensichtlichen Wirkungen bei fehlenden Nebenwirkungen weltweit aus, obwohl es von Anfang an auch viele vehemente Gegner der Lehre gab. Im Jahre 2003 beschloss der Deutsche Ärztetag die offizielle Einführung der Zusatzweiterbildung Homöopathie . Der Umsatz homöopathischer Präparate liegt in Deutschland aktuell um die 600 Millionen Euro pro Jahr. Die Beliebtheit bei den Patienten ist den ärztlichen Kollegen, die die Wirkung nicht nachvollziehen können, und auch den Pharmafirmen, die lieber teure Allopathika als günstige Homöopathika verkaufen, natürlich ein Dorn im Auge. Und so gibt es in Deutschland gerade sehr viel Gegenwind, der dazu geführt hat, dass die Mehrzahl der Ärztekammern die Homöopathie leider wieder aus den Weiterbildungsordnungen gestrichen hat. Dennoch bin ich weiter zuversichtlich, dass die Homöopathie uns erhalten bleibt. In einer Umfrage des Institutes für Demoskopie Allenbach aus dem Jahre 2014 hatten 60 Prozent der Bevölkerung bereits Homöopathika genommen. Etwa die Hälfte von Ihnen berichtete von uneingeschränkt positiven Heilerfahrungen.

Nicht wenige auch prominente Ärzte wie der Münchener Sportmediziner Dr. Müller-Wohlfahrt arbeiten vorwiegend mit homöopathischen und biologischen Medikamenten, die er nach dem Prinzip der Mesotherapie auch gezielt an Schmerzorte spritzt.

Als Gast in der NDR-Talk Show von Barbara Schöneberger und Hubertus Meyer-Burckhardt äußerte er folgende Worte: „Ich will einem Patienten nicht schaden, wenn ich ihn behandele, also bin ich bei der Homöopathie gelandet und bei biologischen Heilmitteln und sehe, und das habe ich sehr früh erkannt, dass das fantastisch wirkt."

Aber wie soll ein Mittel wirken, wenn es praktisch keine Substanz hat?

Selbst eingefleischte Homöopathen müssen eingestehen, dass es bisher noch keine wissenschaftlich nachvollziehbare Erklärung für die Wirksamkeit gibt. Man vermutet eine energetische Wirkung über Frequenzen der Substanzen, die man auch bei den energetischen Testverfahren nutzt. Die Zukunft wird uns irgendwann eine Erklärung liefern. Wer hätte es vor einigen Jahren für möglich gehalten, was heute selbstverständlich ist: per Skype-Videokonferenz die Verwandten in der ganzen Welt ganz nahe haben. Den absoluten Skeptiker überzeuge ich mit dem Argument, es kann kein Nachteil sein, ein Ministück Haushaltszucker auf die Zunge zu legen, auch wenn man nicht daran glaubt.

Nicht wenige von ihnen haben aufgrund der positiven Erfahrung, die sie beim Selbsttest gemacht haben, den Zugang zu der Methode bekommen.

Für mich persönlich gibt es aufgrund der unzähligen Erfolgserlebnisse, die ich erlebt habe und die sich auch durch schriftlich festgehaltene Kommentare der Patienten in Mails und Briefen belegen lassen, nicht den geringsten Zweifel: Die Homöopathie wirkt genial, egal wie.

Miasmen und Nosoden

Der Begriff Miasma kommt aus dem Griechischen und bedeutet Befleckung. Hahnemann fiel auf, dass viele Patienten sich nach den zu seiner Zeit häufigen Erkrankungen Syphilis, Gonorrhoe und Krätze nicht richtig erholten. Er schloss daraus, dass diese drei Krankheiten „Ur-Übel" – Miasmen – und somit die eigentliche Ursache für viele chronische Krankheiten seien.

Er unterschied das syphilitische Miasma von dem aus der Gonorrhoe hervorgehenden sykotischen sowie von dem für ihn wichtigsten Miasma, der Psora, die aus der Krätze hervorging.

Patienten mit Psora – griechisch: Juckreiz – leiden an Hautkrankheiten mit genau diesem Symptom. Bei der Unterdrückung des Symptoms Juckreizes bestünde die Gefahr, dass die Psora in tiefere Ebenen übergeht und dort schwerere Krankheiten auslöst. Durch die homöopathische Gabe des zugrundeliegenden Miasmas, in diesem Fall also der Psora, könne man die Erkrankung hingegen günstig beeinflussen, folgerte er weiter. Ein Miasma sei zudem eine Disposition, die auch vererbt werden könne.

Nun sind die den Miasmen zugehörigen Krankheiten bei uns selten geworden. Dafür kam im letzten Jahrhundert die Tuberkulose dazu, die ebenfalls zu den Miasmen zählt. Bei einer Neigung zu Husten und Nachtschweiß sowie zu Infekten, verbunden mit Unruhe, Schwäche und Erschöpfung, bei Tuberkulose -ähnlichen Symptomen also, lohnt sich immer die Gabe einer Hochpotenz Tuberkulinum, besonders wenn es in der Familie früher Tuberkulose fälle gab. Die Wirkung gerade auch bei schwächlichen und hyperaktiven Kindern kann verblüffend sein. Allerdings muss man auch immer mit Erstreaktionen rechnen, die aber, nachdem die Blockade der Befleckung (Miasma) gelöst ist, in einen positiven Verlauf münden.

In der Praxis arbeite ich mit einem von mir entwickelten Fragebogen (Abb. 6), mit dem ich die wichtigsten körperlichen und seelischen Beschwerden sowie die Modalitäten der einzelnen Nosoden abfrage. Mit dem Vegatest-Gerät überprüfe ich die Mittel energetisch und suche auch nach der für den Patienten zum Zeitpunkt der Mittelwahl idealen Potenz der Nosode.

Erfahrene Homöopathen werden die auf dem Anamneseblatt abgefragten Mittel in der Reihenfolge Carcinosinum, Psorinum, Luesinum, Syphilinum sowie Tuberkulinum wiedererkennen.

Ich gebe dem Patienten die gewählte Nosode als Hochpotenz mit und bitte ihn, beim Auftreten der passenden Beschwerden einige Globuli nach den Regeln der Homöopathie einzunehmen.

Der Patient notiert positive Reaktionen, aber auch Erstverschlimmerungen, die gerade nach der Einnahme solcher Medikamente auftreten können. Ich sehe jede Veränderung nach einer Nosode als Lösung einer Blockade. Daher setzte ich die Mittel gern zu Anfang einer Therapie oder im Verlauf auch bei einer Therapiestarre ein. Falls eine Nosode keine Wirkung mehr zeigt, wähle ich eine andere, in der Regel höhere Potenz oder ein neues Mittel.

Ich arbeite auch mit den aus den jeweiligen Erregern hergestellten Nosoden, zum Beispiel der EBV-Nosode, wobei ich empfehle, diese erst mit genügend Abstand zur Erstinfektion einzusetzen.

Abbildung 6: Fragebogen Nosoden

Fragebogen Nosoden

Dr. med. Hamid Kermani
& Dr. med. Rojin James
Fachärzte für Innere und Allgemeinmedizin
Akupunktur • Chirotherapie • Sportmedizin
Naturheilverfahren • Homöopathie • Reisemedizin

Bitte markieren Sie das Zutreffende!
Ergänzen Sie Fehlendes!

NAME:..................................

DATUM:.................................

1. In der frühen Kindheit: schwere Infekte, Pneumonie, Keuchhusten, Nägelkauen/keine oder erst späte Kinderkrankheiten/ Patienten, die nicht fiebern/ Verschlimmerung nach Impfungen/ EBV/ Müdigkeit/ Leistungsschwäche/ starke Schlafstörungen – wann? Autoimmunerkrankungen/Allergien/ Ekzeme / Hautprobleme / Neurodermitis/ Nahrungsmittelunverträglichkeiten / Drüsenschwellungen / zerebrale Störungen/ Retardierung, Mongoloide /Tics, Zuckungen / Karzinome / Café au Lait-Flecken/ viele Muttermale / blaue Skleren / Nebenhöhlenentzündungen/ Raynaud/ Verlangen: Schokolade(bittere)/ Verlangen oder Abneigung: Salz, Milch, Fett, Eier/ Gemüt: tiefe Furcht, Krebsangst/ Erwartungsängste/ Prüfungsängste/ übertriebenes Pflichtgefühl/ peinlich genau in Kleinigkeiten, Gewissensangst/ aufopfernd, nachgiebig, angepasst/ hartnäckig, eigensinnig/ frühreifes, streng erzogenes, überangepasstes Kind/geschäftig / kein Selbstvertrauen/ unterdrückte, fehlende Wut/ Mitgefühl/ braucht, gibt viel Liebe/ Liebe zu Tieren, Natur, Lesen/ empfindlich, schreckhaft/ Verlangen Tanzen, Musik, Rhythmus/ Künstlertyp/ reist gern/ Freude an Gewitter/ weinerlich, bei Erzählen, Krankheit/Tadeln greift an, leicht beleidigt/ reizbar vor Menses/ Trost verschlechtert/ Geist wie benommen, Denken erschwert/ interesselos, depressiv, seelisch empfindlich/ Abneigung gegen Unterhaltung/ Folge von Schreck, langer Furcht, Missbrauch/ schläft in Knie-Ellenbogen-Lage, auf dem Bauch, schläft schon seit der Kindheit schlecht/
   Modalitäten: besser: nach kurzem Schlaf, unter fortgesetzter Bewegung/ schlechter: 17.00/ besser oder schlechter durch Kaffee, Alkohol, Hitze, Kälte, Meer/ Familienanamnese: Krebserkrankungen, Diabetes mellitus, Tuberkulose

2. Infektneigung/ chron. Katarrhe/ unterentwickelte Kinder/ Abmagerung/ Hautprobleme mit Absonderungen, Juckreiz/ Chron. Urogenitalbeschwerden/ Ödeme, Nephritis/ Gelenke schmerzhaft, geschwollen, schwach/ Steifheit/ Ameisenlaufen, Taubheit/ Zittern/ Brennen(Zungenwurzel)/ Aphten/ Tumore/ Schwäche/ Konzentrationsstörungen/ viel Schweiß/viele verschiedene körperliche Symptome/ intensive Gemütssymptome/ Modalitäten: schlechter: tags, 3-4 Uhr nachts, bei Hitze, Kälte, Feuchtigkeit, vor Gewitter, bei Berührung, in Räumen/ besser: bei frischer Luft, am Meer, abends, unbedeckt sein, durch Ausscheidungen
3. Ungesunde Haut mit Ausscheidungen und Juckreiz/ kälteempfindlich/ Hunger mitten in der Nacht/ Schweißneigung/ Kopfschmerzen/ viele Kopfsymptome/ Rückenschmerzen/ Asthma/ Übelkeit, Bauchschmerzen nach dem Essen/ wenig Appetit, viel Durst/ Gemüt düster, ängstlich/ schlechter durch Kaffee, Wetterwechsel, Winter/ besser: Wärme, Schwitzen, Essen, Waschen
4. Erschöpfung, Schwäche besonders morgens/wandernde rheumatische Beschwerden/Schmerzen besonders nachts/Hautprobleme/ Kopfschmerzen/ viele Kopfsymptome/Gedächtnisstörung/ Rückenschmerzen/ Asthma/ Verstopfung/ Schlafstörungen/ depressive Episoden/
   Modalitäten: schlechter: nachts, am Meer, im Sommer/ besser: tagsüber
5. Erschöpfung/ Rückfallneigung/ Infektneigung, Husten/ unruhige, schwächliche, appetitlose Kinder/ Abmagerung/ Schweißneigung, besonders nachts/ wechselnde Beschwerden/ Schläfrigkeit/ Neurodermitis, chronische Hautprobleme/ Kopfschmerzen/ Kopfsymptome/ rheumatische Symptome/ Rücken verspannt/ Durchfall/ Heißhunger auf Süßes/ Stimmung reizbar, eigensinnig, unzufrieden, wechselnd/ Zerstörungswut/ Furcht vor Tieren/ in der Familie oder Vorgeschichte: Tuberkulose/ Modalitäten: schlechter durch Feuchtigkeit, Kälte, Wetterwechsel, Gewitter, Anstrengung, Bewegung, in geschlossenen Räumen, beim Erwachen, durch Lärm, Aufregung/ besser durch frische Luft, Musik
6. Weitere, nicht genannte Symptome:
   ....
   ....
   ....

In meiner Praxis ergibt die Mittelwahl am häufigsten die Nosode Carcinosinum. Diese wurde erstmals Ende des 19. Jahrhundert aus dem Brustkrebsgewebe einer Frau hergestellt. Die wichtigsten Beschwerden, die zu dem Mittel passen, decken sich mit denen der chronischen EBV-Verläufe. Auch die Modalitäten und die Gemütssymptome stimmen häufig überein. Die Miasmen gehören aufgrund ihrer Herkunft aus Erregermaterial zu den Nosoden. Mit diesem Begriff, der sich aus dem Griechischen „Nosos" (Krankheit) ableitet, sind alle homöopathischen Mittel gemeint, die nach den Vorschriften des Homöopathischen Arzneibuches (HAB) aus den Erregern oder Stoffwechselprodukten infektiöser Krankheiten hergestellt werden. Sofern die Mittel aus menschlichem oder tierischem Gewebe gewonnen werden, egal ob krank oder gesund, nennt man sie Sarkoden. Stammt das Ausgangsmaterial vom Patienten selbst, spricht man von einer Autonosode. Ein Beispiel für eine einmalige Situation, die zur Gewinnung einer Nosode genutzt werden kann, ist die Geburt. Der Mutterkuchen kann als Plazentaglobuli zur späteren Therapie beispielsweise gegen Regelschmerzen eingesetzt werden. Eine Infektion durch wenig appetitliche Körperstoffe wie Urin oder Stuhl ist nicht möglich, da diese zunächst sterilisiert und dann homöopathisch verdünnt werden. Dennoch erschweren die deutschen Arzneimittelvorschriften die Herstellung von Nosoden, sodass wir viele Mittel nur noch aus dem Ausland, bevorzugt aus Belgien, beziehen. Eine große Bedeutung spielt in meiner Praxis auch die Gabe von Impfnosoden. Im Jahre 1796 ergab es sich durch einen Zufall, dass im gleichen Jahr, in dem Edward Jenner die erste Pockenimpfung durchführte, Samuel Hahnemann das Ähnlichkeitsprinzip in der Homöopathie veröffentlichte. Damals respektierten sich beide Kapazitäten trotz der klaren Unterschiede der Methoden. In diesem Sinne gibt es keine homöopathische Impfung und die Homöopathie kann eine Impfung auch nicht ersetzen. Zur besseren Verträglichkeit und wenn die Impfung Nebenwirkungen ausgelöst hat, kann die passende Impfnosode jedoch sehr wertvoll sein. In der Praxis gebe ich die jeweils passende Hochpotenz, zum Beispiel als C30, einige Tage vor der Impfung, eine zweite Gabe nach der Impfung, um Impfreaktionen abzuschwächen. Zeitgleich mit der Impfung nimmt der Patient einige Globuli Thuja C 30 als Hauptmittel der Homöopathen gegen Impfreaktionen in den Mund. Das Schema hat sich als nebenwirkungsfrei und gut wirksam bewährt. Bei Mehrfachimpfungen können die aus den Impfstoffen hergestellten Einzelnosoden im Tageswechsel vor und nach der Impfung gegeben werden, eine ratsame Maßnahme gerade auch bei Kindern.

Nosoden sind in der Lage, zum Teil alte oder vererbte Blockaden zu lösen. Manche Therapeuten bezeichnen sie als Trumpfkarten in der Hand des Homöopathen. Leider sind diese wertvollen Mittel vom Aussterben bedrohte Medikamente. In einigen Ländern der EU sind sie verboten, sogar der Bezug aus dem Ausland wird zunehmend schwerer. Der Grund liegt in der Unwissenheit und den emotionalen Vorbehalten derer, die hier die Entscheidungsvollmacht haben.

Mikroimmuntherapie

Mit homöopathischen Verdünnungen arbeitet auch die in den 1960er Jahren von dem belgischen Arzt Dr. Maurice Jenaer entwickelte Mikroimmuntherapie. Sie ist besonders in der Krebstherapie, in der Behandlung von Allergien, Entzündungen und Autoimmunstörungen sowie in der Abwehr von Erregern, besonders Viren, hoch wirksam.

Grundlage für die Auswahl der Präparate ist der Lymphozytenstatus, der in rund 80 Prozent der Fälle einen hypoergen Reaktionstyp, also eine zu schwache Regulation zeigt.

Bei hartnäckigen chronischen EBV-Fällen findet sich in der Regel das in Abb. 2 dargestellte Störmuster, das sich durch eine differenzierte Therapie mit etwas Geduld ausgleichen lässt.

Zum Einsatz kommen hoch verdünnte Botenstoffe des Immunsystems wie Hormone, Nukleinsäuren, Wachstumsfaktoren und Zytokine, aus Protein bestehende Regulatoren. Die Einnahme unter der Zunge soll die Informationen direkt an das zu regulierende lymphatische System des Körpers bringen. Leider werden die auf Dauer recht teuren aus dem Ausland zu beziehenden Mittel auch von privaten Kassen oft nicht erstattet, sodass ich die Methode trotz der guten Wirksamkeit meist erst bei Therapieresistenz einsetze, hier aber, besonders auch in der EBV-Therapie, als eine sehr gute Ergänzung.

Eine Weiterentwicklung der Mikroimmuntherapie ist die von dem belgischen Arzt Dr. med. Gilbert Glady 2007 entwickelte Bio-Immun-Gen-Medizin mit diversen Mitteln gegen viele chronische Krankheiten.

Die Bedeutung der Gene für das Immunsystem ist unbestritten. Ihre mögliche Beeinflussung durch neue Therapien wird hingegen kontrovers diskutiert. Durch die Analyse der HLA, der „Human Leukozyten-Antigene", lässt sich das genetische Risiko für viele Krankheiten genau bestimmen. Die Kosten für die Untersuchung und die Herstellung einer Nosode aus den ungünstigen HLA-Anlagen sind mit circa 230 Euro überschaubar. Die Erfolgsaussicht einer solchen Behandlung bleibt spekulativ.

Sanum-Therapie

Auf dem Expertentreffen in Baden-Baden, als es um die Gründung einer von der Firma Sanum unabhängigen medizinischen Fachgesellschaft auf den Grundlagen der Sanum-Therapie ging, hatte ich die Lacher auf meiner Seite bei meinem Kommentar: „Ich arbeite seit 30 Jahren mit der Sanum-Therapie , ohne sie jemals verstanden zu haben. Missen möchte ich sie trotzdem nicht, denn sie wirkt." Tatsächlich klingt bereits der Name der „Internationalen Gesellschaft für Immunbiologie, Milieumedizin und Pleomorphologie" (IGIMP) recht kompliziert.

Zunächst sollte man einige Grundbegriffe unterscheiden:

- Die gängige Schulmedizin arbeitet mit der Allopathie, dem Heilen mit Anderem („contraria contraris curentur")
- Die Hömoopathie heilt mit Ähnlichem („similia similibus curentur")
- Die Isopathie heilt mit Gleichem („äqualia äqualibus curentur")

Weiter unterscheidet man als Auslöser für Infektionskrankheiten:

- Monomorphismus als Lehre der Eingestaltigkeit: Danach zeigen Mikroorganismen wie Viren, Bakterien, Pilze etc. immer die gleiche Erscheinungsform (bekannte Vertreter: Louis Pasteur und Robert Koch).
- Pleomorphismus als Lehre der Vielgestaltigkeit: Danach verändern Erreger ihre Form abhängig vom Milieu stetig (bekannte Vertreter: Antoine Bekam und Günther Enderlein).
  Man unterscheidet dabei apathogene, für das Leben unverzichtbare Symbionten, die man „Protite" nennt von pathogenen Phasen, etwa bei Bakterien oder Pilzen. Diese Aufwärtsentwicklung, die man auch „Endobiose" nennt, ist die Grundlage vieler chronischer Krankheiten.
  Die pathogenen Phasen lassen sich aber auch wieder in apathogene zurückbilden, womit es zur Heilung kommt. Enderlein nannte den Begriff „Cycloden" als Oberbegriff für alle Stadien des Endobionten.

Entscheidend für die Entstehung von chronischen Krankheiten ist das Milieu, welches durch Faktoren wie seelische, toxische und auch geopathische Belastungen, aber auch Störfelder, fehlerhafte Ernährung und gestörtem PH-Wert negativ beeinflusst wird. Störmuster kann man auch mit der Untersuchung des Blutes mit dem Dunkelfeldmikroskop aufdecken. Im Gegensatz zum Durchlichtmikroskop werden hier die Konturen von Zellen und anderen Objekten seitlich beleuchtet und bleiben gegenüber dem dunklen Hintergrund hell. Insbesondere am Aussehen, der Aktivität und der Funktionstüchtigkeit der Erythrozyten, der roten Blutkörperchen, erkennt man das innere Milieu des Menschen.

Zum Einsatz kommen vorwiegend Zellbestandteile aus Bakterien oder Pilzen. Zunächst wird das Milieu saniert. Es folgen Regulationsmittel und eine Immunmodulation. Einige der Mittel sind In der EBV-Therapie für mich von großer Bedeutung (Abb. 20). Ich setzte sie parenteral, oral oder nur zum Einreiben auf die Haut, bevorzugt in der Ellenbeuge, ein. Obwohl die Verdünnung in D-Potenzen homöopathisch klingt, steckt der Grundgedanke der Isopathie, der Heilung mit Gleichem, hinter dieser wirklich einzigartigen Therapieform gegen Mikroben.

Anthroposophische Medizin

Der Begriff leitet sich aus den griechischen Worten „Anthropos=Mensch“ und „Sophia=Weisheit“ ab. Ihr Begründer, Dr. phil. Rudolf Steiner, sah in der „Weisheit vom Menschen“ ein integratives Medizinsystem, welches – immer auf dem Boden der wissenschaftlich anerkannten Schulmedizin – nach einer ganzheitlichen Erweiterung sucht, ein Gedanke, dem ich voll zustimmen kann. Nach der Begründung im Jahre 1920 entwickelte sich daraus ein spirituell und esoterisch geprägtes interdisziplinäres Fortbildungskonzept für Ärzte, Pfleger, Pharmazeuten und weitere Therapeuten. Hinter der Lehre steckt aber vielmehr eine Philosophie und sogar eine eigene religiöse Weltanschauung, die an die Reinkarnation, also an die regelmäßige Wiederkehr aller Lebewesen, glaubt. Steiner selbst sah die Anthroposophie als Wissenschaft, weniger als eigene Religion, aber doch auch als Erkenntnisweg. Auf dem Boden der Theosophie, einer die Weltreligionen vereinenden Lehre und auch inspiriert von Goethes literarischen Werken, entwickelte er einen eigenen Kosmos. Kosmische Kräfte sollen auch durch die von Steiner initiierten Behandlungs- und Lehrformen aktiviert werden.

Aus diesem Gedanken entwickelten sich Schulformen wie die Waldorfschule und biologische Anbaumethoden in der Landwirtschaft.

In über 80 Ländern der Welt wird die anthroposophische Medizin praktiziert und weiter erforscht, in Deutschland seit 1976 auch als im Arzneimittelgesetz anerkannte besondere Therapieform.

Die anthroposophischen Medikamente, egal ob mineralischen, metallischen, pflanzlichen oder tierischen Ursprungs, entstammen der Natur und werden wie in der Homöopathie verdünnt und potenziert, vorwiegend in D-Potenzen und als Kombinationspräparate.

Eine besondere Bedeutung wegen ihrer krebshemmenden Wirkung hat die Misteltherapie. Bis vor wenigen Jahren wurden die Kosten noch von vielen Krankenkassen getragen.

Als weitere Behandlungsformen seien die Kunsttherapien, die Ölbadetherapie, die Rhythmische Massage und die Heileurythmie als eine spezielle Form der Bewegungstherapie genannt.

Gerade in der heutigen Zeit, in der Ärzte und Pfleger in Krankenhäusern sich mehr mit Bürokratie und Dokumentation beschäftigen müssen als mit dem Patienten, für den kaum Zeit bleibt, schätze ich die Möglichkeit, auch gesetzlich Versicherte in ein anthroposophisches Akutkrankenhaus einweisen zu können. Die drei Kliniken Havelhöhe, Filderstadt und – bei uns in der Nähe – Herdecke haben einen hervorragenden Ruf. Insofern ist die Lehre Steiners in der Medizin für mich eine wertvolle Bereicherung.

Spagyrik und Bach-Blüten

Eine weitere Therapieform, die der Homöopathie zwar nahesteht, sich in Grundzügen aber von ihr unterscheidet, ist die Herstellung spagyrischer Essenzen aus Pflanzen, indem man durch Gärung und Destillation die wertvollen flüssigen Bestandteile extrahiert, um die restlichen festen Teile zu veraschen. Der Ursprung geht zurück auf Theophrastus von Hohenheim (1493–1541), besser bekannt als Paracelsus, der mit diesem Grundsatz einer alchemistischen Arzneizubereitung eine Wirkungsverstärkung der Droge erzielen wollte. Neben Pflanzen werden aber auch mineralische und tierische Ausgangssubstanzen zu Spagyrika verarbeitet. So entwickelte sich auf dem Boden der Alchemie eine noch heute gut wirksame Form der Arzneimitteltherapie, wobei sechs verschiedene Herstellungsformen standardisiert im Homöopathischen Arzneimittelbuch (HAB) geregelt sind. Neben Fertigarzneimitteln verschiedener Firmen gibt es nach wie vor in einigen spezialisierten Apotheken die individuelle Einzelherstellung auf Rezept. Der Begriff leitet sich aus dem Griechischen „spao = trennen" und „ageiro = vereinen" ab. „Nur das Beste aus der Pflanze" soll helfen.

Eine weitere beliebte Behandlungsform ist die vor knapp 100 Jahren von dem britischen Arzt Edward Bach begründete Gabe verschiedener Blütenessenzen. Diese gewann er durch das Kochen von Pflanzen- und Blütenteilen in Wasser, um aus diesen Urtinkturen durch weitere Verdünnung 38 verschiedene Medikamente herzustellen. Dabei wählte Bach nicht die bis dahin bekannten Heilpflanzen, sondern andere, denen er eine besondere Bedeutung bei verschiedenen psychischen Störungen des Menschen zuordnete. Die Mittel sollen sich auf das seelische

Gleichgewicht der Patienten harmonisierend auswirken. Tatsächlich beobachte ich bei richtiger Mittelwahl sehr positive Effekte, wobei neben der Kenntnis der verschiedenen Substanzen energetische Tests wie auch die Kinesiologie weiterhelfen können. Für akute Notfallsituationen, ursprünglich gedacht für einen in Seenot geratenen Fischer, wählte Bach die fünf Bachblüten *Star of Bethlehem, Rock Rose, Impatiens, Cherry Plum* und *Clematis* aus, die als bewährte Mischung noch heute eine gute Hilfe für akute Stressmomente ist. Bach nannte sie „Rescue-Tropfen".

Es ist zu vermuten, dass bei Bachblüten ähnlich wie in der Homöopathie die Übertragung spezieller Schwingungsmuster von der Pflanze auf den Menschen einen energetische Wirkung hat. Diese lässt sich aber wie bei vielen alternativen Heilverfahren wissenschaftlich nicht belegen.

Phytotherapie

Für einige Phytotherapeutika wurde der wissenschaftliche Wirksamkeitsnachweis erbracht, auch nach den Kriterien der evidenzbasierten Medizin. Für diese besteht auch eine klare Dosis-Wirkung-Beziehung. Dies führte dazu, dass beispielsweise Johanniskraut, allerdings nur in einer definiert hohen Dosis, seit dem 1.4.2009 verschreibungspflichtig und bei mittelschwerer Depression therapeutisch zugelassen ist. Niedrigere Dosierungen gehören zur Selbstmedikation. Bei dieser machen pflanzliche Zubereitungen aufgrund ihrer Beliebtheit in Deutschland immerhin etwa 22 Prozent des Markanteiles aus.

Die Behandlung mit Phytotherapeutika zählt sicher zu den ältesten Therapieformen der Menschheit, nach Schriften aus dem alten China seit mindestens 4.000 vor Christus, wahrscheinlich noch viel länger. In vielen Medizinkulturen wie der TCM oder dem Ayurveda spielt die Gabe von Kräutern und Pflanzenmitteln traditionell eine erhebliche Rolle. Und so wurde das Geheimnis der heilenden Pflanzen von Generation zu Generation weitergegeben.

Im Mittelalter waren es die Äbte und die Mönche, die mit allem, was die Natur an Pflanzen und Kräutern hergab, forschten und neue Mittel entwickelten. Die „Physica", das Grundwerk Hildegard von Bingens, die im 12. Jahrhundert lebte, sollte die Medizin bis ins 19. Jahrhundert naturheilkundlich prägen. Im späten Mittelalter drohte jedoch mancher „Kräuterhexe" oder „weisen Frau" durch die Inquisation die Gefahr, auf dem Scheiterhaufen verbrannt zu werden. Dennoch entwickelte sich ein Schatz von mehr als 3.000 Heilpflanzen, die sowohl in Urtinkturen als auch in homöopathischen Verdünnungen, als Tablette, Kapsel, Dilution, Salbe oder Badezusatz angewendet werden. Einige wie die Weidenrinde, aus der Salicin isoliert wurde, dienten zur Weiterentwicklung, in diesem Fall zum Klassiker „Aspirin“, der Acetylsalicylsäure. Auch das ursprünglich aus dem Schlafmohn gewonnene Morphin wird heute durch chemische Synthese erzeugt. Daraus kann man ableiten, dass diese sanfte Medizin auch gefährliche Nebenwirkungen haben kann. Auch wenn der Begriff Phytotherapeut in Deutschland nicht geschützt ist, sollte die Verordnung in der Hand von erfahrenen Ärzten und Heilpraktikern bleiben. Gerade weil es sich um eine uralte, auf unendlich vielen Erfahrungen beruhende Therapieform handelt, kann man mit dem nötigen Wissen sehr viel Gutes bewirken.

Orthomolekulare Medizin

Diese Form der Heilkunde behandelt ausschließlich mit Substanzen, die für diverse Prozesse im Körper unerlässlich sind und die in gewisser Menge auch schon auf natürliche Weise im Körper vorkommen. Ohne sie sind bestimmte Lebensvorgänge nicht möglich.

Der Vater der orthomolekularen Medizin war ein Chemiker aus den USA mit deutschen Vorfahren, Linus Pauling. Er ist bis heute der einzige Forscher, dem, ohne dass er diese mit anderen teilen musste, zwei Nobelpreise verliehen wurden, 1954 in Chemie und aufgrund seiner Aktivitäten als Atomwaffengegner 1963, am gleichen Tag, an dem John F. Kennedy und Nikita Chruschtschow das von ihm geforderte Testverbot von Atomwaffen unterschrieben, den Friedensnobelpreis. Die letzten 30 Jahre seines Lebens beschäftige er sich zum Verdruss vieler seiner wissenschaftlichen Kollegen nur noch mit Vitaminen. Er selbst war fest davon überzeugt, dass man fast alle Krankheiten durch hohe Dosen von Vitaminen heilen könne. Nachdem er diesen Gedanken 1970 in einem Buch veröffentlichte, begann solch ein Run auf Vitamine, dass diese in der Folge zeitweise in den Apotheken ausverkauft waren. Er selbst nahm über einen langen Zeitraum täglich 18 Gramm Vitamin C ein, wobei man heute weiß, dass der Körper nicht mehr als ein Gramm am Tag aufnehmen kann. Er blieb bis zu seinem 93. Lebensjahr geistig sehr fit, starb aber dann doch an einer Krankheit, die er meinte, verhindern zu können: dem Krebs.

Pauling war es auch, der den Begriff „orthomolekular“, abgeleitet vom Griechischen „ortho = richtig“ und dem Lateinischen „molecula = kleine Masse“ für „die richtigen Moleküle“ prägte. In der Therapie spricht man auch von Mikronährstoffen, von denen etwa 45 in der Behandlung eine Rolle spielen. Je nach Alter, Geschlecht und Konstitution, aber auch abhängig vom Einfluss vieler Faktoren wie der Lebenssituation, dem Vorhandensein anderer Krankheiten und Störherden, kann der Bedarf an diesen sehr unterschiedlich sein. Hinzu kommt, dass die Zufuhr der Substanzen bei bestimmten Nahrungsgewohnheiten, aber auch bei Dysbiose, Resorptionstörungen und den verschiedenen Nahrungsmittelunverträglichkeiten gestört sein kann und es zu Defiziten kommt.

Sportler haben einen höheren Bedarf, ebenso Schwangere und Frauen in der Stillzeit.

Um den Regelbedarf eines gesunden Erwachsenen zu decken, empfiehlt sich eine naturbelassene, ausgewogene Ernährung, die täglich mindestens fünf Portionen Obst oder Gemüse beinhalten sollte.

Auch sollte man ausreichend trinken und sich die nötige Zeit beim Essen nehmen. Fertigessen und Fast Food sowie die Hektik unseres Lebens führen bei immer mehr Menschen zu Defiziten, die oft durch nicht unbedingt gesunde Pillen, die voll von Zusatzmitteln wie künstliche Farbstoffe und Konservierungsmittel sind, ausgeglichen werden. Auch kann ein Zuviel von manchen Substanzen schaden. Deshalb gehört auch die individuell zusammengestellte Gabe des richtigen Nährstoffes in der korrekten Dosierung in die Hand eines gut ausgebildeten Therapeuten. Die Grundlage ist neben der Anamnese ein differenziertes orthomolekulares Labor auf folgende Substanzen:

- fettlösliche Vitamine: A, D, E und K (besonders Vitamin D!)
- wasserlösliche Vitamine: C und die B-Vitamine, besonders B1 (Thiamin), B6 (Pyridoxin), B9 (Folsäure) und B12 (Cobolamin)
- essentielle Spurenelemente: Chrom, Eisen, Fluor, Jod, Kupfer, Mangan, Molybdän, Zink und Selen
- essentielle Aminosäuren: Histidin, Isoleucin, Leucin, Methionin, Phenyalanin, Thyreonin, Tryptophan und Valin
- essentielle Fettsäuren: besonders Omega-3 und Omega-6

Die Vitamine gelten als unentbehrlich für uns. Aber auch weitere Substanzen wie die Aminosäuren Arginin und Taurin, die Coenzyme als Hilfsmoleküle für katalytische Reaktionen und die wichtige Hormone sowie ihre Vorstufen spielen eine Rolle.

Energetische Methoden können ergänzend Defizite in den Zellen aufdecken.

Es gibt kaum einen Kranken, der nicht irgendeinen Nährstoffmangel hat, den man beheben sollte. Nach der orthomolekularen Lehre sind die genannten Substanzen essentiell für bestimmte Körpervorgänge und Heilungsprozesse.

Dies gilt auch ganz besonders zur Prophylaxe und Behandlung von Viren. Hier ist neben dem Sonnenvitamin D das Vitamin C besonders wichtig.

Die von Pauling propagierte Hochdosis-Vitamin C-Therapie spielt auch in meinen Konzepten eine große Rolle. Nach den Erkenntnissen, die er noch nicht hatte, ist sie parenteral als Infusion wirksamer. Ich hoffe, dass die in unserer Praxis laufenden Studien in einigen Jahren den wissenschaftlichen Nachweis erbringen werden, dass man damit – in Kombination mit einem gutem ganzheitlichen Therapiekonzept – bestimmte Viruskrankheiten wie die chronische EBV-Infektion ebenso erfolgreich behandeln kann wie die Hashimoto-Thyreoiditis als Autoimmunstörung. Der Vorteil praktisch aller von mir vorgestellten bedeutenden Heilverfahren der Komplementärmedizin ist, dass man diese untereinander und auch mit allen gängigen Verfahren der Schulmedizin kombinieren kann und dies immer zum Wohl des Patienten. Als Therapeut sollte man immer auch für bewährte Verfahren der Erfahrungsmedizin offen sein, selbst wenn man die Wirkung nicht immer wissenschaftlich belegen kann. Der alte Grundsatz „Wer heilt, hat Recht" geht hier vor, zumal die Methoden der biologischen Heilkunde in der Regel nebenwirkungsarm sind.

Kapitel 10

Anamnese und Untersuchung

Eine andere ganzheitliche Denkweise

Die moderne Medizin ist genauso wie die Alternativmedizin eine Welt der Spezialisten. Es ist unstrittig, dass der Herzkatheter dem Kardiologen vorbehalten bleiben sollte und die Hochpotenzhomöopathie dem in der Lehre Hahnemanns Geschulten. Aber je mehr man in seinem Spezialgebiet verhaftet ist, umso mehr besteht die Gefahr, den Bezug zur Basis zu verlieren. Schon im Studium musste ich die leidige Erfahrung machen, dass jeder Professor sein Fach als wichtigstes ansieht. Geschadet hat mir das sicher nicht, denn das Studium vermittelte mir mein breites Wissen und das Fundament für meinen Beruf. Die Entscheidung für die Praxis und den Hausarzt war auch klar, denn es ist der einzige Weg ist, den Patienten auch als Menschen in seinem Umfeld und in der Familie über viele Jahre eng zu betreuen. Spätestens hier wurde mir aber auch schnell bewusst, dass ich mit den Kenntnissen aus dem Studium und aus der Klinikzeit an meine Grenzen komme. Auf der Suche nach Alternativen habe ich fantastische Ärzte kennengelernt, aber auch diese sahen oft genug nur ihr Fach und ihren Weg. Keine einzige der von mir genannten Medizinlehren ist die einzig wahre, aber alle enthalten wahre Bestandteile. Entscheidend für mich ist, was ich in der Praxis anwenden und umsetzen kann und was sich als Hilfe für die Patienten bewährt. Daraus hat sich eine ganz eigene Denkweise entwickelt.

Jede Veränderung im Körper hat eine Ursache und der Körper ist stets im Wandel. Nichts ist dem Zufall überlassen und so entstehen eine gutartige Zyste oder ein bösartiger Tumor nicht einfach so, sondern beide Entwicklungen sind Versuche des Körpers, Belastungen zu regulieren. Nach der Lehre Reckewegs dient die Zyste der Deposition von Toxinen und der Krebs entsteht in einem späteren Stadium, wenn die Regulation verloren gegangen ist. Wenn man das Meridiansystem der TCM und das energetische Messprinzip des Vegachecks hinzu nimmt, dann erklärt sich, warum Patienten mit einer chronischen EBV-Infektion, die auch immer das Gleichgewicht der gekoppelten Meridiane Leber und Milz -Pankreas verändert, in Organen wie Leber , Nieren, Schilddrüse und Milz Zysten entwickeln. Es gibt auch nicht wenige Patienten, die Beschwerden bis zu sicht- oder messbaren Veränderungen des Körpers, bevorzugt auf einer Seite entwickeln, nämlich der geschwächten, was natürlich kein Zufall ist. Für mich ist diese Sichtweise spannender Alltag und es gibt eine Fülle von Patienten, denen man helfen kann. Mit dem Grundlagenwissen alter Lehren wie der TCM geben mir die Anamnese und die klinische Untersuchung die entscheidenden Hinweise. Wenn man ein differenziertes Labor sowie moderne bildgebende Verfahren und energetische Methoden dazu nimmt, dann lösen sich manche Rätsel auf.

Beschwerden, die aus dem Bauch kommen

Am Beispiel der sehr häufigen Kombination von abdominellen Symptomen und Müdigkeit, bei der aber die Wenigsten die Zusammenhänge erkennen, möchte ich veranschaulichen, wie allein die gründliche Anamnese den Weg bahnt, um kombiniert mit einigen Laborwerten die Ursache aufzudecken und zu therapieren:

- Wenn Blähungen und Aufstoßen schon während oder unmittelbar nach dem Essen auftreten, denkt man, besonders, wenn Sodbrennen dazu kommt, an eine Übersäuerung im Magen sowie an einen gastroösophagalen Reflux. Dabei liegt häufig genau das Gegenteil, ein Mangel an Magensäure vor, der durch die viel zu oft verordneten Protonenpumperhemmer, die als Säureblocker wirken, noch verstärkt wird. Diese begünstigen zudem Mangelzustände an Vitamin B12, Folsäure, Calcium und Magnesium
- Wenn Blähungen und Völlegefühl einige Stunden nach den Mahlzeiten auftreten und sich im Stuhl unverdaute Nahrungsbestandteile finden, liegt in der Regel ein Mangel an Verdauungsenzymen vor. Oft riecht der

Stuhl sehr übel und ist voluminös. Es kann zu Durchfällen, aber auch zu Verstopfung kommen. Die Erniedrigung der Pankreasenzyme sowie die daraus resultierenden Verdauungsrückstände sind im Stuhl leicht messbar. Auch die Substitution der Enzyme ist unproblematisch.

- Auch beim Leaky-Gut-Syndrom treten Bauchbeschwerden und Müdigkeit einige Stunden nach unverträglichen Mahlzeiten auf. Die Symptome können mehrere Tage anhalten. In der Folge kommt es gehäuft zu autoimmunen Störungen und zu chronischen Virusbelastungen.
- Ursächlich liegt in der Regel eine Dysbiose vor. Diese alleine kann schon zu anhaltenden Blähungen sowie wechselnden und übelriechenden Stühlen führen.
- Die vermehrte Fäulnisflora begünstigt zudem einen Überschuss an Histamin, der wenige Stunden nach dem Genuss von bestimmten Nahrungsmitteln symptomatisch werden kann.
- Im gleichen Zeitfenster treten bei Darmpilzen Blähungen und eine anhaltende Müdigkeit auf.
- Bei Nahrungsmittelunverträglichkeiten beginnen die Beschwerden 30 Minuten bis drei Stunden nach der Mahlzeit. In seltenen Fällen treten aber erst nach einigen Tagen eine Müdigkeit oder Bauchbeschwerden auf, die der Patient dann in keinen Zusammenhang mit einer Intoleranz bringt. Zu nennen sind Unverträglichkeiten gegen Gluten (Klebereiweiß im Getriede), Laktose, Fruktose, Sorbit, Sacharose, Alkohol, Histamin sowie energetisch und per IgG-Test messbare Spätreaktionen. Die klassische Diagnostik reicht vom Laborbestimmungen im Blut und im Stuhl über Atemtests bis zur Dünndarmbiopsie, die als sicherste Methode gilt, um die Diagnose Zöliakie eindeutig zu stellen. Bei dieser genetisch bedingten Autoimmun-Krankheit greifen Antikörper die Ausstülpungen der Darmschleimhaut, die man Zotten nennt, an. Aber auch ohne gesicherte Diagnose kann sich der Verzicht auf Gluten ebenso wie der auf Milch und deren Produkte sehr günstig auswirken. Nicht selten empfehle ich diese Maßnahme meinen Patienten, die über Müdigkeit, gehäufte Infekte und Bauchbeschwerden klagen.

Fragebögen zur Anamnese-Erhebung

Ein Problem für mich wie für andere Ärzte ist die fehlende Zeit, die wir für das persönliche Gespräch mit dem Patienten zur Verfügung haben. Wir möchten möglichst viel über den betroffenen Kranken und seine Vorgeschichte erfahren. Technische Hilfsmittel wie die Sonographie und eine ausführliche Labordiagnostik sind mittlerweile richtungsweisend geworden.

Gerade meinen Patienten liegt es aber am Herzen, ihre Beschwerden ausführlich mitzuteilen und die Zusammenhänge, die ich dahinter vermute, erklärt zu bekommen. Und während ich diesem Wunsch nachkomme, warten schon andere Patienten und der Praxisalltag. Gerade in deutschen Arztpraxen und Krankenhäusern verbringen die Mitarbeiter die meiste Zeit mit Aufklärung, Dokumentation, Abrechnung, Qualitätsmanagement sowie allen ständig zunehmenden bürokratischen Anforderungen. Der Druck wird immer größer, die Zeit für den Patienten als Menschen immer geringer und von der Intention, die zur Berufswahl im medizinischen oder pflegerischen Bereich geführt hat, ist kaum noch was zu spüren.

So wundert es nicht, dass ich gerade aus diesen Berufsgruppen viele Patienten habe, denn die täglich fehlende Freude am Arbeitsplatz belastet das Immunsystem nachweislich erheblich.

Um die Freude für mich und uns zu erhalten, bin ich gezwungen, mit Fragebögen zu arbeiten.

Bei der Suche nach einem homöopathischen Konstitutionsmittels sind sie für mich unverzichtbar, zur Mittelwahl einer passenden Nosode (s. Abb. 6 S. 139) sehr hilfreich.

Fragebogen zur „chronischen EBV-Belastung“

Die Patienten, die wegen einer chronischen EBV-Belastung den Weg in meine Praxis finden, klagen in der Regel über typische Beschwerden. Auch die Zusammenhänge, die zu dem Problem führen, sind bei vielen Betroffenen ähnlich. Und immer wieder finde ich die gleichen pathologischen Laborparameter, wie ich sie auch für unsere Studie zur Überprüfung der Wirksamkeit unserer Therapien gegen das EBV-Virus gewählt habe (Abb. 16). So lag es nahe, ein auch für andere Diagnostiker praktikables und in der zweiten Auflage jetzt verbessertes System zur Erkennung einer chronischen EBV-Belastung zu erarbeiten.

Nur Patienten mit den lebenslang persistierenden EBV-IgG-Antikörpern – also die Virusträger – kommen für die Diagnose in Frage. EBV-IgM-Antikörper finden sich nur bei der frischen Infektion oder bei einer Reaktivierung. Der Nachweis der EBNA schliesst eine frische Infektion aus, Ein Verlust der EBNA im späteren Verlauf weist auf ein starkes Immundefizit hin. Prognostisch ist eine fehlende Körperreaktion schlechter als eine überschiessende mit hohen EBNA, auch wenn dies mit einer vermehrten Gefahr von Autoimmunstörungen einhergeht. Nur bei anhaltend oder wiederkehrend erhöhten EBV-Early-Antikörper spricht man von einer chronischen oder chronisch-reaktivierenden Infektion. Dennoch kann auch bei allen anderen Virusträgern eine chronische EBV-Belastung vorliegen. Um den Zugang zu der Erkennung einer solchen zu erleichtern, können der Patient und sein Therapeut die typischen Merkmale und diagnostischen Parameter mit Punkten bis zu einer jeweiligen Maximalzahl bewerten, die am Schluss addiert werden.. Wenn zum Beispiel hinter dem Symptom Müdigkeit die Punktzahl 20 steht, sollte man bei einer chronischer massiven Fatigue die Maximalzahl 20 eintragen, bei einer leichter Müdigkeit eine geringere Punktzahl. Das primäre Ausfüllen des Bogens erfolgt durch den Patienten, wobei der Behandler die Angaben aufgrund der diagnostischen Parameter ergänzen sollte. Am Ende werden alle Punkte addiert. Je höher eine Punktzahl von 100 überschritten wird, umso wahrscheinlicher liegt eine chronische EBV-Belastung vor. Bei einer Punktzahl von über 200 ist die Diagnose sicher. Die Patienten sind dankbar, wenn man ihnen eine Erklärung für ihre Beschwerden nennt. Sehr viele sind stark verunsichert. Sie empfinden sich häufig mit ihren Problemen unverstanden und nicht ernst genommen. Es gibt nicht wenige, die sich nach einem langen Leidensweg mit den Diagnosen „Somatisierungsstörung“ oder „Depression“ abgefunden haben und jetzt doch durch die Zusammenhänge, die ich ihnen erkläre, Hoffnung schöpfen. Diesen Menschen zu helfen, ist meine Intention.

Wenn möglich, strebe ich die Zusammenarbeit oder zumindest das Verständnis der am Wohnort weiterbehandelnden Kollegen an. Zunehmend mache ich auch hier positive Erfahrungen. Ganz wichtig ist, dass man eine chronischen EBV-Belastung nie isoliert sieht. Wenn der Körper die Viren nicht im Griff hat, dann gibt es immer Ursachen. Und immer, wenn sich EBV-Viren vermehren oder die Immunreaktionen gegen die Viren überhand nehmen, kommt es auch zu Begleitstörungen und Folgekrankheiten. Weitere Forschungen und eine ganzheitlich begleitete Denkweise in der Medizin sollten diesem Problem gerecht werden.

Abbildung 7: Diagnostik-Bogen zur chronischen EBV-Belastung

Diagnostik-Bogen zur chronischen EBV-Belastung

Bitte füllen Sie den Bogen, soweit für Sie möglich, aus. Pro Zeile können Sie Maximalpunkte vergeben, zum Beispiel für das Symptom Müdigkeit bis 20. Die für Sie unklaren Punkte können Sie mit einem ? markieren. Ihr Behandler sollte den Bogen ergänzen und Punkte für die von ihm erhobenen diagnostischen Parameter vergeben. Je höher die am Schluss addierte Gesamtpunktzahl von 100 überschritten wird, umso wahrscheinlicher ist die Diagnose. Bei einer Punktzahl von über 200 ist sie sicher. Voraussetzung ist, dass Sie Virusträger, also EBV-IgG-positiv sind.

Teil 1: Anamnese

Ergänzen Sie das Ausmaß und die Dauer der Beschwerden und nennen Sie weitere nicht abgefragte Symptome.

Leiden Sie an folgenden Symptomen?

- ☐ anhaltende Müdigkeit 20
- ☐ chronische Erschöpfung 15
- ☐ Unruhe und Hyperaktivität 10
- ☐ Kopfschmerzen 8
- ☐ Schwindel 10
- ☐ Störungen der Konzentration und/oder des Gedächtnisses 15
- ☐ häufige Infekte 10
- ☐ wiederkehrende Halsschmerzen 15
- ☐ Lymphknotenschwellungen 18
- ☐ leichte Temperaturerhöhung 5
- ☐ Schlafstörungen (12) ☐ beim Durchschlafen nachts gegen ein bis drei Uhr (+8) ....
- ☐ depressive Episoden 10
- ☐ Stimmungsschwankungen 8
- ☐ psychische Symptome 8
- ☐ rheumatische Beschwerden 18
- ☐ Rücken-, Gelenks-, Muskel-, Nervenschmerzen 18
- ☐ Bauchbeschwerden (Schmerzen, Blähungen, Aufstoßen, Durchfälle, Verstopfung) 10
- ☐ Nahrungsmittelunverträglichkeiten 8
- ☐ schwankender Blutdruck (4) ☐ zeitweise erhöhter Blutdruck (8) ....
- ☐ weitere Symptome: ....

Teil 2: Vorgeschichte

Bitte ergänzen Sie oder ihr Behandler die Punkte sowie weitere Vor- und Begleiterkrankungen und ihre Medikation.

- ☐ Autoimmun-Erkrankungen: 20
- ☐ Krebserkrankungen: 5
- ☐ Infektionskrankheiten: (bei chronischen Begleiterregern wie Borrelien oder Chlamydien +15)..
- ☐ Operationen: ....
- ☐ Allergien: ....
- ☐ weitere Erkrankungen: ....
  aktuelle Medikation: ....

Teil 3: Ursachen

Nennen Sie die Ursachen, die Sie maßgeblich für ihre Probleme sehen. Sie können gern hilfreiche Unterlagen, zum Beispiel bei einer vermuteten Zahnherd- oder Schwermetallbelastung Ihren Zahnstatus beifügen.

- ☐ psychische Belastungen 20
- ☐ falsche Ernährung 8
- ☐ Nahrungsmittelallergien 8
- ☐ Nahrungsmitteltoxine.. 5
- ☐ Störungen der Darmflora 20
- ☐ Schwermetallbelastungen 15
- ☐ Umwelttoxine 6
- ☐ Impffolgen (z. B. COVID-Impfung) 8
- ☐ Folgen von Infektionen (z. B. EBV, COVID-19) 20
- ☐ Herdgeschehen 10
- ☐ vorausgegangene Operationen 3
- ☐ auffällige Narben 7
- ☐ erbliche Belastungen, genetische Faktoren 3
- ☐ Elektrosmog 6
- ☐ geopathische Belastungen 6
- ☐ Erregerbelastungen 7
- ☐ Medikamentenschäden 5
- ☐ vorausgegangene Antibiotikaaeinnahmen 15
- ☐ Mangelzustände 8
- ☐ weitere Ursachen ....

Teil 4: Auffällige Laborwerte

(Aktueller Stand): Sie können das Blatt, soweit möglich, von Ihrem Hausarzt oder Vorbehandler ausfüllen lassen. Sie können aber auch Ihre Vorwerte mitbringen, damit wir diese aufnehmen und um die von uns erhobenen Befunde ergänzen.

- BLUTBILD:
  Anämie: 5
  Leukopenie: 5
  Thrombopenie: 1
  Sonstiges: ....
- DIFFERENTIALBLUTBILD:
  Monozytose: 18
  Lymphozytose/-penie: 5
  Sonstiges: ....
- BSG-Erhöhung: 2
  CRP-Erhöhung: 6
- LEBERWERTERHÖHUNG:
  Y-GT: 1
  GPT: 20
  GOT: 4
  APH: 8
- PANKREASWERTERTERHÖHUNG:
  Amylase: 15
  Lipase: 12
- EISENWERTE:
  Eisen-Mangel 3
  Eisen-Erhöhung 5
  Ferritin-Mangel 3
  Ferritin-Erhöhung 16
- SCHILDRÜSENWERTE:
  TSH 8
  T3 5
  T4 5
  Anti-TPO 15
  ATG 10
- BLUTZUCKER:
  BZ nüchtern: 15
  HBAC1: ....

- VITAMINMANGEL
  VIT D: 20
  VIT D-Rezeptoren-Blockade (D-1,25 OH deutlich höher als 25-OH-D) 25
  VIT C: 15
  VIT B12 zu niedrig 6
  VIT B12 erhöht 15
  VIT B 6: 5
  FOLSÄURE: 7
  VIT A: 1
  VIT E: 1
  BIOTIN: 12
  Weitere: ....
- SPURENELEMENTE
  ZINK: 10
  SELEN: 8
  MGN: 2
  Weitere: ....
- AMINOSÄUREN:
  ARGININ: 8
  LYSIN: 13
  TAURIN: 13
  Weitere: ....
- IMMUNWERTE
  Erniedrigte Antioxidative Kapazität: 15
  Lymphozytenstatus: ....
- ANTIKÖRPERNACHWEIS BAKTERIEN
  Borreliose-IgG 5
  Borreliose-IgM ohne gleichzeitige Borreliose-IgG 15
  Chlamydia-Pneumoniae-IgG 2
  Chlamydia-Pneumoniae-IgA 5
- ANTIKÖRPERNACHWEIS VIREN:
  Cytomegalie-Virus (CMV) 10
  Varizella-Zoster-Virus (VZV) 10
  Herpes-Simplex-Virus (HSV) 5
  Weitere: ....
- RHEUMAWERTERHÖHUNGEN:
  Rheumafaktor: 12
  CCP: 5

- AUTOIIMMUNWERTERHÖHUNG
  ANA: 14
  AMA: 10
  Weitere: ....
- HISTAMINERHÖHUNG
  im Serum: 10
  im Stuhl: 10
  DAO-Wert: 4
- WEITERE LABORAUFFÄLLIGKEITEN – EBV-SEROLOGIE
  sehr hohe EBV-IgG 25
  erhöhte EBV-Early-Antikörper 40
  erhöhte EBV-IgM 30
  überhöhte EBNA 30
  EBNA-Verlust 35
  (Bei einer akuten Erstinfektion sind erhöhte EBV-IgG/EBV-IgM/EBV-Early-AK/fehlende EBNA normal! Bei persist. EBV-IgM und EBV-Early-AK liegt ein Übergang in eine chronische Form vor)
- STUHLDIAGNOSTIK zuletzt durchgeführt: ....
  Florastatus mit Dysbiose (14) (bei erhöhten Clostridien +6) ....
  Candida im Stuhl 10
  Erniedrigte Pankreaselastase 15
  Vermehrte Verdauungsrückstände 7
  Erhöhte Werte für Calcoprotectin 8
  Alpha-1-Antitrypsin 8
  Zonulin 14
  Eosinophiles Protein-X 7
  Gallensäureverlust 5
  Sekretorisches IGA pathologisch 14
  Sonstiges: ....
- NACHWEIS VON UNVERTRÄGLICHKEITEN:
  Lactose: 5
  Fruktose: 5
  Gluten: 7
  IGG-Nahrungsmittelscreen: ....
  Weitere: ....
  ....

Teil 5: Pathologische Befunde in der internistischen Gerätediagnostik

- vergrößerte Leber 12
- vergrößerte Milz 20
- Pankreaslipomatose 20
- Zysten in Organen 10
- Schilddrüsenveränderungen 10
- Herzrhythmusstörungen 15
- Veränderung in der EKG-Ableitung III 10
- Sonstiges: ....

Teil 6: Weitere Untersuchungsbefunde:

- pathologischer ZAHNSTATUS (z. B. Amalgam, Wurzelfüllungen, tote Zähne) 15
- KLINISCHE UNTERSUCHUNG (z. B. Hautveränderungen, Lymphknotenschwellungen) 15
- TCM-DIAGNOSTIK (z. B. Milzenergieschwäche, Leberenergiestau) 25
- VEGACHECK (z. B. Ungleichgewicht Milz-Leber, Energiedefizit, Entgiftungsstörung) 25
- SONSTIGES: ....

Elke – Eine von vielen Patientengeschichten

Jedes Patientenschicksal ist unterschiedlich, und doch ähneln sich viele. Beispielhaft erzähle ich Elkes Geschichte, die einen von unzähligen Fällen beschreibt, aber sehr aktuell ist.

Geschafft, endlich Urlaub! Dabei gönne ich mir den in den letzten Jahren öfter als in früheren Zeiten. Die Tage davor sind immer lange, jeden Abend nach dem geliebten Sport noch in die Praxis.

Draußen regnet es. Ich freue mich für den Garten, der auch diesen Sommer so trocken ist. Hätte ich geahnt, dass es der Beginn eines unheilbringenden Regens ist, hätte ich es nicht getan.

Ich sitze im Flugzeug nach Spanien, oder soll ich besser schreiben, nach Katalonien? Ich will keiner Seite weh tun. Erinnerungen kommen auf. Ob das Denkmal in Verges noch steht? Wir wollten in dem Ort mit unserem Verein im Oktober 2017 Fußball spielen und Spaß haben, nicht ahnend, dass unser Spiel mitten im Aufstand der Katalanen zum Politikum wird. Unsere Gegner waren wie wir das, was man im Fußball „alte Herren" nennt. Sie waren gut, besser als wir, eine „Katalonienauswahl", wie sie sich vorstellten. Spanischen

Nationalisten war das Match ein Dorn im Auge. In der Nacht davor zerstachen sie alle Autoreifen der Katalanen im Ort. Wir spielten trotzdem, schlugen uns tapfer und hatten doch keine Chance. In der Nacht sangen die Katalanen ihre Lieder. Wir konterten mit deutschen Volksliedern und natürlich unserer Vereinshymne, dem „Weißtal-Lied". Irgendwann vermischte sich alles und zum Abschied schenkte uns der Wirt seine katalonische Flagge, die hoch oben an der Decke hing. Jetzt ist es an der Zeit, ein Geheimnis zu lüften: Mareike entsorgte sie einige Zeit später, nicht ahnend, welche Symbolik und welche Erinnerungen mit ihr verbunden waren. Zum Gedenken an diesen Tag stapelten die Separatisten ihre zerstochenen Reifen im Zentrum von Verges zu einem großen Turm, auf dessen Spitze sie als Zeichen ihres unbändigen Widerstandes eine noch größere gelb-rot gestreifte Fahne hissten. In solchen Orten gibt es Menschen, die sich gegenseitig Gewalt antun würden, obwohl sie Nachbarn sind und lange gute Freunde waren, bis der Konflikt kam, der tiefe Wurzeln hat. Fanatiker nutzen so etwas aus, auch zwischen Religionen und im Sport.

Auch ich habe meine Lieblingsvereine, den BVB und natürlich den FC. Wir sollten aber immer aufeinander zugehen, auch in der Medizin, um zurück zum Thema zu kommen. Und während ich die Zeit im Flieger zum Schreiben gut nutzen kann, blättere ich die Laborwerte durch, die ich im Handgepäck dabei habe. Es sind nicht viele.

Elke fand kürzlich erstmals den Weg in unsere Praxis. Beim Schreiben merke ich, dass ich ihren Namen, ihr Alter und einige Details verändern muss. Ich darf das gewonnene Vertrauen nicht missbrauchen. Ihre Geschichte steht wegweisend für viele andere, die ich erzählen könnte.

Unsere Patientin ist 46 Jahre alt, Lehrerin, verheiratet. Sie hat zwei Töchter. Über ihre Familie erzählt sie nicht viel, mehr über ihren Beruf, in dem sie sich unwohl fühlt und Ängste verspürt. Angst vor dem Schulleiter und seit Beginn der Corona-Pandemie starke Ängste um ihre Gesundheit, zumal sie jetzt wieder im Präsenzunterricht ist. Sie ist zwar zweimal geimpft, aber häufig erkältet, was zu Fehlzeiten führt und ihr jedes Mal Sorgen wegen einer möglichen COVID-19-Infektion macht. Wir tragen beide unsere Masken. Elke klagt seit einigen Jahren über allmählich zunehmende Schmerzen am ganzen Körper. Die Beschwerden wechseln. Verschiedene Gelenke und überhaupt die Muskeln würden wehtun. Wegen auffälliger Laborwerte bekam sie unter dem Verdacht auf eine Borreliose vor drei Jahren Antibiotika. Die Schmerzen besserten sich nicht, stattdessen bekam sie Bauchbeschwerden, Durchfall im Wechsel mit Verstopfung, dazu Blähungen und immer wieder Schmerzen im ganzen Bauch. Eine Darmspiegelung blieb ohne Befund. Der Hausarzt diagnostizierte einen

Reizdarm. Ansonsten habe er keine Ursache gefunden. In letzter Zeit könne sie sich schlecht konzentrieren, auch würde sie Kleinigkeiten vergessen. Sie habe das Gefühl, der Kopf sei wie benebelt und ab und zu kommt Schwindel dazu. Sie sei früher immer gesund gewesen, aber immer schon schwächlich und oft erkältet. Seit dem letzten Jahr verspürt sie eine zunehmende Müdigkeit, besonders nach Belastungen. Insgesamt fühle sie sich abgespannt und überfordert. Der Neurologe, bei dem sie war, habe ein MRT und ein EEG veranlasst, beides ebenfalls ohne Befund.

Er habe von einer Erschöpfungsdepression und einer möglichen Fibromyalgie gesprochen, ihr Amitryptilin verordnet. Darunter seien die schon seit der Antibotikabehandlung erhöhten Leberwerte angestiegen. Der Hausarzt schob dies auf die Medikation, behielt sie dennoch bei, zumal sie seit der Einnahme besser schlief. Einschlafen sei nie ein Problem gewesen. Abends wäre sie müde genug, aber in der Nacht würde sie regelmäßig wach. Ich nenne die Uhrzeit: frühmorgens von eins bis drei. Elke nickt. Als zweites Medikament nimmt sie seit zwei Jahren L-Thyroxin 75 ein, wegen einer Unterfunktion der Schilddrüse, wie sie sagt. Ob eine Entzündung – ich nenne ihr auch den Begriff Hashimoto-Thyreoiditis – dahinter stecke, wisse sie nicht.

Der Hausarzt habe auch eine abgelaufene EBV-Infektion festgestellt, ohne Bedeutung, da nicht akut, habe er gesagt. Sie kam zu mir aufgrund der Empfehlung einer Kollegin, die bei mir schon lange in Behandlung ist. Sie wolle auch mal was Natürliches versuchen, vielleicht Infusionen zum Aufbauen, die hätten ihrer Kollegin so gut geholfen. Akut käme sie jetzt aber auch wegen der Schmerzen in der rechten Schulter. Sie könne den Arm kaum heben. Wegen der Leber habe sie Angst, Schmerzmittel zu nehmen. Ob da etwas auseinander sei, fragt sie.

Nach der Anamnese untersuche ich sie. Zunächst taste ich einige Tender-Points, an den Ellenbögen, Schultern, Hüften und am Rücken. Sie sind tatsächlich alle deutlich druckempfindlich.

Die rechte Schulter schmerzt bei der seitlichen Abduktion gegen meinen Widerstand stark.

Passiv lässt sich der Arm in einem Bogen besser anheben. Vom Gesichtsausdruck wirkt sie müde, von der Psyche her etwas gereizt und niedergeschlagen. Ansonsten würde ich bei ihr von einem normalen Allgemein- und leicht adipösem Ernährungszustand sprechen. Das Gewicht sei in den letzten Jahren trotz der Einstellung der Schilddrüse leicht angestiegen. Ich messe ihren Blutdruck. Er liegt mit 140/80 mmHg grenzwertig hoch. Früher sei er immer zu niedrig gewesen, wundert sie sich. Ob sie aufgeregt sei, frage ich und messe am anderen

Arm den gleichen Wert. Sie verneint. Außer den dunkle Ringen unter- und einem Hautekzem um die Augen, auf das sie, wie sie sagt, ab und zu eine leichte Kortisonsalbe schmiert, ergibt die übrige klinische Untersuchung zunächst keine Auffälligkeit. Im Ultraschallraum untersuche ich weiter, auch die komplette Haut. Sie wundert sich, dass ich ihre Handpulse taste und auf ihre Zunge und in ihren Mund schaue. Mir fallen neben mehreren Amalgamfüllungen besonders die linksseitig betonten Zahneindrücke am Zungenrand auf, der aber seitlich auch eine schmale Rötung aufweist. Auf der Mitte der Zunge sehe ich etwas gelblichen Belag. Besser als ein fehlender, denke ich.[12] Elkes Zungenbild spricht nach der TCM für Feuchtigkeit, Schwäche der linken Körperseite, besonders im Milz-Pankreas-Meridian sowie Hitze im Lebermeridian.

Während ich mich mit ihr unterhalte, schaue ich mir die von Elke mitgebrachten Laborwerte an. Sie sind recht aktuell. Weitere Befunde hat sie nicht dabei. Im großen Blutbild findet sich bis auf eine diskrete Monozytose (13,4 %) keine Auffälligkeit. Der Blutzucker ist mit 54 mg/dl erniedrigt, wobei die Blutabnahme morgens nüchtern erfolgte. Bei den Leberwerten fällt mir neben einer moderaten Erhöhung der Y-GT (56 U/l) und der GOT (48 U/l) ein deutlich höherer Wert bei der GPT (92 U/l) auf.

Von den Schildrüsenwerten finde ich nur die T3-, T4- und TSH-Werte (alle im Normbereich).

Auffällig ist noch, dass die antinukleären Antikörper (ANA) als Hinweis auf Autoimmunstörungen mit 1:200 erhöht sind. Alle übrigen Werte erscheinen unauffällig, auch die Entzündungswerte BSG und CRP sowie der Rheumafaktor, der aber mit 13 iU/ml grenzwertig hoch gemessen wird.

Ich veranlasse die ergänzende Bestimmung der für mich in so einem Fall relevanten Laborwerte.

Grundsätzlich achte ich darauf, Parameter zu bestimmen, die problemlos von den Krankenkassen bezahlt werden. Bei Elkes Versichertenstatus ist dies kein Problem. Gesetzlich Versicherte müssen nur für wenige Werte, deren Bestimmung ich empfehle, die Laborkosten selbst übernehmen.

Bei Elke ergeben sich in Ergänzung zu ihren mitgebrachten Werten weiter folgende Auffälligkeiten:

Bei der EBV-Serologie sind die EBV-IgG mit 480 U/ml hoch positiv, ebenso wie die EBNA mit 588 U/ml. Die EBEA sind mit 8 U/ml normwertig. Die EBV-IgM wurden nicht mitbestimmt.

[12] Ein fehlender Belag weist auf eine Yin-Schwäche als Zeichen einer tiefliegenden Erschöpfung hin.

Auffällig ist weiter ein mit 32 U/ml deutlich erhöhter Borreliose-IgM-Wert bei normwertigem Borreliose-IgG. Der nachträglich angeforderte Western-Blot zeigt keine spezifischen Borrelien-Banden, somit kein Hinweis für eine aktive Infektion. Das Labor empfiehlt eine Kontrolle der Werte.

Diese erscheint zum Ausschluss einer Borreliose in einem jetzt noch frühen Stadium auch sinnvoll.

Im orthomolekularen Labor sind die Vitamin B6 und Vitamin C-Wert ebenso leicht erniedrigt wie der Zinkwert. Der Vitamin-D-Wert (25-OH) liegt mit 11 ng/ml erheblich unter dem Soll.

Die antioxidative Kapazität ist leicht erniedrigt. Die Messung freier Radikaler deckt die Höhe des oxidativen Stress es auf, der durch sie verursacht wird. Auch ein Mangel an Mikronährstoffen in den sensiblen für unsere Energieversorgung wichtigen Mitochondrien wird hier gemessen.[13].

Der Schilddrüsen-Auto-Antikörper-Wert Anti-TPO-Wert ist mit einem Wert von 348 U/ml gegenüber dem um etwa zehnfach niedrigerem Normwert massiv erhöht. Einen ähnlich hohen Wert und die damit verbundene Diagnose einer Hashimoto-Thyreoiditis erwähnt auch der vordiagnostizierende Nuklearmediziner, ohne weiter darauf einzugehen. Wichtiger erscheinen ihm die Funktionswerte und die notwendige Kontrolle kleinerer linksseitig betonter zystischer Knoten in der Schilddrüse. Ich finde im Ultraschall keine relevante Änderung zu dem von mir angeforderten Vorbefund. In der linken Niere finde ich ebenfalls eine kleine Zyste. Die Milz erscheint im Ultraschall mit 13,2 x 6,6 cm vergrößert. Weiter fällt mir eine Verfettung der Bauchspeicheldrüse (Pankreaslipomatose) auf. Die übrigen Bauchorgane, das Herz und die mit untersuchten Halsschlaggefäße (Carotiden) erscheinen mit dem Ultraschallgerät unauffällig.

Auch das EKG und die Lungenfunktion sind ohne auffälligen Befund. Der Vegacheck zeigt in abgeschwächter Form einen ähnlichen Befund wie der auf der linken Seite abgebildete in Abb. 12.

Aufgrund der erniedrigten Vitamin B6 und Zinkwerte gebe ich der Patientin ein Urin-Set zum Ausschluss einer Kryptopyrrolurie (KPU) mit. Daneben bekommt sie einen Stuhltest, den sie ebenfalls eigenständig an das Labor senden soll. Zwei Wochen später bekomme ich die Befunde Der KPU-Test zeigt einen deutlich erhöhten Wert und bestätigt die vermutete Diagnose.

Elkes Stuhlbefund ähnelt dem in Abb. 18, jedoch mit erniedrigtem statt erhöhtem Messwert für das sekretorische IgA sowie mit einer deutlichen

[13] Bei einem Zuviel des Körpergases Stickstoffmonoxid (NO) spricht man im Unterschied dazu von nitrosativem Stress – beides belastet unsere Entgiftungssysteme

Zonulinerhöhung. Den Florastatus beider Befunde könnte man fast eins zu eins austauschen. Auch bei Elke ist die Pankreaselastase erniedrigt.

Nachdem ich Elke internistisch untersucht habe, löse ich bei ihr einige Blockaden an der BWS. Anschließend setze ich eine einzige Akupunkturnadel an den Punkt Magen 36 rechts. Sie schreit auf und klagt über einen Schmerz, der in das rechte Bein zieht. Ich frage sie, ob die Schulter besser wird. Sie hebt den Arm und wundert sich, dass sie ihn, ohne dass es schmerzt, deutlich höher bekommt. Ich stimuliere den Meisterpunkt der Schulter, wie man ihn nennt, solange sie es toleriert. Auf ihren Wunsch hin verzichte ich auf die Nadelung des gleichen Punktes links und auch weiterer Punkte. Ich erkläre ihr noch die Möglichkeit einer Neuraltherapie der meiner Vermutung nach entzündeten Supraspinatussehne rechts. Vermutlich hätte die Infiltration eines Lokalanästhetikum mit dem Zusatz homöopathischer Komplexe oder gar einer kleinen Menge Kortison Elke vor ihrem bevorstehenden Urlaub die Schmerzen weiter gelindert. Elke, die nun schon recht lange in der Praxis ist, möchte nach Hause. Sie bedankt sich trotzdem für die Zeit, die ich mir in dem vollen Praxisbetrieb genommen habe und dafür, dass ich ihr bei den Schmerzen geholfen habe. „Tut die Akupunktur immer so weh?", fragt sie. Ich lache verneinend und antworte:

„Akupunktur schmerzt bei Fibromyalgie-Patienten oft mehr als bei anderen. Sie hilft aber auch."

Ich erkläre ihr die Zusammenhänge, die ich vermute: „Die Laborwerte werden das bestätigen. Und ich bin sicher, dass wir ihnen helfen können."

Sie verabschiedet sich mit den Worten „Ich glaube, Sie sind der erste Arzt, der mich versteht und der mir wirklich helfen kann." Sie macht mir Mut, genauso wie ich ihr Mut mache. Wir wünschen uns beide einen schönen Urlaub. Ihre Laborbefunde erreichten mich während ihres und noch vor meinem Urlaub. Ich schicke ihr die in unserer Praxis-IT eingescannten Befunde im Original zu und lege noch Rezepte dazu, die die Mangelzustände schon mal ausgleichen sollen.

Beim Durchblättern der Befundkopien finde ich viele Parallelen zu anderen Patienten.Ich weiß, dass wir ihr helfen können. Ich weiß aber auch, dass es ein langer Weg für sie sein wird.

Nach meiner Ankunft erfahre ich, dass der 1.FC Köln den Abstieg noch abgewendet hat. 1:0 gegen Schalke. Schalke und Bremen steigen ab. „Schade um die beiden Traditionsvereine", denke ich, und weiter: „Sie werden wiederkommen vielleicht noch besser." Auch viele meiner EBV-Patienten empfinden und schildern ihren Lebensweg als Abstieg. Wenn man ihnen Mut macht, sie stärkt und auch mal für sie da ist, wenn sie ihre Geschichte erzählen, dann kann man ihnen helfen.

Wir haben die Werkzeuge, Menschen zu helfen. Labor und moderne Geräte gehören dazu, aber auch Erfahrung, Menschlichkeit und die ärztliche Intuition.

Ich werde Elke nach meinem Urlaub wiedersehen. Wir haben es offen gelassen, ob ich sie danach vielleicht für eine gewisse Zeit krank schreiben muss. Vermutlich würde es ihr weiterhelfen. Auch wenn bei Elke formell der „Zustand nach EBV" vorliegt, diagnostiziere ich aufgrund folgender Hinweise eine „chronische EBV-Belastung":

1. Typische Symptome:
    - Zunehmende chronische Müdigkeit (besonders nach Belastung)
    - Konzentrations- und Gedächtnisstörungen, Nebelgefühl im Kopf, Schwindel
    - Ganzkörperschmerzen (Muskeln, Gelenke, wechselnde Lokalisation und Verlauf)
    - Durchschlafstörungen in der Leber-Zeit (morgens von ein bis drei Uhr)
    - Psychische Symptome (Überforderung, Ängste, Gereiztheit, Depression)
    - Infektneigung
    - Hautveränderung um die Augen (typisch für eine Belastung des Lebermeridians)
    - Leichte Blutdruckerhöhung
2. Begleitsymptome:
    - Bauchbeschwerden (ursächlich dürfte die Dysbiose und der Elastasemangel im Stuhl sein)
    - Gewichtszunahme (möglicherweise durch die Dysbiose begünstigt)
3. Diagnostische Befunde:
    - Ultraschallbefunde (Splenomegalie, Pankreaslipomatose, zystische Schilddrüsenknoten – kommen beim EBV auch ohne die bei Elke vorliegende Hashimoto-Thyreoiditis vor)
    - Vegacheck (ein Befund wie der von Elke ist in der Regel schon für sich allein wegweisend)
    - Zungenbild (auch ohne breite TCM-Kenntnisse kann der Blick auf die Zunge Hinweise geben)
    - Belastung einer Körperseite (hier links - Vegacheck/Schilddrüse/Nierenzyste/Zungenbild)

- Laborbefunde (erniedrigte antioxidative Kapazität, erniedrigter Nüchternblutzucker, Monozytose, Stuhlbefunde, Leberwerterhöhung – typisch st die hohe GPT, auch in Relation zur GOT)
- Falsch positive Laborbefunde (hier Borreliose-IGM - sonst auch Vitamin B12 und CKMB)
- EBV-Serologie (die hohen EBV-IgG und EBNA geben Hinweise)

4. Ursachen:
   - psychische Belastungssituation (berufliche Situation,Ängste auch vor Corona)
   - Dysbiose (typischer Stuhlbefund - ursächlich könnte die vorausgegangene Antibiose sein)
   - Kryptopyrrolurie (Mangel an Vitamin B6 und Zink, Entgiftungsstörung)
   - Orthomolekulare Mangelzustände (zusätzlich Defizite an Vitamin C und Vitamin D)
   - Vermutliche Schwermetall-Belastung (aufgrund der Amalgamfüllungen in den Zähnen)
5. Begleit- und Folgestörungen:
   - Hashimotothyreoiditis (bei dieser Autoimmunkrankheit muss man immer an den EBV denken)
   - ANA-Erhöhung (ein Hinweis Richtung autoimmunogen bedingte Kollagenosen)
   - Exokrine Pankreasinsuffiziens (möglicherweise auch ein Autoimmungeschehen)
   - Fibromyalgie-Syndrom (sehr häufig kombiniert mit einer chronischen EBV-Infektion)
   - Erschöpfungsdepression (nicht die Ursache des Geschehens, sondern die Folge)
   - Leaky-Gut-Syndrom (Folgestörung der Dysbiose mit eigenständigen Auswirkungen)

Viele der hier genannten diagnostischen Befunde überlagern sich, ebenso wie die Ursachen sowie die Begleit- und Folgeerkrankungen, die man immer wieder in Kombination findet.

Das Fazit ist, dass eine chronische EBV-Belastung niemals isoliert zu sehen ist!

Kapitel 11

Ernährung

Gesunde Ernährung

Eine gesunde Ernährung ist die Grundlage zur Vorbeugung gegen Krankheiten und für die Genesung. Gerade für unser Immunsystem spielt dieser Aspekt eine immense Rolle. Aber was ist gut und gesund und was kann man überhaupt noch essen, wenn man allen Ratschlägen folgt?

Essen ist auch genießen und Teil unserer Lebensfreude, und die ist ebenso wichtig zur Heilung. Diätetische Ratschläge richten sich immer nach der Konstitution und dem energetischen Zustand des Patienten. Für einen kachektischen Tumorpatienten kann jede Kalorie ebenso wertvoll sein wie für einen übergewichtigen Plethoriker schädlich. Bestimmte Krankheitsbilder – wie der Diabetes mellitus oder die Zöliakie – bestimmen lebenslang die Ernährung der Betroffenen. Wenn dazu Laboruntersuchungen wie ein umfangreicher Stuhltest berücksichtigt werden, wird es noch komplizierter. Und wer sich dann noch an den fünf Elementen der TCM oder den drei Doshas der Ayurveda orientiert, an Kulturen also, bei denen die Ernährung traditionell eine große Rolle spielt, der hat es nicht leicht. Und doch gibt es einfache universelle Ratschläge, die es zu befolgen gilt, und wenn man sie dann doch mal bricht – wie ich mit der für mich obligatorischen Bratwurst und dem Bierchen im Stadion, dann sollte es die Ausnahme sein, die man sich aber auch mal gönnen darf. Grundsätzlich sollte man sich zum Essen und zum Kauen genug Zeit einräumen. Das schnelle „Fast Food“ sollte auch bei der Zubereitung und Auswahl der Speisen vermieden werden. Eine naturbelassene, den Jahreszeiten angepasste

Nahrung ist zu empfehlen. Schon unter dem Aspekte des Klimaschutzes sind außerdem regionale Produkte ohne weite Transportwege zu befürworten. Die Nahrung sollte schonend zubereitet und frisch gegessen werden. Fertigprodukte und alles, was konserviert, von Zusatzstoffen bis zur Verpackung in Dosen oder eingeschweißt in Plastik ist, kann nur schädlich sein. Auch sollte der tägliche Speiseplan abwechslungsreich sein, um das Risiko von Mangelzuständen zu vermeiden. Pflanzliche Produkte sollten tierischen vorgezogen werden, dabei ist Gemüse noch wichtiger als Obst. Auch bei den Ölen sind pflanzliche wertvoller. Auf genügend Ballaststoffe und ausreichendes Trinken ist zu achten. Zucker und Salz sind ebenso zu reduzieren wie Genussmittel wie Kaffee oder Alkohol im Übermaß. Eine vollwertige und gesunde Ernährung ist die Basis für ein gutes Immunsystem und für eine gute Darmflora, die allerdings bei vielen Menschen im Sinne einer Dysbiose gestört ist. In Bezug dazu möchte ich einige Hinweise geben:

Ratschläge zur optimierten Ernährung für unser Immunsystem

- Trinken Sie mindestens 1,5 Liter, besser bis zu 3 Litern am Tag
- Beginnen Sie den Morgen mit einem großen Glas Wasser – bei guter Qualität auch Leitungswasser – um das Nachtdefizit an Flüssigkeit auszugleichen
- Trinken Sie besser zwischen und nicht mit den Mahlzeiten
- Trinken Sie mineralarmes Wasser oder auch ungesüßte Tees
- Leicht erwärmte Getränke sind besser als kalte
- Trinken Sie wenig Zuckergesüßtes und wenig Alkohol
- 3 Portionen Gemüse und 2 Portionen Obst am Tag sind ratsam
- Vermeiden Sie wegen der Gärung Obst oder Obstsäfte abends
- Essen Sie abends generell wenig und nichts Schweres. Nachts empfiehlt sich eine Esspause
- Essen Sie wenig Zitrusfrüchte (sie säuern und enthalten oft Spritzmittel sowie Allergene)
- Leicht erwärmte Mahlzeiten sind besser als kalte
- Essen Sie ballaststoffreich (viel Gemüse, frisches Obst, Hülsenfrüchte)
- Kreative Kräuter und Gewürze sind ratsamer als Salz oder Zucker
- Benutzen Sie pflanzliche Öle mit mehrfach ungesättigten Fettsäuren

- Essen Sie nur wenig Fleisch, vermeiden Sie vor allem Schweinefleisch und Wurstwaren
- Konsumieren Sie generell weniger Fett und weniger Eiweiß
- Essen Sie Fisch in Maßen – Vorsicht wegen der Schwermetalle (zum Beispiel im Thunfisch)
- Milch kann schädlich sein, auch Kuhmilchprodukte und Käse
- Joghurt und Kefir ist gut zum Ansäuern des Darms, schleimt aber
- Zum Darmansäuern geht auch eine Kanne Brottrunk oder Apfelessig
- Bei Glutenunverträglichkeit oder Leaky-Gut-Syndrom essen Sie wenig Getreide. Seien Sie besonders vorsichtig mit Weizen, Haferflocken, Roggen und Dinkel
- Beim Leaky-Gut-Syndrom vermeiden Sie auch Zucker, raffinierte Kohlenhydrate, Alkohol – besonders Bier, Milchprodukte und zu fettes Essen
- Reduzieren Sie beim Leaky-Gut auch Koffein (Kaffee, schwarzer Tee, Kakao)
- Bei Fäulnis im Darm essen Sie wenig Rohkost und wenig Kohlenhydrate
- Bei Histaminbildung im Darm vermeiden Sie Konserven oder Fertigprodukte und auch überreife Lebensmittel. Essen Sie stattdessen alles frisch und zeitig
- Rotwein, Weizen, Hefe, Geräuchertes, Salami, gereifter Käse, Fisch, Tomaten, Erdbeeren, Spinat, Sauerkraut, Zitrusfrüchte, Bohnen, Nüsse, Sojaprodukte und Meeresfrüchte enthalten viel Histamin
- Bei einer Candidabelastung im Darm sollte man Zucker in jeder Form und helle Mehlsorten vermeiden. Dies gilt auch für einige Hülsenfrüchte. An Obst sind saure Sorten erlaubt. Gemüse und Salate und an Brot und Getreide Vollkornprodukte sind zu bevorzugen
- Allgemein zu empfehlen sind Kartoffeln, Basmatireis, Kolbenmais, Polenta, die meisten Gemüsesorten, besonders auch Salate, Broccoli, Zucchini, Sellerie, Karotten, Rettich, Avocado etc. An Getreiden am ehesten ursprüngliche Getreidesorten wie Dinkel, Hirse, Hafer, Gerste (diese aber nicht bei Glutenunverträglichkeit). Bis mittags auch Früchte (immer schälen wegen der Spritzmittel), besonders Äpfel, Birnen, Kernfrüchte (am besten saisonal!), weniger Bananen (schleimbildend), an Südfrüchten am besten Grapefruit (enzymreich). Wechselnde Kräuter und Gewürze. An Getränken Wasser (mineralarm) und Kräutertees (ungesüßt)
- Der US-Amerikaner Anthony William gibt in seinen Büchern einige Ratschläge, speziell gegen eine chronische EBV-Belastung

- William empfiehlt, morgens auf nüchternen Magen einen halben Liter frischen Selleriesaft zu trinken. Waschen Sie dazu ein frisches Bund Stangensellerie. Entsaften Sie den Sellerie, ohne etwas hinzufügen, was die Wirkung abschwächen könnte. Auch der Kontakt mit Sauerstoff mindert die Wirksamkeit, sodass der Saft sofort getrunken werden sollte
- Falls dies aus zeitlichen Gründen morgens nicht möglich ist, sollte der Selleriesaft im Abstand von mindestens zwei Stunden nach einer Mahlzeit frisch zubereitet und getrunken werden
- Gegen Schwermetallbelastungen im Darm empfiehlt William Gerstengraspulver sowie im Anschluss danach die Spirulina-Alge (jeweils 2 Teelöffel von beidem in Wasser gemischt), dazu Korianderblätter (1 Tasse püriert in einem Getränk) sowie wilde Blaubeeren
- Erkundigen Sie sich nach einer ganzheitlichen Ernährungsberatung in Ihrer Nähe
- Essen Sie nur, wenn Sie Hunger haben, dann aber in angenehmer Atmosphäre in Zeit und in Ruhe. Kauen Sie dabei so lange, bis sich im Mund ein Brei bildet. Genießen Sie Ihr Essen!

Kapitel 12

Wie wir Belastungsfaktoren für unser Immunsystem abbauen können

Psychische Belastungen und Dauerstress

Die Menschheit ist schon seit Urzeiten Stressfaktoren ausgesetzt. Doch während der Steinzeitmensch im Kampf mit einem wilden Tier die Stresssituation durch eine körperliche Gegenwehr bewältigte, fehlt heute in der Regel die Möglichkeit der unmittelbaren Reaktion.

Auch sind es oft keine akuten Situationen, sondern der permanente Dauerstress, der die Betroffenen mürbe macht. Und auch die Folgesymptome machen sich schleichend bemerkbar und werden oft lange mit Genuss- oder Aufputschmitteln unterdrückt, bis es bei zunehmend mehr Menschen durch die permanente Überforderung der Nebennieren zum Burnout kommt.

Aber auch ohne dieses Extrem sind Krankheiten, besonders chronischer Art, vorprogrammiert. Unterdrückter Stress belastet die Psyche und damit nachweislich auch das Immunsystem.

Meiner Erfahrung nach verursachen psychische Belastungen mehr als jeder andere Schädigungsfaktor den Gesundheitszustand der Menschen in unseren heutigen Zeit.

Wenn der Körper sich gegen das EBV-Virus nicht wehren kann oder wenn es in einer Körperzelle zu einer bösartigen Entartung kommt, sollte man immer auch hier nach Ursachen suchen.

Psychische Traumata – auch aus der Kindheit – sollten aufgedeckt und bearbeitet werden. Leider fehlt es gerade hier an Therapiemöglichkeiten und die Wartezeiten für eine Psychotherapie sind viel zu lang. Die Gabe von Psychopharmaka ist in manchen Fällen notwendig und sinnvoll, sollte aber nicht der Regelfall sein. Ich begrüße hier auch jede nichtärztliche Hilfe, sei es der Heilpraktiker oder der darauf spezialisierte Ergotherapeut, seien es Beratungsstellen oder nur gute Freunde und Angehörige, die zuhören und Ratschläge geben. Ich bin dankbar, dass meine liebe Ehefrau Mareike mit der Psychokinesiologie oder der Atemtherapie den Zugang zur belasteten Seele einiger meiner Patienten gefunden hat, die in der Regel auch chronische Immunprobleme hatten, die auf diese sanfte Weise mitgelöst wurden. Wer heilt, hat Recht, gilt auch hier.

Die häufigsten Stressfaktoren sind beruflicher Dauerstress, gefolgt von familiären Belastungen. Im Arbeitsleben nehmen die Anforderungen und der Termindruck ständig zu. Nicht selten geht die Menschlichkeit dabei verloren. Schikanen der Vorgesetzten und die Angst vor dem Verlust des Arbeitsplatzes treiben viele in den Burnout.

Das Zauberwort zum Stressabbau lautet „Achtsamkeit“, Achtsamkeit mit sich selbst, im beruflichen Alltag und im Privatleben. Zunächst sollten die Betroffenen ihre Überforderung nicht verheimlichen, sondern mitteilen. Nicht selten sind Arbeitgeber, Berufskollegen und Angehörige dankbar für ein offenes Wort, welches die eine oder andere Verhaltensweise erklärt. Gemeinsam sollte man nach Lösungen suchen. Wichtig sind in solchen Situationen Freunde und ein gutes soziales Umfeld.

Die Freizeit sollte zur Erholung dienen und nicht zusätzlichen Stress erzeugen. Dies gilt für die Hobbys, die ausgleichend sein sollten wie für den Sport, der aber wichtig ist, um sich körperlich abzureagieren. Falscher Ehrgeiz ist hier nicht gefragt und auch bei Freundschaften sind wenige gute besser als viele oberflächliche. Ganz wichtig sind ausreichende Schlafzeiten.

Es gibt vielfältige Entspannungstechniken, von denen ich hier einige nennen möchte:

- Autogenes Training: Von dem deutschen Psychiater Johannes Heinrich Schultz vor etwa 90 Jahren entwickelte Technik der Selbsthypnose
- Meditation: Neben passiven Formen wie dem stillen Sitzen gibt es aktive wie beim Tanzen oder Singen. In verschiedenen Kulturen haben sich

verschiedene Formen entwickelt wie die buddhistische, die Mantra-, Kundalini-, Osho-, Chakra-, Metta-, Vipassana- oder Zen-Meditation

- Atemtherapie: Von einfachen Übungen, tief und richtig zu atmen, bis zu integrativen Techniken
- Progressive Muskelrelaxation (PMR): Von dem amerikanischen Arzt Edmund Jacobsen entwickelte Technik, einzelne Muskelgruppen im Rhythmus anzuspannen und zu entspannen
- Qigong: Langsame, fließende Bewegungen, zur Harmonisierung des Energieflusses „Qi“
- Tai-Chi: Ebenfalls der TCM zugehörige meditative Technik mit deutlich längeren, aber auch langsamen, fließenden Übungen, aus dem Kampfsport („Schattenboxen“) entwickelt
- Yoga: Etwa 2000 Jahre alte Technik aus dem indischen Ayurveda mit Dehnungen, speziellen Körperpositionen („Asanas“) und Atemübungen („Pranayamas“) für Körper und Psyche.

Schlafmangel

Die Corona-Pandemie hat sich auf unser Schlafverhalten wenig positiv ausgewirkt. Rund 20 Prozent der Berufstätigen schlafen seitdem schlechter. Bei den Schreckensnachrichten, die uns jeden Abend bis in unser Schlafzimmer verfolgten, ist das kein Wunder, zumal der körperliche und seelische Ausgleich in dieser Phase zu kurz gekommen ist. Angst ist in jeder Hinsicht eine negative Emotion. In der Zeit der hohen Inzidenzzahlen war sie unser stetiger Begleiter.

Bei den chronischen EBV-Verläufen sind Schlafstörungen eines der Hauptsymptome. Die meisten Betroffenen berichten, dass sie in der Nachtzeit von eins bis drei Uhr oft hellwach sind und eine seltsame Unruhe verspüren. Nach der Lehre der TCM fließt unsere Lebensenergie Qi im 24-Stunden-Rhythmus durch unsere Meridiane. Zwischen 23 Uhr und 1 Uhr gehen Herzfrequenz und Blutdruck zurück. Es folgt die Zeit, in der der Körper am stärksten entgiftet: die Leberzeit. Sind die Entgiftungsfunktionen des Körpers überlastet, dann sammeln sich toxische Stoffwechselprodukte an. Genau das passiert bei einer Belastung durch das EBV-Virus, welches manche auch als „Lebervirus“ bezeichnen. Das Gleichgewicht zwischen Leber- und Milzmeridian geht verloren. Im Lebermeridian überwiegt das aktive Yang das ausgleichende Yin, während Milz-Yang und Milz-Qi schwächeln. Für den TCM-Geübten ist dies leicht an der Zunge, an den Pulsen und durch die Befragung zu erkennen. Auch der Vegacheck lässt das Ungleichgewicht erkennen. Während die Patienten tagsüber durch die Milzenergieschwäche müde sind, hält der Energiestau im Lebermeridian sie nachts zwischen 1 und 3 Uhr wach. Daraus leitet sich ab, dass die Behandlung einer chronischen EBV-Belastung auch gegen bestimmte Formen von Schlafstörungen helfen kann. Die TCM ist, nicht nur mit der Akupunktur, bei Schlafproblemen wie auch bei vielfältigen psychischen Störungen eine sehr gute Therapieoption. Eine Alternative ist das Setzen von Dauernadeln, bevorzugt an sedierende Ohrpunkte, ein probates Mittel auch in der Suchttherapie.

Ich möchte Ihnen einige allgemeine Tipps geben, um besser schlafen zu können:

- Gestalten sie den Tag aktiv. Bewegung am Tag fördert den Schlaf in der Nacht. Während sich ein Spaziergang am Abend empfiehlt, kann sich eine intensive sportliche oder körperliche Belastung durch die Aktivierung der Stresshormone Adrenalin und Cortisol ungünstig auswirken.
- Es gibt Menschen, denen mittags nach dem Essen eine Schlafphase gut tut. Diese sollte aber nicht zu spät (nicht nach 16 Uhr) und nicht zu lange (nicht länger als 30 Minuten) erfolgen.
- Bereiten Sie sich auf den Schlaf vor. Alles, was die Gedanken kreisen lässt, sollte vorm Schlafen zum Abschluss gebracht werden. Schreiben Sie Planungen und offene Aufgaben auf, damit sie nicht ständig im Kopf kreisen. Alles, was aufwühlt, auch aus den Medien, sollte abends vermieden werden. Ein Ritual von Abläufen vor dem Schlaf, das dann immer geregelt zur gleichen Uhrzeit angestrebt werden sollte, kann durchaus hilfreich sein. Die gewohnte Schlafzeit sollte auch an Wochenenden angestrebt werden, was nicht immer leicht fällt.
- Schalten Sie das Licht erst aus, wenn Sie sich schlafmüde oder zumindest entspannt fühlen. Sollte dies noch nicht der Fall sein, dann überbrücken Sie die Zeit, zum Beispiel mit einer leichten Schlaflektüre. Einfache homöopathische Mittel wie Avena sativa, Coffea und Zincum valerianicum können die Gedankenflut nehmen. Auch pflanzliche Wirkstoffe in Tees oder Fertigarzneien wirken sedierend. Genannt seien Baldrian, Hopfen und die Passionsblume. Tranquilizer als Schlafmittel sollten wegen ihres Abhängigkeitspotentials vermieden werden.
- Organische Krankheiten wie eine Schilddrüsenüberfunktion oder eine Depression sollten ausgeschlossen und, falls vorhanden, behandelt werden. Hier können auch schlaffördernde Antidepressiva hilfreich sein. Diese haben kein Abhängigkeitspotential, dafür aber potentiell andere Nebenwirkungen. Gesprächs- und Verhaltenstherapien sind gute Therapieoptionen.

- Vermeiden Sie Aufputschmittel wie Koffein oder Nikotin vor dem Schlafen. Auch eine üppige Mahlzeit und ein voller Magen können den Schlaf behindern. Alkohol macht müde und hilft beim Einschlafen, verkürzt aber auch den Schlaf und besonders die zur Erholung wichtigen Tiefschlafphasen. In geringen Mengen ist er erlaubt, sollte aber nicht zur Gewohnheit werden.
- Verschiedene der genannten Entspannungstechniken können hilfreich sein, sei es in der Phase vor dem Schlafen gehen oder wenn man nachts wach wird.
- Sollte dies passieren, dann vermeiden Sie es, auf die Uhr zu schauen. Dieser Impuls öffnet den Sorgen um die Folgen für den nächsten Tag den Weg und hält sie wach.
- Sorgen Sie für optimale Verhältnisse am Schlafplatz. Sowohl geopathische Einflüsse als auch eine unter dem Bett verlaufende Wasserader, aber auch der Einfluss von Elektrosmog auf den Schlaf sollten nicht unterschätzt werden. Mehr Tipps dazu gebe ich in den jeweiligen Kapiteln.
  Der hemmende Einfluss, besonders von kurzwelligem blauem Licht auf das Schlafhormon Melatonin ist eindeutig nachgewiesen,sodass Lichtquellen jeder Art beim Einschlafen vermieden werden sollten. Ein leicht einfallendes natürliches Morgenlicht aktiviert in der Aufwachphase. Ein Tageslichtwecker ist eine gute Alternative zu den üblichen schrillen Wachmachern.
  In der Nacht sind Lärmquellen zu vermeiden, auch die des Partners, wenn er schnarcht.
  Der Raum sollte gut belüftet und niedrig temperiert sein. Kalte Füße sind jedoch zu vermeiden.
  Alle äußeren Faktoren wie Bett, Kopfkissen, Matratze (optimalerweise metall- und allergenfrei), Bettzeug (regelmäßig wechseln!) und Nachtwäsche sowie die gesamte Atmosphäre im Schlafraum sollten dem Schlafbedürfnis und dem Wohlbefinden angepasst werden.

Bewegungsmangel

Nach einer Untersuchung der Harvard University unter der Teamleiterin I-Min Lee starben im Jahre 2008 weltweit mehr als 5,3 Millionen Menschen an den Folgen körperlicher Inaktivität.[14]

[14] Lee I-M, Ewing R, Sesso HD. The built environment and physical activity levels: the Harvard Alumni Health Study. Am J Prev Med 2009;37:293–8.

In Deutschland führt man gut sieben Prozent der Todesfälle ursächlich auf Bewegungsmangel zurück. Bei Stoffwechselerkrankungen wie der Adipositas und dem Typ-2-Diabetes ist dies genauso naheliegend wie bei Herz-Kreislauf-Erkrankungen, so der koronaren Herzkrankheit und dem Bluthochdruck. Aber auch für dreizehn verschiedene Krebsarten ist der Zusammenhang nachgewiesen. Der Mensch als Ganzes braucht Bewegung. Diese fördert die Verdauung, regt den Stoffwechsel an, gleicht die Psyche aus und baut Muskeln und Knochen auf als wichtige Prophylaxe gegen Rücken- sowie Gelenkprobleme und Osteoporose.

Es gibt aber auch zahlreiche Untersuchungen, die den positiven Einfluss von körperlicher Aktivität für das Immunsystem belegen. Hier gilt: Moderat durchgeführtes Bewegungstraining ist ein probates Mittel gegen vermehrte Infekte und auch gegen Müdigkeit bis hin zum chronischen Fatigue. Übertriebene sportliche und körperliche Belastungen können sich aber auch gegenteilig auswirken. Diese Ratschläge gelten auch für chronisch virale Belastungen, also auch beim chronischen EBV-Verlauf.

Was passiert genau im Körper beim Sport? Schon nach wenigen Sekunden regt die Ausschüttung von Adrenalin die vermehrte Produktion von natürlichen Killerzellen an, die insbesondere in der Abwehr gegen Krebs und gegen virale Erreger eine große Rolle spielen. Parallel werden mit den Granulozyten und Monozyten sowie den T- und B-Lymphozyten weitere Immunzellen aktiviert.

Je nach Trainingszustand und Art, Dauer und Intensität der Belastung erreicht jeder Mensch im Training seine individuelle Grenze, die man anaerobe Schwelle bezeichnet. Diese sollte nicht überschritten werden. Ein überproportionaler Anstieg von Stresshormonen wie Adrenalin und Cortisol unterdrückt die normale Regulation des Immunsystems. In der Folge sinken die Lymphozyten und die natürlichen Killerzellen stark ab. In dieser als „open window“ bezeichneten Phase ist der Organismus wehrlos gegen Erreger, die von außen eindringen oder wie das EBV latent chronisch im Körper vorhanden sind. Diese Mechanismen sind neben dem vermehrten Risiko einer Herzmuskelentzündung auch ein Grund dafür, vom Sport während eines akuten fieberhaften Infektes abzuraten. Dies gilt auch für die akute EBV- oder COVID-19-Infektion.

Allgemein zu empfehlen sind verteilt in der Woche mindestens drei Einheiten eines moderaten Trainings von einer knappen Stunde Dauer, wobei auch kurzzeitige intensivere Belastungen eingebaut werden können. Je nach Alter, Krankheits- und Trainingszustand kann die sportliche Betätigung langsam gesteigert werden. Während sich manche im Alter auf diese Tugend besinnen, sieht die Wirklichkeit bei Jugendlichen der Smartphone-Generation anders aus.

Laut Schätzungen namhafter Sportwissenschaftler bewegen sich drei Viertel der 13- bis 15-Jährigen zu wenig.

Viele Jugendliche haben nie schwimmen gelernt und fühlen sich am Computer wohler als beim Klettern, Spielen oder Bewegen im Freien. Die Corona-Pandemie mit dem zeitweiligen Verbot vieler Sportarten, selbst im Freien, wirkte sich auf diese Entwicklung nicht günstig aus.

Für mich persönlich ist Sport die beste Möglichkeit des Stressabbaus. Ein Vorbild ist hier unsere Kreisauswahl der Ü 60 im Fußball, nicht nur, weil ich es mit ihr bis zum Deutschen Meister geschafft habe. Wie sich die noch etwa 40 aktiv Mitspielenden im Vergleich zu Gleichaltrigen gehalten haben, spricht für das Fazit: Wer sich bewegt, lebt länger und vor allem auch besser!

Geopathische Belastungen

Geopathie – ein anderer Begriff ist Radiästhesie – ist die Lehre über geologische Störfelder wie Wasseradern, Erdverwerfungen und globale Gitternetze und deren negativer Einfluss auf die Gesundheit aller Menschen, aber auch tierischer und pflanzlicher Lebewesen. Der Beruf des Geopathen, der diese Störzonen aufspürt, hat eine lange Tradition. Sein Instrument ist seit Jahrtausenden die Wünschelrute, laut Goethe ein „magisches Reis“, welches sich nur in der „fühlenden Hand“ bewegt. Laut einer chinesischen Anordnung aus dem Jahre 2200 vor Christus durfte kein Haus gebaut werden, ohne eine vorherige Begehung des Hauses durch einen Rutengänger, den man zu diesen Zeiten auch „Erdwahrsager“ nannte. Rutengänger und Pendler wurden zur Wassersuche, in Kriegszeiten auch zur Minensuche eingesetzt. Wenn Sie einen Spaziergang durch die Natur machen, dann finden Sie immer wieder Zonen, in denen die Pflanzen schlechter gedeihen oder die Bäume schief wachsen oder Wucherungen zeigen.

Interessanterweise vermeiden Hunde eine geopathisch ungünstige Stelle als Schlafplatz, während sich Katzen und auch Ameisen genau da wohlfühlen.

Es ist naheliegend, zu vermuten, dass diese negativen Reize, die aus der Erde kommen, sich auch ungünstig auf die Gesundheit, ganz besonders von diesbezüglich sensiblen Menschen auswirken.

Die Folgestörungen werden sehr unterschiedlich bewertet und reichen von vermehrter Müdigkeit über gehäufte Infekte bis zu der Hypothese, dass es an Körperstellen, die im Schlaf über einer geopathischen Störzone liegen, zu einer erhöhten Gefahr von bösartigen Erkrankungen kommt.

Einen wissenschaftlichen Beleg für solche Zusammenhänge gibt es nicht, sodass man sich hier nicht zu weit hinauslehnen sollte. Der Vegacheck zeigt bei einer geopathischer Belastung ein insgesamt erniedrigtes Energieniveau, welches die Patienten in diesen Fällen häufig auch spüren, Grund genug, der Sache nachzugehen, zumal solche Störzonen Therapieblockaden verursachen.

Wenn jemand sich nach dem Nachtschlaf nicht richtig ausgeruht fühlt, dann sollte man nachfragen, ob dies nur zu Hause der Fall ist. Wenn ja, dann ist dies der einfachste Hinweis auf eine Störzone am Schlafplatz, der in diesen Fällen gewechselt werden sollte. Ein einfaches Umstellen des Bettes kann dazu führen, dass sich nach einigen Tagen positive Veränderungen einstellen.

Alternativ kann man sich eine Rute besorgen, wobei erfahrungsgemäß nur wenige Menschen die Sensibilität haben, damit verwertbare Ergebnisse zu erzielen. In diesem Fall sucht man einen für solche Erfolge bekannten Rutengänger oder nimmt Kontakt auf zu Geopathologen oder Baubiologen (der „modernen Variante"), die sich neben der Suche nach Erdstrahlen auch mit allen anderen Umweltrisiken beschäftigen, die sich aus der Wechselwirkung Gebäude und Mensch ergeben. Der Trend zum „gesunden Wohnen" nimmt zu, wobei der Begriff Baubiologe nicht geschützt ist, sodass ich hier rate, sich an eine renommierte Fachgesellschaft mit einem fundierten Ausbildungskonzept zu wenden. Dies kann durchaus schon bei der Planung eines Gebäudes sinnvoll sein, wobei die daoistische Harmonielehre des Feng Shui eine weitere Möglichkeit bietet, das Gleichgewicht von Yin und Yang nach der Fünf-Elemente-Lehre der TCM auch bei der Gestaltung der Wohn- und Lebensräume anzustreben.

Elektrosmog

Der BUND e.V., einer der größten Umwelt- und Naturschutzverbände in Deutschland, der sich als deutsches Mitglied der NGO „Friends of the Earth" für den Konsens von Mensch und Umwelt in vielfältiger Weise einsetzt, weist in seinem Beitrag „Elektrosmog: Ungebremstes Wachstum" auf die Dimension hin, die das Problem erreicht hat. Ich gebe diese Informationen gerne weiter.

In Deutschland senden rund 350.00 Mobilfunkanlagen, etwa zwei Millionen kleinere Sendeanlagen wie WLAN oder schnurlose Telefone, 100 Millionen häusliche und dazu circa 140 Millionen Mobiltelefone elektromagnetische Strahlen aus, die auch der Volksmund mit dem Begriff Elektrosmog als belastend ansieht.

Diese durchdringen unsere Häuser wie auch unsere Körper ungeschützt.

Neben diesen hochfrequenten elektromagnetischen Feldern (EMF) gibt es niederfrequente durch Elektrogeräte, Kabel und Leitungen bis zur Hochspannung. Die Technik und die Vernetzung gehen bei der Digitalisierung ständig weiter und über neue Verfahren wie LTE und 5G ergeben sich neue Möglichkeiten, aber auch neue Gefahren, die man noch gar nicht einschätzen kann.

Wir können uns diesen Belastungen nicht entziehen, gehen sie aber in vielen Fällen bewusst ein und hören auch gern weg, wenn über die gesundheitlichen Risiken gesprochen wird, die sich daraus ergeben. Tatsächlich ist es schwer, solche Zusammenhänge eindeutig wissenschaftlich zu belegen. Untersuchungen, Studien, Erfahrungsberichte und Beobachtungen gibt es jedoch genug, die eindeutig belegen, dass Elektrosmog gesundheitliche Schäden auslöst und zur Häufung bestimmter Krankheiten führt. Der BUND plädiert hier für den Grundsatz: „Die Belastung sollte so weit minimiert werden, wie es technisch machbar ist."

Besonders Ungeborene, Kinder und Jugendliche sowie Kranke seien gefährdet und benötigten den Schutz auch des Gesetzgebers. Gerade in der Entwicklungsphase von Organen bestünde die Gefahr lebenslanger Folgen. Auch das Verantwortungsbewusstsein von Eltern und Pädagogen sei hier gefordert. In diesem Zusammenhang schreiben die „Stuttgarter Nachrichten", dass Smartphone-Nutzer ihr Gerät im Schnitt 82 Mal am Tag, also etwa alle 12 Minuten, entsperren. Gerade bei Jugendlichen scheint die Angst, ansonsten etwas zu verpassen, besonders hoch zu sein.

Dem Ratschlag, mal „off-line" zu gehen und eine Zeitlang auf Handy und Laptop zu verzichten und dadurch eine andere Form von Lebensqualität zu gewinnen, würden wohl die wenigsten folgen. Unabhängig von der Belastung durch Elektrosmog kann schon solch eine Reizüberflutung und die Anspannung, die sich aus der ständigen Erreichbarkeit ergibt, nicht gesund sein.

In einem weiteren Beitrag gibt der BUND praktische Tipps zum Vermeiden oder Abschalten elektromagnetischer Felder besonders im Alltag, die ich im Einzelnen noch ergänzen möchte:

- Im privaten wie auch im beruflichen Bereich grundsätzlich strahlungsarme, kabelgebundene und gut abgeschirmte Geräte und Kabel verwenden.
- Nach Benutzung alle Geräte ausschalten und die Stecker aus den Steckdosen ziehen.
- Elektrogeräte richtig herum und nicht um 180 Grad verdreht in die Steckdose einstecken. Mit einem Multitester lässt sich dies überprüfen.
- Bei DECT-Telefonen darauf achten, dass die Basisstation nach dem Telefonat abschaltet.
- Auch bei Babyphonen darauf achten, dass sie nur im Bedarfsfall aktiviert werden und über eine Sendeleistungsregulierung verfügen.

- Handys nicht direkt am Körper tragen und beim Betrieb mittels Headset (Kopfhörer und Mikrofon) oder über Lautsprecher benutzen.
- Computer möglichst über Kabel (LAN) und nicht über Funk (WLAN) mit dem Internet verbinden.
- WLAN oder Bluetooth vermeiden oder zumindest beim Nichtgebrauch an allen benutzten Geräten deaktivieren.
- WLAN Sendeleistung reduzieren und sendefreie Zeiten einprogrammieren.
- Mobiles Internet (Smartphone/Tablet/Surfstick) wegen höherer Strahlenbelastung vermeiden.
- Bei gutem Empfang sinkt die Strahlungsleistung. Im Freien ist sie geringer als in Autos oder im Zug
- Das Handy erst ans Ohr halten, wenn die Verbindung aufgebaut ist.
- Bei längeren Gesprächen das Ohr wechseln oder besser ein Festnetztelefon benutzen.
- Keine Mobilgeräte wie Handys in den Kinderwagen legen oder Kindern als Spielzeug geben.
- Elektrosmog in jeder Form im Schlafzimmer und im Kinderzimmer vermeiden. Das gilt neben WLAN, Handys, DECT-Telefonen und Bluetooth auch für Netzteile, z. B. Radiowecker.
- Ein im Sicherungskasten eingebauter „Netzfreischalter“ kann Abhilfe leisten, der die Wechselspannung abschaltet und mit einer niedrigen Gleichspannung (max. 12V) überwacht, ob ein Verbraucher zugeschaltet wird. Aber Achtung: Herkömmliche Phasenprüfer reagieren erst ab 100V und zeigen einen solchen Stromkreis als vermeintlich spannungsfrei an.
- Eine fachliche Beratung mit Messung der Belastung und Abschirmung kann sinnvoll sein.
- Zur Verminderung elektromagnetischer Belastung kommen verschiedene Materialien in Frage, wobei die Verwendung von Lehmputz, abschirmenden Farben und Geweben, Gittern und Abschirmvliese sowie hochfrequenz-dämpfender Gipskartonplatten schon beim Hausbau berücksichtigt werden sollten, besonders, wenn das Haus in der Nähe von Funk- und Sendeanlagen oder einer Hochspannungsleitung liegt.
- Die Strahlung eines Smartphones erkennen Sie am SAR-Wert, der laut Verbraucherzentrale NRW unter 0,6 Watt je Kilogramm liegen sollte. Dieses Kriterium erreichen nach einer Erhebung der Organisation weniger als 20 Prozent der gängigen Geräte. Eine Liste dieser ist beim Bundesamt für Strahlenschutz abrufbar (`www.bfs.de/elektro/oekolabel.html`).

Nicht alle Menschen reagieren auf Elektrosmog gleich. Empfindliche berichten über Müdigkeit, Erschöpfung, Schlafprobleme, Konzentrationsstörungen und Kopfschmerzen. Man vermutet das Auslösen neurodegenerativer und auch bösartiger Erkrankungen. Es gibt noch keine Studien über die Langzeitfolgen, ein Manko auch im Zusammenhang des technisch erzeugten (Windkraftanlagen, Autos, Flugzeuge...) und natürlichen (Wind, Meeresrauschen) Infraschalls.

Toxine und Belastungen durch Umweltgifte

Toxine in engem Sinn sind organische Giftstoffe, die von Lebewesen wie Bakterien, Tieren oder Pflanzen ausgeschieden werden oder bei deren Zerfall frei werden. Heutzutage kommen unzählige chemische und synthetische Schadstoffe hinzu, die uns in vielfältiger Weise belasten können.

Bei Bakterientoxinen – als erstes wurde 1988 das Diphterietoxin entdeckt – unterscheidet man Exotoxine, die ausgeschieden werden und Endotoxine, die beim Zerfall der Bakterien freigesetzt werden. Erstere sind thermolabil – also gegen Hitze oder Kälte nicht resistent – und hinterlassen eine vorübergehende Immunität. Exotoxine dagegen sind thermostabil.

Eine besondere Stellung haben biologische Toxine, die von Organismen produziert werden, selbst aber nicht in der Lage sind, zu proliferieren. Sie üben enzymatische Funktionen im Körper aus, was sie besonders gefährlich machen. Beispiele für durch Biotoxine ausgelöste Krankheitsbilder sind die Lebensmittelvergiftungen durch Staphylokokken-Enterotoxin (SET) und der Botulismus.

Botulinumtoxin ist das stärkste bekannte Gift überhaupt. Durch die Biowaffenkonvention ist es als Kriegswaffe verboten. Als Botox wird es in der Neurologie und der Kosmetik zunehmend eingesetzt.

Während die Bedeutung von Vergiftungen durch organische und biologische Giftstoffe auch durch die Gegenmaßnahmen, die uns die moderne Toxikologie bietet, insgesamt abgenommen hat, ist das Ausmaß dessen, was durch nicht natürliche Gift- und Schadstoffe ausgelöst wird, in keiner Weise einzugrenzen. Hinzu kommt, dass es sich in der Regel um chronische, also schleichende Schädigungen handelt, die aus diesem Grund als solche oft nicht erkannt werden.

Eine 2015 veröffentlichten Studie der Umweltorganisation Green Cross Schweiz und Pure Earth aus New York nennt als gefährlichste Umweltgifte sechs

Substanzen, zu denen ich unter Bezug auf Informationen des Bundesamtes für Gesundheit (BAG) die Hauptursachen nennen möchte:

- **Blei:** Bleihaltiges Trinkwasser (zum Beispiel durch Bleirohre in Altbauten), Abgase, Lippenstift
- **Quecksilber:** Amalgam-Zahnfüllungen; Thermometer mit Quecksilbersäulen (nur bei Beschädigung); zahlreiche Speisefische (besonders Thunfisch, Schnapper und Butterfisch); Kohlekraftwerke; Ayurvedische Mittel unklarer Herkunft
- **Chrom:** Arbeiten in der Stahl-, Leder- und Textilindustrie; Zufuhr aber auch über die Luft (Kohleverbrennung), über Abwässer und über die Nahrungskette
- **Radionuklide** (unsichtbar und nicht riechbar): in geringer Menge über kosmische und terrestrische Strahlung; in hoher Menge nach schweren Reaktorschäden in Russland und Japan; Medizinische Diagnostik und Therapie
- **Pestizide**: Schädlingsbekämpfung in der Landwirtschaft; Gefahr beim Arbeiten und für die Konsumenten über die Nahrungskette
- **Cadmium**: Über Kunstdünger im Erdreich und vermehrt in Nahrungsmitteln wie Leber, Pilzen, Muscheln und Kakaopulver; in Batterien, fossilen Brennstoffen, Rostschutzmitteln, Lötmetallen und Zigaretten; in der chemischen Industrie; erhöhte Gefahr auf wilden Mülldeponien.

Weltweit sind knapp 100 Millionen Menschen, besonders in Ländern der dritten Welt diesen Schadstoffen unmittelbar ausgesetzt. Die Dunkelziffer der Betroffenen ist wahrscheinlich noch deutlich höher. Die Folgen sind zum Teil schwere Folgekrankheiten bis zum erhöhten Krebsrisiko.

Viele dieser und weiterer Substanzen, besonders Schwermetalle – genannt seien noch Arsen, Kupfer, Molybdän und Thallium sowie als Leichtmetall Aluminium – sind in unserer Umwelt allgegenwärtig, die daraus resultierende Belastung für unser Immunsystem ist enorm.

Durch industrielle Emissionen gelangen sie in die Atmosphäre und reichern sich, begünstigt durch den Einsatz von Pestiziden, die ihrerseits toxisch wirken, im Boden und im Wasser und damit auch in der Nahrungskette an. Dort verdrängen sie wichtige Mineralstoffe. Hinzu kommt, dass bei einem sauren Körpermilieu Schwermetalle vermehrt aufgenommen und abgespeichert werden.

Da wir von einer Vergiftung erst sprechen, wenn – was eher selten vorkommt – bestimmte Emissionswerte überschritten oder toxische Messwerte in unserem Körper eindeutig festgestellt werden, spreche ich bewusst von Belastungen, obwohl es sich in der Regel um chronische Vergiftungen handelt. In der Diagnostik zeigen Blutanalysen wegen der kurzen Halbwertzeit vieler Substanzen nur für einen kleinen Zeitraum nach einer massiven akuten Exposition Auffälligkeiten.

Um eine chronische Belastung nachzuweisen, sind Provokationstests mit Chelatbildnern wie DMSA oder DMPS notwendig, die Schwermetalle aus den Depots mobilisieren. Über den Urin werden diese dann ausgeschieden, eine über die Messung der jeweiligen Substanzen diagnostische und über die provozierte Entgiftung auch therapeutische Maßnahme, wobei zu berücksichtigen ist, dass auch wertvolle Mineralstoffe und Spurenelemente verloren gehen.

Wegen des seltenen Risikos auch gefährlicher Nebenwirkungen ist die Chelat-Therapie umstritten und sollte nur unter erfahrener und fachkundiger Leitung erfolgen. Energetische Tests bergen diese Gefahr nicht und können meiner Erfahrung nach auf einfacherem Weg gute Hinweise geben.

Ich möchte noch darauf hinweisen, dass es auch durch von mir genannte naturheilkundliche Therapien zu Schwermetallbelastungen kommen kann. Laut der Verbraucherzentrale gilt dies für Produkte aus Meeresalgen, Ölsaaten, Mineralerden (wie Kieselerde oder Tonerde) sowie ayurvedische Produkte. Die Gefahr erhöht sich bei unkontrolliertem Bezug über das Internet oder aus dem nichteuropäischen Ausland, wobei ich hier TCM-Kräuter ergänzen möchte – ein Grund für mich diese trotz der hervorragenden Wirkung nur gezielt einzusetzen. Hinweise auf ISO 9001-Standard oder „heavy metal controlled“ können hier weiterhelfen.

Überhaupt empfiehlt es sich, gerade beim Kauf von Nahrungsmitteln gut informiert zu sein. So gibt es sehr gute Ratgeber, welche E-Nummern man bei Zusatz- und Konservierungsstoffen vermeiden sollte und seit dem Jahre 2010 ein EU-weit verbindliches Bio-Siegel für ÖKO-Produkte.

Von den vielfältige weiteren toxische Belastungen durch Umweltgifte nenne ich ergänzend weitere:

- Nikotin (im Zigarettenrauch wurden bisher mehr als 90 krebserregende Stoffe identifiziert, massiv erhöhtes Risiko auch für Herz-Kreislauf- und Atemwegserkrankungen)
- Raumluftschadstoffe wie Formaldehyd und Benzol sowie Nanopartikel wie Tonaerosole
- Arzneimittelreste in der Nahrungskette und im Trinkwasser (z. B. Antibiotika, Hormone)
- Wohnhausgifte (z. B. PVC in Bodenbelägen und Asbest in Altbauten)
- Schimmelpilzbelastungen (Mykotoxine) in Wohnhäusern, aber auch in Nahrungsmitteln

- Gifte in Spielzeugen (z. B. Kunststoffe in Kuscheltieren)
- Kunststoffe (wie Bisphenol A) und Parabene sowie Mikroplastik (ein zunehmendes Problem)
- Fluoride in Fluoridtabletten, Zahnpasten und Mundspüllösungen (bei Kindern und Jugendlichen erkennt man eine Fluorose durch übermäßige Fluorzufuhr an hellen Flecken im Zahnschmelz)
- Chemische Mittel (z. B. in Lösungsmitteln, Klebstoffen, Farben, Textilien, Kosmetika etc.)
- Materalien der Zahnheilkunde (siehe Abschnitt „Die Verbindung der Zähne zu den Organen" S. 117)
- Haptene (siehe Abschnitt „Haptene als Auslöser von Autoimmunkrankheiten" S. 199)

Je mehr wir uns hier informieren, umso mehr können wir bestimmte Gefahren vermeiden.

Ich möchte dies an zwei alarmierenden Beispielen anschaulich machen:

- Lippenstift: Laut der Zeitschrift „Öko-Test" bekamen 13 von 22 getesteten klassischen Lippenstiften die Note „ungenügend". Der Hauptbestandteil von zwölf von ihnen waren schon in kleinsten Mengen krebserregende Paraffine. Alternativ empfehlen sich bei allen Kosmetika reine Naturprodukte.
- Mikroplastik: Ein Mensch nimmt laut Studien des „WWF" pro Woche bis zu fünf Gramm der Partikel mit einer Größe bis 5 mm auf, dies entspricht dem Gewicht einer Kreditkarte. Ein Drittel des Plastikmülls kommt in die Umwelt – 2016 entsprach dies 100 Millionen Tonnen, Tendenz zunehmend. So nehmen Babys nach einer Studie von „Nature Food" über Kunststoff-Flaschen bis zwei Millionen dieser Partikel auf, besonders, wenn diese erhitzt oder geschüttelt werden.

Wir können die Gefahren, die von den diversen Umweltgiften ausgehen, nicht komplett vermeiden. Es gilt aber, diese auch den Politikern, die hier Entscheidungen treffen, bewusst zu machen und sich selber und die Familie in dem Rahmen, der möglich ist, zu schützen.

Richtig entgiften

Die Aufnahme von Toxinen und Umweltgiften zu vermeiden, ist wichtig, sie aus dem Körper zu eliminieren, genauso essenziell. „Entgiften" ist das Schlagwort und damit liegen wir voll im Trend. Man kann viel Geld ausgeben, um zu „entschlacken" oder, was moderner klingt, zu „detoxen". Viele versprechen sich, auf diesem Weg ein paar Pfund loszuwerden. Tatsächlich ist dies möglich, aber nur, indem wir die Kalorienzufuhr entsprechend reduzieren. Positive Effekte auf den Abbau von Schadstoffen sind möglich, jedoch sollten intensive Entgiftungskuren gerade bei kranken oder geschwächten Menschen besser unter ärztlicher Überwachung erfolgen. Kindern, Jugendlichen, Schwangeren und Stillenden rät die Deutsche Gesellschaft für Ernährung (DGE) davon ab.

Ich möchte einige beliebte traditionelle und moderne Entgiftungsformen vorstellen:

- Panchakarma-Kur aus dem Ayurveda: Über zwei Wochen nur Kräuter und Tees, dazu Ölmassagen und Einläufe mit Öl.
- Mayr-Kur: Von dem gleichnamigen österreichischen Arzt entwickelte Methode, beginnend über ein bis zwei Wochen mit Teefasten (nur Kräutertees, Wasser und mittags eine Gemüsebrühe), gefolgt von einer Semmel-Milch-Kur (zwei bis vier Wochen), dazu leichte Bewegung, Bittersalz in warmem Wasser zur Darmreinigung und Bauchbehandlungen mit Wärmflasche, Massagen und Leberwickel. In der Folge Schonkost mit viel Gemüse und reifem Obst.
- Thalasso-Kur: Entgiften mit Substanzen aus dem Meer (Meereswassertrinkkuren, Algen zum Verzehren und für Bäder und Packungen, Meersalz und Mineralstoffe aus dem Meer).
- Master-Cleanse-Methode: In den USA vor 80 Jahren entwickelte Technik, neben viel Wasser mit Ahornsirup und Cayennepfeffer vermischten Zitronensaft zu trinken. Dazu erfolgen Darmreinigungen mit Abführtees und aufgelöstem Meerwasser. Man führt die Kur zwei bis sieben Woche durch, bis alle Zungenbeläge, die auf Gifte im Körper hinweisen, verschwinden.

Alle diese Techniken entsprechen im Wesentlichen dem von dem Arzt Otto Buchinger vor etwa 100 Jahren erfundenen Heilfasten, indem man seinem Vorschlag nach zwei bis vier Wochen auf jegliche feste Nahrung verzichtet. Die Ärztegesellschaft für Heilfasten und Ernährung (ÄGHE) empfiehlt eine kürzere Dauer sowie einen Vorbereitungstag vor- und mehrere Tage zum Ausklingen nach der Kur, um den Übergang vom und zum normalen Essverhalten sanfter zu gestalten.

Die verschiedenen Diätformen können unterstützt werden von speziellen Qi Gong. Tai Chi oder Yogaübungen, wobei die moderne Variante des „Detox-Yoga" zunehmend beliebt ist.

Einfache natürliche Maßnahmen unterstützen die Hauptentgiftungsorgane:

- Nieren: Die einfachste und wirksamste Maßnahme: viel trinken!

- Lunge und Atemwege: Sportliche Bewegung und bewusstes Atmen steigern das Atemvolumen.
- Haut: Über vermehrten Schweiß durch Sport oder Saunieren wird die Hautentgiftung verbessert.
- Darm: Ballaststoffreiche Ernährung mit vielen Vollkornprodukten, Obst und Gemüse in Kombination mit erhöhter Trinkmenge und Bewegung steigern die Verdauung. Bei vorhandener Dysbiose geht dem Floraaufbau in der Regel eine Darmreinigung voraus.
- Leber : In der Nahrung empfehlen sich vermehrte Bitterstoffe in Form von bitteren Salaten, Löwenzahn und Artischocken. Auch Ingwer und Leinöle mit viel Omega-3-Fettsäuren sind günstig. Eine wirksame Unterstützung der Leber erfolgt durch Leber wickel. Dazu benötigt man eine Wärmflasche, ein kleines und ein großes Handtuch sowie eine warme Decke. Man füllt heißes Wasser in die Wärmflasche, erhitzt das kleine Handtuch mit diesem, um es danach gut ausgedrückt auf die Leber zu legen. Die heiße Wärmflasche legt man darauf, um sie mit dem großen Handtuch fest zu umwickeln. Warm zugedeckt entspannt man für circa 30 Minuten in bequemer Rückenlage, optimalerweise nach dem Mittagessen oder vor dem Schlafengehen. Das heiße Wasser kann mit Kräutern wie Heublume oder Schafgarbe angereichert werden.

Für jedes dieser Entgiftungsorgane gibt es – neben speziellen Ernährungsratschlägen – bestimmte Teesorten und Kräuter sowie gute medikamentöse Entgiftungskonzepte: Homöopathische, wie zum Beispiel von Firmen wie Heel, Pekana, Pascoe oder Phönix; Phytotherapeutisch arbeite ich persönlich gern mit einem Schema der Firma Ceres. Beide Wege lassen sich auch gut alternieren oder kombinieren, wohingegen chemische Entwässerungs- oder Abführmittel wenig sinnvoll sind.

Es gibt auch gerätetechnische Methoden, von denen ich zwei in meiner Praxis einsetze:

- Matrixregenerationstherapie: Der Patient liegt auf dem Bauch. Die Behandlung erfolgt parallel der Wirbelsäule im Bereich des weichen Bindegewebes (Matrix). Die Methode kombiniert in Form eines sanften Schröpfens eine Schwingungstherapie nach dem Prinzip der Bioresonanz mit einer petechialen Saugmassage und einer rhythmischen Gleichstrombehandlung. Toxine und Schlacken werden gelöst und abtransportiert. Der Entgiftungseffekt ist oft verblüffend.

- Body Detox: Der Patient sitzt und taucht seine Füße für die Dauer von 30 Minuten in ein salzhaltiges ionisiertes Wasser ein. Über die Elektrolyse werden Schadstoffe über die Schweißdrüsen der Füße ausgeschieden.

Wichtig ist, zu wissen, dass mit jeder Entgiftung neben schlechten auch gute Substanzen vermehrt ausgeschieden werden, vor allem Spurenelemente und Mineralien, deren Ausgleich nötig werden kann. Da jede dieser Diätkuren oder Techniken den Patienten energetisch und körperlich schwächen kann, kombiniere ich sie gern mit Aufbaumaßnahmen wie Infusionstherapien.

Multiple Chemikalien-Sensivität (MSC)

Nun gibt es eine Minderzahl von Menschen, die auf Umweltstoffe, besonders Chemikalien, die in dieser Menge von Gesunden problemlos toleriert werden, inadäquat reagieren. Neben genetisch bedingten Entgiftungsstörungen, die man laborchemisch eingrenzen kann, wurde ein neues Krankheitsbild definiert, für das es in Deutschland schon einen ICD-Code (T78.4) gibt, obwohl die WHO MCS noch nicht als eigenständige Krankheit definiert hat. Insbesondere auf Gerüche von Zigarettenrauch, Abgasen, Lösemittel und diversen Duftstoffen reagieren die Betroffenen mit multiplen, aber unspezifischen Beschwerden wie Kopf- und Gliederschmerzen, Schwindel, Leistungsschwäche, gereizten Schleimhäuten und Atemwegen, Übelkeit, Problemen mit der Konzentration und einer Müdigkeit, die länger anhält. Im Verlauf entwickeln sich häufig ein Rückzugsverhalten sowie eine Depression. Auch mit Wohnraumgiften haben Erkrankte große Probleme. Im privaten und beruflichen Umfeld kommt es zu zunehmenden Einschränkungen.

Auch wenn die Symptome nach einer Exposition auftreten, handelt es sich wegen des durch die akute Umweltnoxe „toxisch induzierten Toleranzverlustes (TILT)“ um ein chronisches Krankheitsbild, welches durch andere Erkrankungen wie Asthma Bronchiale und die Neigung zu weiteren Intoleranzen wie der auf Nahrungsmittel und Medikamente sowie auch durch psychische Stressbelastungen und offenbar auch durch Elektrosmog begünstigt wird. Die Störung tritt bei Frauen deutlich häufiger auf als bei Männern, beginnend in der Regel im Alter von 20 bis 60 Jahren. In Deutschland ist die Prävalenz mit 0,5 Prozent deutlich niedriger wie beispielsweise in den USA mit 3,9 Prozent.

Betroffene können im schlimmsten Fall schwerbehindert und anhaltend arbeitsunfähig werden. Richtungsweise ist die Anamnese, wobei es zahlreiche laborchemische Untersuchungen gibt, die die Störung weiter eingrenzen. Einige wie der LTT-Test, der auf verschiedene Substanzen durchführbar ist, sind schulmedizinisch noch nicht anerkannt. Dies gilt auch für die noch zu erforschenden Zusammenhänge, die offenbar weitreichender sind als bisher zu vermuten.

Herdgeschehen

Von einem Herdgeschehen spricht man, wenn von einer lokalen Stelle im Körper, Fokus oder Fokalherd genannt, eine Belastung mit negativen gesundheitlichen Folgen auf herdferne Körperregionen oder auf den gesamten Organismus ausgeht. So kann ein Primärtumor Fernmetastasen auslösen. Im engeren Sinn stelle man sich eine fokale Entzündung oder Infektion vor, die als Streuherd den Körper belastet. Nicht selten löst der Fokus keinerlei oder wenig lokale Symptome aus, die sich aber in viel stärkerer Form zum Beispiel durch Schmerzen fernab vom Herd bemerkbar machen. Auch kann ein fokaler Herd die Ursache von ungeklärten entzündlichen Laborparametern sein. Nicht zuletzt muss man in der ganzheitlichen Medizin, besonders bei Therapieblockaden, immer auch an ein Herdgeschehen als Störfeld denken.

Am häufigsten lokalisieren sich Herde in der Kopfregion, besonders der Mundhöhle mit den Zähnen, den Mandeln und den Nasennebenhöhlen. Seltener findet sich ein Fokus in Organen wie der Gallenblase oder der Appendixregion, während man eine Darmdysbiose trotz der Gesamtbelastung für den Körper nicht als Herd einstufen sollte.

Auf welchem Weg kann ein Fokus den Organismus schädigen?

Von einem Eiterherd, zum Beispiel in den Zähnen oder den Tonsillen können Bakterien über den Blutkreislauf Fernorgane wie die innere Haut des Herzens (Endokard) erreichen.

Bei einer eitrigen Mandelentzündung mit einem häufigen Erreger, den betahämolysierenden Streptokokken der Gruppe A, kann es neben der direkten Bakterienstreuung wenige Wochen später zu einer Antikörperreaktion kommen, welche im Rahmen des Krankheitsbildes rheumatisches Fieber neben Gelenkentzündigungen auch Herzklappenfehler und über eine Glomerulonephritis schwere Nierenschäden bis zu der Notwendigkeit einer späteren Dialyse auslösen kann. Seit der Ära der Antibiotika sind solche schweren Krankheitsbilder selten geworden. Auch eine von einem Bakterienherd ausgelöste, potentiell lebensbedrohliche „Sepsis" ist nicht wie der Volksmund es nennt, eine „Blutvergiftung", sondern eine fehlgeleitete Immunreaktion des Körpers.

Was die Schulmedizin uns nicht lehrt, sind die geheimnisvollen Meridiane, die durch unseren Körper ziehen. Die Chinesen entdeckten und nutzten sie als erste. Mit Dr. Reinhard Voll war es aber ein Deutscher, der neben den Meridianen der TCM weitere entdeckte und insbesondere erkannte, dass über diese Energiewege Belastungen von Herden auf herdferne Körperregionen ausgehen können. Gemeinsam mit Dr. Fritz Kramer entwickelte er die Odontontabelle (Abb. 5), die uns verständlich macht, dass sich Schulterschmerzen nach der Sanierung eines Herdes an einem der hinteren Backenzähne bessern können und dass ein solcher an den Schneidezähnen gehäufte Blasenentzündungen auslösen kann. Verdächtig auf Herde sind insbesondere tote sowie wurzelgefüllte Zähne, daneben welche mit Wurzelspitzenresektion sowie mit Fremdmateralien wie Füllungen und Implantaten. Auch Entzündungen im Zahnhaltebereich wie eine Paradontitis sind herdverdächtig. Die Diagnose kann durch eine gründliche zahnärztliche und radiologische Untersuchung, aber auch mit Hilfe der von Voll entwickelten Elektroakupunktur, gestellt werden.

Mit speziellen Labortests wie der Messung erhöhter RANTES, eines von T-Lymphozyten sowie Granulozyten produzierten Chemokins, ergeben sich Hinweise für von Zahnherden ausgehende Giftstoffe und Entzündungsmarker.

Die Firma Spenglersan bietet zwei homöopathischen Mittel an, die bei positiver Reaktion im Kontakt mit dem Patientenblut auf Herdgeschehen im Körper hinweisen. Kolloid D weist auf Kopfherde hin, während Kolloid Dx bei Körperherden reagiert. Im Anschluss kann sogar eine Lokalisation des Fokus angestrebt werden, indem der Patient das passende Kolliod auf der Innenseite der Ellenbeuge einreibt und auf eine Reaktion wie Schmerzen am vermuteten Herd achtet. Die Kolloide enthalten homöopathisch potenzierte Antigene und Antitoxine von Bakterien.

Problematisch wird es, wenn Verfahren wie der Spenglersan-Herdtest oder die EAV beispielsweise auf einen Zahnherd hinweisen, ohne dass eine Korrelation mit der zahnärztlichen Diagnostik besteht. Es fällt nicht leicht, daraus die Indikation zum Ziehen eines solchen Zahnes abzuleiten.

Aber auch nach der Entfernung eines Herdes können Narben mit Störfeldcharakter bleiben.

Die Neuraltherapie bietet eine weitere gute Möglichkeit, Herde und auch Narbenstörfelder nachzuweisen und zu therapieren. Durch die Infiltration von Lokalanästhetika an einen Fokus wie an eine Narbe können herdferne Symptome nachlassen. Wenn die Reaktion reproduzierbar sofort und mindestens 20 Stunden anhaltend eintritt, lässt sich das Störfeld sicher lokalisieren.

Nahrungsmittelunverträglichkeiten und Allergien

Man muss die Begriffe *Unverträglichkeit* und *Allergie* vom Wesen her grundsätzlich unterscheiden, wobei beide Störungen in den letzten Jahrzehnten rapide zugenommen haben.

Bei der Allergie reagiert das Immunsystem unmittelbar nach der Zufuhr von bestimmten Nahrungseiweißen mit einer im IGE-Test differenziert messbaren Antikörperreaktion sowie mit krankmachenden Symptomen. Bei Atopikern können durch eine genetische Disposition familiär gehäuft allergische Erkrankungen wie Asthma bronchiale, Heuschnupfen (Pollinose), Nahrungsmittel- und Insektengiftallergien sowie Hautstörungen wie Neurodermitis, Nesselsucht (Urtikaria) und Kontaktekzeme auftreten. Eine Nahrungsmittelallergie kann auch mit einer Kreuzallergie auf Pollen einhergehen. Interessant ist, dass es bis zur Wende im Westen Deutschlands mit einem Anteil von fünf bis acht Prozent der Bevölkerung noch doppelt so viele Allergiker gab wie im Osten. Seit der Jahrhundertwende hat sich dieser Unterschied ausgeglichen und aktuell ist jeder vierte Deutsche Allergiker, eine wahre Volkskrankheit, besonders, was den Heuschnupfen betrifft. Das Problem hat weltweit zugenommen. Die WHO prognostiziert die Häufigkeit von Allergien für das Jahr 2010 auf 40 bis 50 Prozent der Weltbevölkerung.

Die Ursachen liegen in den vielen Veränderungen, die unsere Umwelt und Lebensweise erfährt.

Das Fass des Lebens, wie ich es in Abb. 19 beschrieben habe, läuft bei vielen Menschen über. Umso wichtiger ist es, sich dieser Entwicklung bewusst zu werden. Rein symptomorientierte Behandlungen mit Antiallergika und bei fehlender Wirksamkeit mit Kortison sowie nur gegen einzelne Allergene gerichtete Desensibilisierungen werden dem multikausalen Geschehen nicht gerecht und sollten in jedem Fall durch ganzheitliche Konzepte zumindest ergänzt werden.

Bei der Nahrungsmittelunverträglichkeit liegt eine Intoleranz gegen Nahrungsbestandteile vor. Diese werden nicht ausreichend verdaut und zerfallen in Abbauprodukte, die Symptome hervorrufen oder die Darmfunktion und damit das Immunsystem beeinträchtigen können. Häufig, aber nicht immer, liegt ein ursächlicher Enzymmangel oder -defekt vor.

Folgende Formen der Nahrungsmittelunverträglichkeiten sind zu unterscheiden:

- **Laktoseintoleranz:** Die häufigste genetisch bedingte Form, die bei 65 bis 90 Prozent der Afrikaner oder Ostasiaten, aber nur 5 bis 15 Prozent der Nordeuropäer vorliegt, macht sich trotz der Anlage in der Regel erst im Jugend- oder Erwachsenenalter bemerkbar. Seltener ist eine erworbene oder sekundäre Form, zum Beispiel verursacht durch chronische Entzündungen des Darms. Durch den Mangel des Enzyms Laktase kann der in Milch oder Milchprodukten enthaltene Milchzucker nicht aufgespalten werden und verbleibt im Darm. Verdauungsstörungen mit Blähungen, Durchfällen und Bauchschmerzen sind die Folge. Die Laktase kann zwar als Nahrungsergänzungsmittel zugesetzt werden, der Erfolg bleibt aber gering. So bleibt nur der lebenslange Verzicht auf die Produkte oder bei der sekundären Form die Ursachenbeseitigung.
  Die Diagnose kann über drei Wege gestellt werden:
  1. Nach einem Verzicht auf Milchzucker mit anschließender Zufuhr achtet man auf Symptome.
  2. Der Blutzucker wird vor und mehrfach nach dem Trinken einer Milchzuckerlösung gemessen.
  3. Ein erhöhter Wasserstoffgehalt in der Atemluft nach dieser Lösung führt zur Diagnose.
- **Sorbitintoleranz:** Die Symptome sind ähnlich, diesmal aber nach der Zufuhr des Zuckeralkohols Sorbit, welches auch als Zuckeraustausch- (Sorbitol) oder Lebensmittelzusatzstoff (E420) in vielen Lebensmitteln enthalten ist. Die Resorption von Fruktose wird mit behindert. Es kommt zu einer vermehrten bakteriellen Gärung im Darm. Mundgeruch und Müdigkeit sind weitere Folgen.
  Neben dem Auslassversuch führt auch hier der Atemtest zur Diagnose und das Vermeiden von Sorbit, zunächst streng für mindestens vier Wochen, später gelockert, zur Beschwerdelinderung.
  Auch einzelne Medikamente und viele Kaugummis enthalten Sorbit. Acht bis zehn Prozent der Menschen auf der Welt sind schätzungsweise betroffen. Die wenigsten von ihnen wissen davon.
- **Sacharoseintoleranz:** Bei dieser bei uns eher seltenen Störung, die teils genetisch, teils durch Schäden der Darmschleimhaut, auch im Rahmen einer Zöliakie, verursacht wird, treten ähnliche Symptome auf. Ein Mangel an dem Enzym Sacharase, welches den in fast allen Lebensmitteln enthaltenen Haushaltszucker in seine Bestandteile Glukose und Fructose zerlegt, führt zu der Erkrankung, die durch eine Probeentnahme aus der Dünndarmschleimhaut diagnostizierbar ist.

- **Glutenintoleranz (Zöliakie / Sprue):** Auch bei dieser häufigeren Erkrankung führt nur die Biopsie per Endoskopie, die im positiven Fall eine Atrophie der Dünndarmzotten ergibt, zur sicheren Diagnose. Da die Ursache sowohl erblich wie auch autoimmunogen bedingt ist, können die Familienanamnese, ein Ernährungs- und Symptomprotokoll sowie Antikörperbestimmungen im Blut und im Stuhl entscheidende Hinweise geben. In den letzten sechs Wochen vor den Tests kann der Verzicht auf Gluten zu falsch negativen Ergebnissen führen. Seit den Forschungen aus Cincinnati im Jahre 1998 weiß man, dass auch diese Autoimmunerkrankung durch das EBV aktiviert werden kann, indem das Virusprotein EBNA-2 die Risikogene anknipst. Es kommt zu Verdauungsproblemen wie Blähungen, Durchfall und Verstopfung, aber auch zu manchmal schweren Mangelzuständen mit allen Folgen. Daher muss man bei gehäuften Infekten, Müdigkeit, Gewichtsverlust, Kopfschmerzen, Hautproblemen und auch Depressionen und Angststörungen sowie Gelenk- und Muskelschmerzen an Gluten , das Klebereiweiß im Getreide, denken, welches konsequent vermieden werden muss. Aufgrund der Kennzeichnungspflicht in Lebensmitteln und auch Medikamenten fällt das für die meist gut informierten Betroffenen leichter.
- **Fruktoseintoleranz (-malabsorption):** Jeder dritte von uns hat im Dünndarm ein Problem mit der Aufnahme von Fruchtzucker. Diese milde Form, die man Fruktosemalabsorption nennt, macht sich bei einer zusätzlichen funktionellen Darmstörung bemerkbar, so etwa vorübergehend nach einem Magen-Darm-Infekt. Die häufigste Ursache für eine längere Störung ist eine Dysbiose, zum Beispiel nach einer Antibiotikabehandlung. Bei der Intoleranz, die in der Regel erworben und nur sehr selten genetisch bedingt ist, verstärken sich Magen-Darm-Beschwerden sowie die Folgen der Mängel, besonders an Zink und Folsäure. Es kommt zu vermehrten Infekten, Müdigkeit und Konzentrationsstörungen. Spezifisch ist ein Defizit der essentiellen Aminosäure Tryptophan, einer Vorstufe des Stimmungsaufhellers Serotonin. Daher sollte man bei Depressionen auch an eine Abklärung dieser häufigen Störung durch den einfachen H2-Atemtest gestellt werden. Wenn die Diagnose feststeht, sollte man Fruchtzucker lebenslang meiden, aber nur für eine gewisse Zeit völlig, da eine geringe Zufuhr in der Nahrung, am besten in Kombination mit Glukose, welches die Aufnahme von Fruktose verbessern kann, durchaus sinnvoll ist.

- **Alkoholunverträglichkeit:** Einen Kater am Morgen nach einer feuchtfröhlichen Feier kennt wohl jeder. Eine Gesichtsrötung nach dem Genuss kann auch durch einen Histaminüberschuss bedingt sein. Auch EBV-Patienten vertragen Alkohol wegen der Störung der Leberentgiftung durch das Virus häufig nicht gut. Wenn aber jemand schon nach geringsten Mengen jedes Mal mit multiplen Beschwerden reagiert, sollte man an eine bei uns seltene, genetisch bedingte und durch eine DNA-Analyse nachweisbare Störung denken, die am häufigsten bei Asiaten auftritt.
- **Histaminintoleranz:** Wenn durch einen Mangel des Enzyms Diaminoxidase (DAO) der Abbau des gefäßerweiternd wirkenden Gewebshormon Histamin gestört ist, kann es nach der Zufuhr von Alkohol, histaminhaltigen Nahrungs- und Kontrastmitteln zum Röntgen sowie nach folgenden Medikamenten bis zu im Einzelfall lebensbedrohlichen Symptomen kommen:
  Acetylcystein / Acetylsalicylsäure / Ambroxol / Amitryptylin / Cimetidin / Diclofenac / Furosemid / Heparin / Ibuprofen / Metamizol / MCP / Opiate / Theophyllin / Vancomycin / Verapamil u. a.
  Die Liste der ausgelösten Symptome ist ebenfalls lang:
  Asthmaanfälle / Blähungen / Blutdruckabfall / Durchfälle / Gesichtsröte (Flush) und Hautröte / Herzrhythmusstörungen / Juckreiz / Kopfschmerzen / laufende oder verstopfte Nase / Müdigkeit / Nesselsucht (Urtikaria) / Regelschmerzen / Schwindel / Übelkeit u. a.
  Auch wenn einige Symptome allergisch imponieren, handelt es sich um eine Pseudoallergie mit negativen Allergietests. Ein erhöhter Histamingehalt im Plasma ist wegweisend, kann aber auch bei Allergikern körpereigen induziert werden. Das im Serum erniedrigte DAO braucht als Hilfsstoffe Vitamin B6 und C, Mangan, Kupfer und Zink die alle wie DAO substituierbar sind.
  Antihistaminika können ebenso hilfreich sein wie Mastzellstabilisatoren, von denen neben der Cromoglicinsäure auch natürliche Substanzen wie Curcuma, Blaubeeren, Sellerie, Äpfel, Zwiebeln, Spargel, Kapern sowie grüner Paprika und roter Blattsalat empfohlen werden.
  Da Histamin auch durch Faktoren wie Stress, zu intensivem Sport, Sauna, aber auch das kalte Tauchbecken danach, Druck, Wärme, insbesondere an heißen Sommertagen, aber auch durch allergische, infektiöse, entzündliche und dermatologische Begleitkrankheiten, Helicobacter und am häufigsten durch eine Dysbiose ansteigen kann, sollten diese vermieden werden.

So kann eine Störung der Darmflora nach Antibiotika oder durch einen Magen-Darm-Infekt zum Auslöser der Symptome werden. In der Behandlung ist die wichtigste Maßnahme die Ernährung.
Entscheidend ist das Vermeiden von Lebensmittel, die wie Alkohol die DAO-Aktivität vermindern, die das im Körper gespeicherte Histamin aktivieren oder solche, die biogene Amine, zu denen auch Histamin gehört, enthalten.
Folgende Lebensmittel sind bei Problemen mit dem Histamin insbesondere zu vermeiden:

1. Reifes und Überreifes, Altes, Fertiggerichte, Zusatzstoffe wie Glutamat, Nitrite, Farbstoffe
2. Durch Tiefkühlen, Räuchern, Luftrocknen, Pökeln, Einlegen, Fermentieren haltbar Gemachtes
3. Alkohol allgemein, besonders Rotwein, Portwein, Sherry, Champagner, Whiskey und Cognac
4. Aufputschendes wie Kaffee, schwarzer Tee, dunkle Schokolade, Energy-Drinks
5. Hülsenfrüchte wie Linsen, Bohnen und Soja, auch Sojaprodukte, Tofu
6. An Obst: Ananas, Bananen, Birnen, Erdbeeren, Himbeeren, Mango, Kiwi, Zitrusfrüchte
7. An Gemüse: Auberginen, Avocado, Erdbeeren, Oliven, Sauerkraut, Spinat, Tomaten
8. Brühe, Essig, scharfe Gewürze wie Chili, alle Geschmacksverstärker, Hefe, Weizenkeime
9. Nüsse, Steinpilze, Morcheln und Champignons
10. An Fleisch und Fleischprodukten: Wild, Schwein, Innereien, Salami, Schinken
11. Meeresfrüchte, an Fisch: Thunfisch, Fischspezialitäten, Fischprodukte
12. An Käse: die Rinde und alte, reife Käsearten wie Camembert, Cheddar, Quargel, Parmesan

Gut Informierte finden trotzdem noch genügend Alternativen und kaufen lieber mehrfach in der Woche Frisches und Hochwertiges, um es sofort zu konsumieren.

- **IgG(4)-assoziierte Nahrungsmittelunverträglichkeiten:** Im Gegensatz zu den über die IGE-Tests messbaren allergischen Sofortreaktionen auf Nahrungsmittel gibt es auch Spätreaktionen, die sich nicht nur über Beschwerden im Bauch, sondern auch über allgemeine Symptome wie Müdigkeit und eine vermehrte Infektneigung bemerkbar machen können. Leider wird die für fast alle Nahrungsmittel messbare IgG-Antikörperreaktion selbst von den privaten Krankenkassen nur im Einzelfall bezahlt, obwohl sich durch das Vermeiden der Substanzen über einige Monate eine merkbare Entlastung für den Darm und damit auch für das Immunsystem ergibt.

- **Energetisch diagnostizierbare Nahrungsmittelunverträglichkeiten:** Eine Alternative stellen die energetischen Testverfahren dar. Die einfachste Methode ist der kinesiologische Muskeltest auf verschiedene Nahrungsmittel, die der Patient in den Mund nimmt oder indem er nur an diese denkt. Auch wenn solche Verfahren umstritten sind, können sie als Alternative oder Ergänzung sinnvoll sein. In unserer Praxis bevorzuge ich die Austestung mit dem Bioresonanzgerät, welches dann auch therapeutisch eingesetzt werden kann, um unverträgliche Nahrungsmittel wieder verträglich zu machen. Diese Technik führt zu einer merkbaren Entlastung für den Darm und für das darmassoziierte Immunsystem. Bei Allergien – besonders bei Kindern – kann dies fantastisch helfen, was bestätigt, dass man den Darm nicht ohne Grund als Sitz der Gesundheit bezeichnet. Ihn zu entlasten, indem man Nahrungsmittelunverträglichkeiten und Störungen der Darmflora, die häufig durch diese begünstigt werden, erkennt und vermeidet, ist einer der wichtigsten Bausteine, um unser Immunsystem und unsere Abwehr zu stärken.

Mastzellenaktivierungssyndrom (MCAS)

Die Mastzellen, deren Entdeckung auf Paul-Ehrlich zurückgeht, sind Abwehrzellen im Körper, die Botenstoffe wie Histamin, Heparin oder Tryptase (im Anfall erhöht nachweisbar) speichern und abgeben. Eine Daueraktivität dieser Zellen belastet das Immunsystem und ist in leichter Form weit verbreitet, nach einer deutschen Studie [15] bei 17 Prozent der Bevölkerung. Dennoch ist das neue Krankheitsbild, für das es erst seit 2016 einen internationalen Diagnosecode ICD-10 gibt, viel zu wenig bekannt. PD Dr. med. Johannes Kruppenbacher und seine Kollegen vom Centrum für Blutgerinnungsstörungen und Transfusionsmedizin (CBT) mit Ambulanzen in Bonn, Düsseldorf, Wuppertal und Dortmund haben einen Fragebogen zur Diagnosestellung entwickelt und geben genaue

[15] Moldering et al., 2013

Empfehlungen zur Therapie, zu der als Basis H1- und H2-Antihistaminica, Cromoglicinsäure und retardiertes Vitamin C (500 mg/Tag) gehören.

Typische Symptome sind Juckreiz, plötzliche Haut- und Gesichtsrötung (Flush), Nesselsucht (Urtikaria), verstopfte und juckende Nase, asthmatische Luftnot, Kopfschmerzen, Durchfall, aber auch Verstopfung, Übelkeit, episodische Bauch- und Brust-Schmerzen, diese ohne Korrelat im EKG, Blasenbeschwerden ohne Nachweis von Bakterien im Urin, Blutdruckschwankungen, Herzrasen, Schwindel bis zum Bewusstseinsverlust, Schwäche und anfallsartig bleierne Müdigkeit. Wegen der Bauchbeschwerden wird nicht selten die Diagnose „Reizdarm" gestellt, wobei die Ursache häufig eine Dysbiose und eine begleitende Histaminintoleranz (HIT) ist.

Aktivierte Mastzellen sind auch eine Teilursache bei manchen Long-/Post-COVID-Verläufen. In diesen Fällen überlagern sich die Symptome der beiden Krankheitsbilder. Abzugrenzen von der MCAS sind die Mastzellleukämie und die Mastozytose, beides sehr seltene Erkrankungen.

Posturales Tachycardie-Syndrom (POTS)

Die Selbsthilfegruppe POTSDYS (`www.pots.dysautomia.net`) nennt neben Unfällen, Operationen und Schwangerschaft autoimmunogene Krankheiten und eine Mastzelldysfunktion, daneben aber auch Virusinfekte wie EBV und COVID-19 als ursächlich für dieses neue Krankheitsbild. Die Kombination beider Viren erklärt häufig das Auftreten im Zusammenhang mit Long-COVID. Symptome wie ein schneller Pulsschlag, Kreislaufbeschwerden, Kopfschmerzen, Übelkeit, Konzentrationsprobleme und Fatigue treten besonders im Sinne einer Orthostatischen Intoleranz (OT) im Stehen auf und werden durch einen Kreislauftest (Schellong-Test) aufgedeckt. Nachts verursachen solche Dysautonomien infolge unwillkürlicher Adrenalinschübe häufig auch Schlafstörungen. Neben der Behandlung der Ursachen empfiehlt sich eine Erhöhung der täglichen Trinkmenge auf bis zu 3 Liter und der Salzmenge auf bis 10 Gramm (Ausnahme bei Bluthochdruck), die Anwendung von Kompressionsstrümpfen und Leibbinden sowie nur bei Nichtbesserung der Einsatz von kreislaufwirksamen Medikamenten wie Ivabradin, Midodrin, Mestinon und auch Betablockern und Kortison.

Haptene als Auslöser von Autoimmun-Krankheiten

Möglicherweise liegt eine weitere Ursache für die Zunahme der Autoimmunkrankheiten in einem wenig bekannten Problem, unserer zunehmenden Belastung durch Haptene.

Haptene sind winzige Moleküle oder Ionen, die so klein sind, dass der Körper sie nicht als Allergene oder Antigene erkennt. Der Name leitet sich aus dem Griechischen „haptein=etwas greifen" ab. Man nennt sie auch inkomplette oder unvollständige Antigene.

In Verbindung mit Eiweißstrukturen, zum Beispiel aus dem menschlichen Bindegewebe, werden sie und damit auch die jeweiligen Organe angegriffen, was unter bestimmten Umständen – man muss hier an weitere Ursachen, auch das chronische EBV denken – Autoimmunerkrankungen auslösen kann. Viele Stoffe aus unserer Umwelt enthalten oder bestehen aus Haptenen:

- Nickel-Ionen (in Batterien), Nickel wird auch als krebserregend in der Kategorie 2 eingestuft
- Atrazin (in Herbiziden) löst nachweislich auch Fortpflanzungsprobleme bei Tieren aus
- Nitroaromaten (in Farben, Duftstoffen sowie als Nitrobenzol in Sprengstoffen)

Man nutzt das Prinzip der Aktivierung von Immunreaktionen durch die Kombination von bestimmten Proteinen mit Haptenen auch bei Impfungen gegen niedermolekulare Substanzen.

Eine aktuelle Studie aus Kalifornien um das Team von Kim Janda präsentierte kürzlich ein Hapten-Flagelin-Konjugat, welches aufgrund der jetzt auch klinischen Studien Hoffnungen auf die Entwicklung einer „Cocain-Vakzine" gibt. Die Geschichte der Medizin lehrt, dass Substanzen, die neu erforscht werden, Negatives, aber auch Positives auslösen können.

Notwendige Schritte gegen die Zunahme von Autoimmunstörungen

Seit Jahren nehmen Autoimmunerkrankungen in ihrer Prävalenz in Deutschland kontinuierlich zu. Nach dem Versorgungsatlas-Bericht 21/03 des Zentralinstitutes für die kassenärztliche Versorgung in Deutschland (Zi)[16] war 2018 die Psoriasis mit einem Anteil von 1,8 Prozent der gesetzlich Versicherten die häufigste Krankheit dieser Gruppe, gefolgt von der rheumatoiden Arthritis mit einem Anteil von 1,4 Prozent. Im Zeitraum von 2012 bis 2018 stieg die Anzahl der wichtigsten Autoimmunerkrankungen um mehr als ein Fünftel an. Der steilste Anstieg war beim Morbus Crohn zu beobachten. Gleichzeitig stieg der Anteil von „Biologika-Behandlungen" in diesem Zeitraum erheblich an, teilweise mit Steigerungsraten über 100 Prozent.

Dies ist der beste Beweis dafür, dass die Patienten nach Lösungen suchen, die aufgrund der mangelnden Wirksamkeit und der hohen Nebenwirkungsrate schulmedizinischer Medikamente zunehmend im naturheilkundlichen Bereich liegen. Insofern liege ich mit meinen Ansätzen zur Behandlung im Trend, suche aber dennoch den Konsens mit den herkömmlichen Therapien.

Den Worten des Zi-Vorstandsvorsitzenden Dr. Dominik von Stillfried kann ich mich anschließen: „Autoimmunerkrankungen gehen häufig mit unterschiedlichen Begleit- und Folgeerkrankungen einher. Sie erfordern daher oft komplexe Behandlungsstrategien. Insofern stellt der Anstieg der Erkrankungszahlen besondere Anforderungen an eine zielgerechte medizinische Versorgung."

Der Zusammenhang der wichtigsten Autoimmunerkrankungen mit einer vorausgegangenen oder begleitenden EBV-Infektion ist, beginnend mit den Forschungsergebnissen von Prof. Dr. John B. Harley aus Cincinnati im Jahre 2018, durch zahlreiche weitere Untersuchungen und Publikationen wissenschaftlich hinreichend belegt. Auch die Bedeutung eines Vitamin-D-Mangels ist in diesem Zusammenhang eindeutig nachgewiesen.

In meinem Praxisalltag weise ich bei fast allen Betroffenen eine chronische EBV-Belastung nach. In den Vorbefunden oder in den von uns erhobenen Laborwerten erkenne ich immer wieder erniedrigte Vitamin-D-Werte, wobei aktuell das Problem der Vitamin-D-Rezeptor-Blockaden hinzu kommt.

Auch die Ursachen und die Begleitumstände der autoimmunogen Belasteten sind immer wieder die gleichen. Es ist für mich völlig unverständlich, dass diese Zusammenhänge, auf die ich seit 2009 in meinen Publikationen hinweise, wenig beachtet werden.

[16] Holstiege J, Klimke K, Akmatov MK, Kohring C, Dammertz L, Bätzing J: Bundesweite Verordnungstrends biologischer Arzneimittel bei häufigen Autoimmunerkrankungen, 2012–2018. Zentralinstitut für die kassenärztliche Versorgung in Deutschland (Zi). Versorgungsatlas-Bericht Nr. 21/03. Berlin 2021. URL: https://doi.org/10.20364/VA-21.03

Noch wichtiger erscheint mir die Prophylaxe. Millionen von Menschen sind bei uns gefährdet, in den nächsten Jahren eine Autoimmunerkrankung oder eine der neuen Krankheiten, die es früher nicht gab, zu bekommen. Eine chronische EBV-Belastung ist immer ein Indiz dafür. Wenn wir die Ursachen, die dafür verantwortlich sind, in den Griff bekommen, dann können wir verhindern, dass die Spirale der Rebellion gegen den eigenen Körper ständig zunimmt.

Jeder ist dabei bis zu einem gewissen Punkt für sich selbst und für seine Familien verantwortlich.

Jeder Schritt in die richtige Richtung ist ein guter. Es ist gar nicht so schwer, etwas zu verändern, in der Lebensweise, der Ernährung, im Ausgleich von Mangelzuständen und Dysbiosen sowie in der Vermeidung und Ausleitung von Toxinen und Belastungen, die aus der Umwelt und dem Umfeld kommen. „Achtsamkeit“ ist das Zauberwort. Seien Sie achtsam mit sich selbst.

Erregerbelastungen und Erblasten

Chronische Belastungen durch die diversen schon beschriebenen Viren, Bakterien, Pilzen oder Parasiten sind die logische Folge eines geschwächten Immunsystems, können dieses aber ihrerseits irritieren und chronische Erkrankungen auslösen.

Erreger können den Organismus auf verschiedene Art und Weise belasten:

- Erregerbelastung durch eine akute Infektion (zum Beispiel mit COVID-19 oder Streptokokken)
- Toxinbelastung durch eine akute Infektion(zum Beispiel Diphterie- oder Botulismus-Toxin)
- Antikörperreaktion nach einer akuten Infektion(zum Beispiel Rheumatisches Fieber nach einer Infektion mit betahämolysierenden Streptokokken der Gruppe A)
- Folgesymptome mit Abstand nach einer akuten Infektion (zum Beispiel Post-COVID-Syndrom)
- Chronisch persistierende Infektion (zum Beispiel durch Mykobakterien): Der Verlauf kann asymptomatisch, schubweise oder fortschreitend symptomatisch sein. Der Betroffene kann zum Dauerausscheider werden (zum Beispiel mit Salmonellen im Stuhl)
- Chronisch reaktivierte Infektion (zum Beispiel EBV und die Gruppe der Herpes-Viren)
- Energetische Belastung durch oder nach einer Infektion: Energetische Untersuchungen ergeben häufig Restbelastungen nach früheren Infekten, die (homöopathisch) ausgeleitet werden sollten

- Erbliche Belastung und Miasmen: dies gilt auch für Infektionen in früheren Generationen (klassische Indikation für eine Nosodentherapie zum Beispiel mit Tuberkulinum)

Die klassische Schulmedizin kennt nur die erstgenannten Mechanismen.

Die Praxis zeigt mir die Bedeutung der Erregeraktivierungen, besonders mit dem EBV-Virus. Dem Post-COVID-Syndrom liegt offenbar in den meisten Fällen eine EBV-Reaktivierung zugrunde!

Die jahrzehntelange Erfahrung an sehr vielen Patienten gibt mir die Gewissheit, dass auch energetische Belastungen durch vorhandene, abgelaufene oder auch in Vor-Generationen durchgemachte Erreger Gesundheitsstörungen auslösen können, die man homöopathisch behandeln kann.

Ich kann allerdings weder energetische Verfahren noch die Homöopathie wissenschaftlich belegen. Aufgrund meiner persönlichen Erfahrung gehe ich von der Wirksamkeit beider Ansätze aus und bin dankbar, dass ich damit arbeiten kann.

Ich kann meinen ärztlichen Kolleginnen und Kollegen den Rat geben, offen zu sein gegenüber dem, was viele andere aus ihrer Erfahrung empfehlen, um seine eigenen Erfahrungen zu machen!

Die wichtigsten Belastungsfaktoren für unser Immunsystem seien nochmal im Einzelnen genannt:

- Ernährungsfehler
- Dysbiose, Darmcandidose und Leaky-Gut-Syndrom
- Nahrungsmittelunverträglichkeiten
- Psychische Belastungen
- Orthomolekulare Mangelzustände
- Herdgeschehen
- Narbenstörfelder
- Impffolgen
- Infektionen und ihre Folgen
- Medikamentenschäden
- Umwelttoxine und Schwermetallbelastungen
- Unverträglichkeiten von Zahnmateralien
- Elektrosmog
- Geopathische Belastungen
- Genetische und erbtoxische Belastungen

Kapitel 13

Aussichten

Das Ende der Pandemie

Der bisherige Verlauf der Pandemie hat uns gelehrt, mit Voraussagen vorsichtig zu sein. Verschiedene Szenarien erscheinen möglich:

- Meine noch in der zweiten Auflage geäußerte Hoffnung, dass sich die COVID-19-Verläufe zunehmend abschwächen werden, hat sich ebenso erfüllt wie die Annahme, dass wir uns an das Virus gewöhnen müssen. Auch haben wir aus den Viren und deren Verhaltensweisen gelernt.
- Viren werden uns aber weiter begleiten und nach wie vor entwickeln sich durch Mutationen neue Corona-Varianten, von denen aktuell drei von der WHO unter erhöhter Beobachtung stehen. Auch besteht weiter die Gefahr, dass irgendwo auf der Welt eine neue Virus-Pandemie auftaucht, die ansteckender und gefährlicher ist alle bisherigen.
- Die ständig notwendige Neuentwicklung von Impfstoffen bietet Möglichkeiten zum breiten Schutz der Bevölkerung, birgt aber auch Risiken, die sich an den vielen Post-Vac-Erkrankten zeigen. Aktuell nimmt das Nutzen-/Risiko-Verhältnis für die vorhandenen COVID-Impfungen mit der Abschwächung der Verläufe ab.
- Eine große Herausforderung stellt das Long-/Post-COVID-Problem dar. Auch die Politik hat erkannt, dass die jetzige Versorgung völlig unzureichend und der Handlungsbedarf groß ist.
- Weltweit muss weiter geforscht ist. Ob unser Lösungsansatz in der Erkennung und Behandlung der durch COVID-19 indizierten EBV-

Reaktivierungen und Vitamin-D-Rezeptor-Blockaden richtig ist, wird die Zukunft zeigen. Und ersten Ergebnisse scheinen vielversprechend zu sein.

Aktuelles zu COVID-19 und Long/Post-COVID

1. Beim Long-COVID-Syndrom plädieren mittlerweile Wissenschaftler aus den USA und auch aus der Türkei dafür, alle betroffenen Patienten auf eine EBV-Reaktivierung zu testen. In meiner Praxis finde ich der Zusammenhang immer wieder. Aktuellen Studien, bei denen neben dem Nachweis positiver Titer für die EBEA die EBV VCA („virales Capsid-antigen“) sowie ein positiver EBV-PCR-Test als Kriterium für eine Reaktivierung gewählt wurden, bestätigten dies in 73,3 beziehungsweise 77,8 Prozent der Fälle.[17]
2. Nach Angaben der Johns-Hopkins-Universität haben sich bis Ende 2021 weltweit über 300 Millionen Menschen mit COVID-19 infiziert. Davon sind nach einem Bericht der WHO zwischen 13,3 und 16,6 Millionen Menschen durch das Virus oder durch die Auswirkungen der Pandemie auf die Gesundheitssysteme gestorben. Während die letalen Verläufe seit Omikron trotz der sehr ansteckenden und aktuell dominierenden, für viele sehr unangenehmen BA.5-Variante, zurückgehen, bleibt bei jedem einzelnen Fall die Unsicherheit bezüglich einer Post-COVID-Entwicklung. Diese wurde laut Zahlen des Zentralinstitutes für die kassenärztliche Versorgung (Zi) im Jahre 2021 bei rund sechs Prozent der im Vorjahr an COVID-19-Erkrankten beobachtet.
   Hier scheint neben persistierenden Viren wie dem EBV und Autoimmunentzündungen eine Mastzellaktivierung eine größere Rolle zu spielen, vielleicht auch in der Zukunft ein Ansatz für die Behandlung Betroffener. Laut den Daten der Techniker Krankenkasse (TK) liegt die Arbeitsunfähigkeitszeit der Betroffenen, die überwiegend über massive Erschöpfung, Müdigkeit, Kurzatmigkeit sowie Muskel- und Gelenkschmerzen klagen, im Schnitt bei 105 Tagen, also sehr lang.
3. Bis Juni 2022 wurden in Deutschland 25 Millionen Corona-Infektionen bestätigt, wobei nach der von Prof. Hajo Zech vom Leibnitz-Institut für Präventionsforschung und Epidemiologie vermuteten Dunkelziffer die tatsächliche Anzahl um den Faktor zwei höher sein dürfte – Mehrfachinfektionen eingeschlossen. SARS-CoV-2-Infektionen und deren Folgen sind

[17] Gold et al., Pathogens. 2021 Jun 17;10(6):763.

derzeit auch die mit Abstand häufigste gemeldete Berufskrankheit. Mit rund zwei Drittel der Fälle sind hier besonders Pflegekräfte betroffen.

4. Auch Suizidversuche haben während der Pandemie deutlich zugenommen, nach einer Auswertung der Daten deutscher Kinderintensivstationen bei Heranwachsenden sogar um das Dreifache.
5. Zahlreiche kleinere und größere Studien belegen mittlerweile die positive Wirksamkeit von Mikronährstoffen auf den Krankheitsverlauf der COVID-19-Infektion.[18] Belegbar ist dies insbesondere bei der Gabe von Vitamin D und C, Selen und Zink sowie auch von Probiotika. Dies entspricht auch meinen Erfahrungen, wonach ich bei keinem einzigen der vielen Patienten, denen ich schon prophylaktisch einen gezielten Immunaufbau, auch mit Infusionen, zukommen lies, einen schweren COVID-Verlauf beobachtete.
6. Im Februar 2022 wurde in Deutschland das Verfallsdatum des teuren COVID-Medikamentes „Paxlovid“ um sechs Monate verlängert. Rund 280.000 Packungen konnten so vor der Entsorgung gerettet werden. Rund vier Millionen Impfdosen entgingen bis Juni 2022 diesem Schicksal nicht.
7. Nach einer Antwort des Bundesgesundheitsministeriums auf eine Presseanfrage der „Welt“ müssen mindestens 755 Millionen Masken wegen des überschrittenen Haltbarkeitsdatums verbrannt werden. Auch der Bundesrechnungshof rügte die 6,3 Milliarden Euro, die der Bund für Masken ausgegeben hat.
8. Nach dem „COVID-19-Stringency-Index“ der Universität Oxford lag Deutschland zuletzt am 31. Dezember 2021 auf Platz eins der strengsten Corona-Maßnahmen. Und trotzdem oder wohl auch gerade deshalb hat Corona nach dem Institut der deutschen Wirtschaft (DIW) uns bisher 350 Milliarden Euro gekostet.
9. Mit Spannung erwartet wurde der Bericht eines von der Bundesregierung und vom Bundestag beauftragten Expertengremiums zur Bewertung der bisherigen Maßnahmen zur Viruseindämmung. Danach waren ein Lockdown und eine Kontaktnachverfolgung nur in den frühen Phasen der Pandemie wirksam. Für die 2G-Zugangsbeschränkungen (nur Geimpfte oder Genesene) oder 3G (oder Getestete)-Regeln und die Schulschließungen gab es keine klare Bewertung. Eine Maskenpflicht, aber im Wesentlichen nur für Innenräume, gilt als wirksam, allerdings

[18] www.presseportal.de;www.theguardian.com und https://doi.org/10.1016/j.nfs.2020.06.001

nur, und darauf möchte ich auch nochmal hinweisen, wenn die Maske eng und korrekt getragen wird.

10. Nach einer Studie im Journal „Diabetes Care“ stieg die Inzidenz des Diabetes mellitus Typ-1 bei Kindern während der Epidemie rasant an, bei Kleinkindern allein im ersten Halbjahr 2021 um 34 Prozent, ein Hinweis auf die Bedeutung von Viren als Trigger für Autoimmunkrankheiten.[19]
11. Umgekehrt infizieren sich Allergiker nach einer britischen Studie um Prof. Adrian Martineau im Journal „Thorax“ deutlich seltener mit SARS-CoV-2. So sinkt das Risiko bei Asthmatikern um 38 % Prozent, ein Hinweis auf den positiven Effekt einer körpereigenen Regulation gegen Allergene – auch gegen Viren.[20]
12. Nach einem Gewinneinbruch – von rund 10 Milliarden Euro in den beiden Vorjahren auf rund 300 Millionen Euro in den ersten sechs Monaten diesen Jahres – hofft der Impfstoffhersteller BioNTech, ungeachtet einer Patentrechtsklage des Tübinger Konkurrenten CureVac, auf ihren gerade in der EU zugelassenen, an die neuen COVID-19-Varianten angepassten Impfstoff.
13. Erstmals seit Jahren ist die durchschnittliche Lebenserwartung in Deutschland gesunken, und zwar um 6 Monate während der Corona-Pandemie.[21] Dieser Trend dürfte jetzt wieder gestoppt worden sein.
14. Die Zahl der Rehabilitationen wegen Post-COVID stieg von 1.500 im Jahre 2020 auf 10.000 bzw. 21.000 in den beiden Folgejahren an, viel zu wenig, wenn man – vorsichtigen Schätzungen nach – von einer Million Long-/Post-COVID-Betroffenen in Deutschland ausgehen kann.
15. Laut einer Studie der Universität Frankfurt am Main liegt der volkswirtschaftliche Schaden durch Long-COVID jetzt schon bei 5,7 Milliarden Euro pro Jahr, Tendenz – auch nach den Worten unseres Gesundheitsministers Karl Lauterbach – steigend.
16. Aktuell im Vormarsch ist auch bei uns eine neue Mutation des Coronavirus EG.5, die unter dem Namen „Eris“ hochansteckend ist und gegen die ein geringerer Impfschutz als bei anderen Virusvarianten beobachtet wird. Zum Glück werden aber keine schweren Verläufe berichtet. Damit bestätigt sich die Einschätzung der WHO, die vor drei Monaten den globalen Corona- Gesundheitsnotstand für beendet erklärte.

[19] https://www.berliner-zeitung.de5.12.2021
[20] https://idw-online.denews787032
[21] https://www.destatis.de/DE/Presse/Pressemitteilungen/2023/07/PD23_293_12621.html

17. Auch die STIKO-Empfehlung wurde angepasst. Das RKI meldet: „Wie das Epidemiologische Bulletin 21/2023 ausführt, wird allen Personen ab 18 Jahren eine Basisimmunität bestehend aus drei Antigenkontakten (Impfung oder Infektion, aber mit mind. zwei Impfstoffdosen) empfohlen. Zudem empfiehlt die STIKO Personen mit erhöhtem Risiko für schwere COVID-19-Verläufe (Personen im Alter $\geq$ 60 Jahre, Personen ab dem Alter von 6 Monaten mit relevanten Grundkrankheiten, BewohnerInnen in Einrichtungen der Pflege), einem erhöhten arbeitsbedingten Infektionsrisiko (medizinisches oder pflegerisches Personal) sowie Familienangehörigen und engen Kontaktpersonen von Personen unter immunsuppresiver Therapie, die durch eine COVID-19-Impfung selbst nicht sicher geschützt werden können, weitere Auffrischimpfungen – i.d.R. im Abstand von $\geq$ 12 Monaten zum letzten Antigenkontakt, vorzugsweise im Herbst."

Neue Erkenntnisse

1. Eine auf Tierversuchen beruhende Studie aus London, die in der Zeitschrift „Journal of Clinical Investigation" veröffentlicht wurde, spricht für eine autoimmunogene Ursache der Fibromyalgie.
   „Die Auswirkung dieser Studie sind tiefgreifend. Die Feststellung, dass Fibromyalgie eine Autoimmunkrankheit ist, wird unsere Sicht auf die Erkrankung verändern und sollte den Weg für wirksamere Behandlungen für Millionen von Betroffenen ebnen", so die Worte des Leiters des Forschungsteams Dr. David Andersson, der auch Aussichten für blutbasierte Tests sieht, die die Diagnose belegen. Er erwartet mit ähnlichen Experimenten auch relevante Auswirkungen für zwei seinen Worten nach „symptomatisch sehr ähnlichen Syndrome", dem Chronischem Müdigkeitssyndrom (CFS) und dem Long-COVID-Syndrom.[22]
2. Auf Grundlage der mRNA-Vakzin-Technik ergeben sich neue Möglichkeiten der Prophylaxe, auch gegen andere Viren. So geben tierexperimentielle Erkenntnisse Anlass zur Hoffnung für einen wirksamen Impfstoff auch gegen HIV und die AIDS-Pandemie. Der deutsche Pharmahersteller BioNTech nutzt die Milliardeneinnahmen durch die Impfung, um mit der modernen Technik neben einer neu in Entwicklung befindlichen Vakzine gegen die Gürtelrose für die Zukunft vielleicht auch einen entscheidenden Durchbruch in der Tumortherapie zu erzielen.

[22] DOI 10.1172/JCI144201 Dr. David Andersson Zeitschrift „Journal of clinical Investigation"

3. Auch gegen das EBV soll eine Impfung kommen. Dies unterstreicht auch die zunehmende Aufmerksamkeit und die Bedeutung, die das Virus in der Medizin und in der Forschung erfährt. Während es früher wenig Interesse gab, das eher selten akute Pfeiffer-Drüsenfieber zu verhindern, weiß man jetzt um die chronischen Gefahren, die sich aus dem Virus ergibt. So wittert das US-Pharmaunternehmen Moderna in der Entwicklung eines mRNA-Impfstoffs gegen EBV riesige Umsatzzahlen, die sich aus dem Schlagwort – „Impfung gegen MS“ – ergeben sollten.
4. Die Analyse der Blutproben von mehr als zehn Millionen US-Militärangestellten belegt den Zusammenhang zwischen dem Epstein-Barr-Virus und der Multiplen Sklerose. Die im Fachmagazin „Science“ veröffentliche Studie der Harvard School of Public Health liefert laut Klemens Ruprecht, dem Leiter der MS-Ambulanz an der Berliner Charité, „weitere überzeugende Argumente dafür, dass eine MS praktisch nie ohne eine vorherige EBV-Infektion entsteht“. insofern könne man die Erkrankung als „seltene Spätkomplikation“ der Infektion ansehen.[23]
5. Einen interessanten Ansatz bei der Behandlung der MS wie auch anderer Autoimmunkrankheiten liefern die Forschungsergebnisse der Arbeitsgruppe um Prof. Dr. Alden Haghikia von der Neurologischen Klinik der Ruhr-Universität Bochum. Danach findet sich in Blut- und Stuhlproben von MS-Patienten ein Mangel an Propionsäure. Diese kurzkettige Fettsäure entsteht im Körper als bakterielles Abbauprodukt unverdaulicher Ballaststoffe. Entsprechende Darmbakterien wie Butyricimonas waren bei MS-Patienten seltener zu finden. Bei MS-Patienten sind die proinflammatorischen, autoreaktiven T-Zellen – wie die Th17-Helferzellen – erhöht, während die regulatorischen T-Zellen (Treg) reduziert sind. Propionsäure wirkt dem entgegen, wobei Prof. Haghikia eine Dosierung von zweimal täglich 500 mg empfiehlt. Die Ergebnissen einer US-Kohorte mit ca. 7.000 Patienten legt nahe, dass eine gesunde, überwiegend vegetarische und zuckerarme Ernährung einen positiven Effekt auf den Verlauf der MS hat.[24]
6. Die Zeiten ändern sich und mit ihnen müssen wir uns auf neue Gefahrenmomente einstellen. So reagiert die EU-Kommission für Katastrophenschutz in Zusammenarbeit mit der europäischen Gesundheitsbehörde HERA auf die nukleare Bedrohung durch Russland mit einer drastischen Aufstockung der Reserve an hochdosierten Kaliumjodidtabletten. In

[23] https://www.science.org/doi/10.1126/science.abj8222
[24] DAZ 2020. Nr. 18, S. 54, 30.04.2020

Deutschland sind davon bereits 189,5 Millionen Tabletten bevorratet. Der Angriff Russlands auf die Ukraine und die damit verbundene Flüchtlingswelle sowie die Gefahr der Eskalation – bis hin zum Atomkrieg – berührt uns viel mehr als die Besetzung der Krim im Jahre 2014 und der seitdem in der Ostukraine herrschende Bürgerkrieg. Umgekehrt erlebe ich im Rahmen meiner Tätigkeit auch für Hilfsorganisationen gerade bei uns eine Welle der Hilfsbereitschaft, wie ich sie in anderen Krisen nie beobachtet habe.

7. Auch im Kampf gegen Viren und andere Erreger müssen wir uns stets neuen Situationen anpassen. So sind seit April 2022 weltweit mehr als 450 schwere Hepatitisfälle unklarer Genese bei Kindern – großteils jünger als fünf Jahre – dokumentiert, einige mit tödlichem Verlauf. Besonders betroffen ist das Vereinte Königreich (UK), wo Forscher der UK Healthy security Agency (UKHSA) einen Adenovirus als Auslöser vermuten, wieder mal ein neues, offenbar viral ausgelöstes Krankheitsbild.
8. Große Beunruhigung löste im Mai 2022 der weltweite Ausbruch der Affenpocken aus. Sexuelle Kontakte, besonders unter Männern spielen bei der Ansteckung eine Rolle. Eine Gefährdung für die breite Bevölkerung ergab sich laut dem RKI trotz 3.676 bis 20. Dezember 2022 in Deutschland gemeldeter Fälle nicht.
9. Mit dem Wegfall der Maskenpflicht in vielen Bereichen kam es zu einer massiven Häufung von Atemwegsinfekten, besonders mit Influenza und RSV-Viren. Grund genug für das US-Unternehmen Moderna, eine Impfung – jetzt auch für Erwachsene über 60 Jahren – gegen diesen Erreger zu entwickeln.
10. Knapp die Hälfte der Weltbevölkerung ist nach einem Artikel des Siegener Gastroenterologen Prof. Dr. Joachim Labenz mit dem Magenbakterium Helicobacter pylori infiziert. In Deutschland dürften es 30 % der Erwachsenen sein. Nur jeder fünfte von Ihnen erkrankt durch den Erreger, der allerdings das Risiko für ein Magenkarzinom um das zwei- bis dreifache erhöht. Ein Grund, die Indikation zur HP-Eradikation vermehrt zu stellen. Problematisch wird dies allerdings durch die zunehmenden Antibiotikaresistenten, sodass in den neuen Leitlinien eine 4-fach-Kombination die bisherige Tripel-Therapie abgelöst hat.[25]
11. Neu im Vorsorgeprogramm der gesetzlichen Krankenkassen ist für jeden Versicherten ab dem 35. Lebensjahr ein einmaliger Test auf Hepatitis B und C. Die wenigsten Deutschen sind gegen diese Viren geimpft.

[25] Quelle: Der Allgemeinarzt 12/2023 www.allgemeinarzt.digital

12. Große Sorgen müssen uns um unser Klima machen. Von Jahr zu Jahr nehmen neben der UV-Exposition extreme Wetterphänomene wie Dürren, Überschwemmungen und Hitzewellen zu mit all ihren Folgen. Der diesjährige Sommer war laut dem EU-Klimawandeldienst Copernicus der heißeste seit Beginn der Aufzeichnungen 1940. Laut einer im Fachjournal „Nature climate change" erschienenen Studie der Universität Hawai können 58 % der von Krankheitserregern ausgelösten Leiden durch den Klimawandel verschlimmert werden.
Das Ziel, die globale Erwärmung auf 2 Grad Celsius zu begrenzen, ist auch laut Auskunft des RKI wohl nicht mehr zu erreichen. Dies wird zur Verbreitung von neuen Infektionen, auch bei uns, führen. So wird im Jahre 2040 ein Großteil Deutschlands für die Besiedlung der Asiatischen Tigermücke geeignet sein, die das Dengue (DENV)- und das Chikungunya-Virus (CHIKV) übertragen kann. Schon seit 2018 ist unsere gemeine Hausmücke ein Vektor des West-Nil-Virus (WNV), die meist asymptomatisch oder harmlos, in 1 % der Fälle jedoch über eine in 10 % letal verlaufende neuroinvasive Form gefährlich werden kann. Auch die Erwärmung unseres Trink- und Badewassers kann zu einer Zunahme von Erregern wie Legionellen, Cyanobakterien, nicht-tuberkulöse Mykobakterien und Vibrionen führen. Diese gehören zur normalen Bakterienflora der Nord- und Ostsee, wo aber in den nächsten Jahrzehnten mit einem Anstieg der Oberflächentemperatur um drei bis vier Grad Celcius zu rechnen ist. Schon jetzt empfiehlt man bei Verletzungen mit Salzwasserexposition wegen der Möglichkeit einer Infektion mit Nicht-Cholera-Vibrionen (NCV) neben einem chirurgischen Debridement eine Kombiantibiose mit Doxycyclin und Ceftriaxon.
Die Worte von Tedros Abhanom Chebrevesus, dem Generaldirektor der WHO auf der in meinen Augen enttäuschend verlaufenen Weltklimakonferenz (COP 26) im November 2022, sind eindringlich und sollten uns zum Nachdenken bewegen: *„Die Risiken des Klimawandels können die einer jeden Krankheit in den Schatten stellen. Die COVID-19-Pandemie wird enden, aber es gibt keinen Impfstoff gegen die Klimakrise."*

PERSÖNLICHE WORTE

Ich sitze auf der Terrasse des „Casa Kermani“ und blicke auf das Mittelmeer.

Mein Vater hat dieses wunderbare Haus vor 50 Jahren auf einem Felsvorsprung gebaut. Hoch oben über dem Wasser – ein grandioser Blick, im Süden auf das offene Meer, im Osten auf die Bucht von Rosas und im Norden auf die früher bis in den Hochsommer schneebedeckten Gipfel der Pyrenäen. Schnee sehe ich nicht mehr, ein Resultat der Erderwärmung. Und während ich von unserem Haus hier in Katalonien die Wälder brennen sehe, sterben in Deutschland bald 200 Menschen nach sintflutartigen Regenfällen. Der Klimawandel ist längst da und wenn sich die Menschen auf der Welt nicht endlich besinnen, dann werden die Katastrophen zur Tagesordnung, ebenso, wie wir uns an Corona gewöhnt haben.

Das Haus ist seit dem Tod meines Vaters vor wenigen Jahren etwas heruntergekommen. Es war sein innigster Wunsch, dass es gepflegt und erhalten wird und dass es, nach dem Verkauf unseres Elternhauses in Siegen, jeden Sommer zum Treffpunkt unserer großen Familie wird.

Mein Bruder Navid teilte mir seine Ideen zu dem Haus gestern mit. Leben soll es, als Feriendomizil für uns alle, die übrige Zeit im Jahr für Literaten, die hier schreiben, genauso wie Navid hier am besten schreiben konnte. Seine Rede vor dem Deutschen Bundestag zur Feierstunde „65 Jahre Grundgesetz“ beendete Navid im Namen der Einwandererfamilie Kermani mit einer symbolischen Verbeugung und den Worten: „Danke Deutschland“. Mein Vater kam als junger Mann, als Arzt, aber ohne Besitz und ohne Deutschkenntnisse nach Deutschland in die Freiheit und die Demokratie. Seine vier Söhne sind alle Doktoren – drei der Medizin, einer als Literat – und diese gelungene Integration, für die sich Navid bedankte, geht mit den Enkeln und Urenkeln weiter. Wir danken dem Land, das uns aufgenommen hat und geben ihm gern etwas wieder, als Ärzte und als Literaten. Jetzt bin ich beides und bringe die letzten Zeilen meines Buches zu Ende. Kurz vor dem Urlaub schickte ich noch einige Auszüge wenigen ausgewählten Verlage. Der erste, ein renommierter für medizinische Fachbücher meldete sich schon wenige Tage später und machte mir ein Angebot. Der Austausch mit Herrn Thurner vom Verlag Lehmanns Media war offen und herzlich. Falls ich neben Ärzten und Fachkräften eine breitere Leserschaft und viele betroffene Patienten erreichen möchte, könnte es sich lohnen, noch weitere Antworten abzuwarten – noch warte ich. Innerlich habe ich mich aber schon entschieden.

Das Schreiben hat Freude bereitet, Zeiten, in denen ich ungestört arbeiten durfte. In meinem Leben kommt es selten vor, dass ich Momente nur für mich habe.

Umso mehr muss ich mich bei denen bedanken, die verzichtet haben, in erster Linie meine Familie, besonders meine wunderbare Ehefrau Mareike und die Schar der Enkelkinder, die jetzt wieder ihren Opa ganz für sich haben, auch für mich die größte Erfüllung. Ich danke meinen vier lieben erwachsenen Töchtern Mariam, Anna, Sarah und Katharina, die mich motivierten und unterstützten, die jüngste, Katharina auch mit ihrem zeichnerischen Talent. Ich erinnere mich an meine Worte in ihrer Geburtsanzeige: „Jetzt sieht es der Papa endlich ein, die Schwiegersöhne kommen von ganz allein." Nach David kam Rojin und Pierre dürfte folgen. Alle drei haben mir mit ihren IT-Kenntnissen immer wieder geholfen, wenn ich mit meinen haderte. Ohne unser großes Praxisteam könnte ich keinem Patienten helfen und auch das Buch wäre nie zustande gekommen. Bei so vielen Frauen in meinem Leben habe ich gelernt, keine einzeln hervorzuheben, deshalb lobe ich sie gerne alle (Adelina, Alex, Christina, Claudia, Dagmar, Erika, Hümi, Lisa, Lorena, Martina, Moni, Sandra, Sebi, Silke, Vivian), ebenso wie unser Ärzteteam mit Dr. med. Ilius Pop, Melanie Krämer und Kira Groos sowie den schon genannten Dr. med. Anna und Dr. med. Rojin James.

Ich hatte besondere Lehrmeister wie Prof. Dr. med. Peter Schuster, Prof. VC Ciyun Li, Dr. med. Manutscher Hatam und Dr. med. Karl Hüning. Meine Brüdern Khalil, Omid und Navid gaben mir gute Ratschläge. Für mich ist Navid nach wie vor „mein kleiner Bruder". Bei den Arbeiten für das Buch war er mehr als nur „ein großer Bruder".

Mein besonderer Dank gilt meiner Lektorin Susanne Ruprecht. Mareike, die sie in den Kursen zur integrativen Atemtherapie kennengelernt hat, hat nicht zu viel versprochen: „eine tolle Frau"!

Und so bin ich allen dankbar, die mich auf meinem Weg und bei diesem Buch unterstützt haben.

Ich schrieb Zeile für Zeile, so wie es meine Zeit erlaubte. Einen einmal geschrieben Abschnitt habe ich kaum verändert, allenfalls gemäß Susannes guten Vorschlägen verbessert und korrigiert.

Das Schreiben ist wohl wie andere Künste. Ein Gemälde wird durch Übermalen selten besser und auch ein Bildhauer sollte Hammer und Meißel weglegen, wenn sein Werk vollendet ist.

Und so kommt die Zeit, den Stift beiseite zu legen – oder besser den Laptop zuzuklappen.

Knapp vier Wochen ist es her, dass wir in Barcelona gelandet sind. Die Stadt ist jetzt das, was man als „Hotspot“ bezeichnet. Die Inzidenzzahlen sind in Katalonien in diesen Wochen explodiert, in der Altersgruppe der 20- bis 29-Jährigen bis auf über 3000. Während 85 Prozent der über 40-Jährigen zweimal geimpft sind, erwischt die Delta-Variante vor allem junge Menschen, einige auch mit schwerem Verlauf. Noch haben die Intensivstationen Kapazitäten und noch gilt nur in geschlossenen, der Öffentlichkeit zugänglichen Räumen, eine Maskenpflicht, an die sich längst nicht alle halten. Wenn man die Menschen, die feiern, wie sie noch nie gefeiert haben, beobachtet, dann hat Corona seinen Schrecken verloren. Vielleicht ist diese Art, mit der Pandemie umzugehen, die richtige. Nicht nur an den vielen leerstehenden Geschäften und Lokalen sieht man die Folgen der Lock-Downs. Einen erneuten würden viele wirtschaftlich nicht überleben, hier wie auch bei uns.

Ich danke dem lieben Gott dafür, dass wir alle gesund sind und dass meine liebe Mutter nochmal mit dabei ist in der „Casa Kermani“, dem Haus unserer Eltern, denen wir ebenfalls so viel verdanken. Den Kopf ganz klar, den Körper geschwächt, klagt sie mit 88 Jahren über die Leiden des Alterns. Was ist das für ein Gebet, was ich vor mich hin murmele? Es beginnt mit dem „Vater unser…“ und endet mit den islamischen Worten für „im Namen des barmherzigen Allah“. Ich glaube an Gott, ohne dass ich mich an eine der beiden großen Weltreligionen gebunden fühle. Per Zufall im Islam geboren, kam ich zufällig zum Christentum. Die Unterschiede sind für mich kein Grund, zu werten oder gar Kriege zu rechtfertigen, wie es viele tun, die den Glauben an den Gott, der für uns alle da ist, missbrauchen. Viele Menschen zerbrechen daran, in ihrem Heimatland entwurzelt und in dem Land, wo es sie hinverschlagen hat, nicht verwurzelt zu sein. Für mich war dies immer eine Bereicherung. Ich schätze die Gastfreundlichkeit, den Zusammenhalt und die Herzlichkeit meiner überall auf der Welt verstreuten iranischen Verwandten und ich danke, wie Navid es vor dem Deutschen Bundestag tat, dem Land, in dem ich lebe für alles, was es mir geschenkt hat.

Glauben heißt nicht wissen. Ich glaube an das, was ich versuche, in diesem Buch auch anderen zu vermitteln. Ich glaube daran, weil ich es in der Praxis oft genug gesehen habe und weiter sehe.

Für Vieles, auch für das, was der Glauben und egal, welche Religion uns vermitteln, gibt es keinen wissenschaftlichen Nachweis und doch sind auch große Gelehrte und Wissenschaftler tief gläubig.

Ich frage mich, ob diese persönlichen Worte nicht zu sehr von dem Thema dieses Buches ablenken. Sie tun es nicht, denn auch der Glaube kann zur besten

Medizin werden, indem er Menschen stärkt, gerade dann, wenn sie es besonders brauchen, bei Krankheiten und auch, wenn solche übermächtig werden. Immer wieder habe ich das beobachtet. Glaube vermittelt Zuversicht und kann so zu einer starken Unterstützung für ein geschwächtes Immunsystem werden.

Ich erinnere mich an eine extreme Situation, von der ich nicht weiß, ob es der liebe Gott war, der half oder vielleicht nur eine Art von Schamanismus. Es war in Bad Nauheim, Stunden nach einer der Herz-Operationen meines Vaters. Eine neue Herzklappe, diesmal die Trikuspidalis, danach Nachblutungen, wieder eine Notfall-OP und jetzt schien er weiter zu bluten. Der Blutdruck war kaum noch zu halten, trotz aller Medikamente. Ahnend, dass es jeden Augenblick zu Ende gehen könnte, riefen uns die Ärzte zu ihm, alle vier Brüder, die Mutter blieb noch draußen. Khalil war es, der Älteste, der jeden von uns bat, für ihn zu beten, jeder, wie er es kann. „Lasst ihm die ganze Kraft zukommen, die er uns geschenkt hat. Er kann es schaffen, aber glaubt an ihn", sagte er.

Es dauerte wenige Minuten, da ging der Blutdruck hoch, der Kreislauf stabilisierte sich ohne sonstiges ärztliches Zutun. Er lag danach zwar noch Wochen im Koma auf der Intensivstation, die Bilder der Enkelkinder, die für ihn gemalt hatten, an den Wänden. Aber er kam wieder, genoss danach noch viele Sommer in Spanien mit der Familie, bis zu seiner letzten Reise.

Auf dem altehrwürdigen Melatenfriedhof in Köln liegt sein etwas anderes Grabmahl, entworfen und angefertigt von dem Künstler Hermann J. Kassel. Auf dem schönen weißen Kalkstein aus seinem Heimatland, der nicht steht, sondern liegt, auch nicht gerade, sondern schräg, sein Blick nach Mekka gerichtet, steht in schöner iranischer Schrift „SCHOKR", übersetzt „DANKE" (Abb. 8). Wenn ich, so Gott will, bei klarem Verstand das Alter meiner Eltern und meiner lieben verstorbenen Schwiegereltern erreichen sollte, bleibt noch ein viertel Jahrhundert Zeit, Tag für Tag dazu zu lernen und meine Erfahrungen niederzuschreiben.

Werde ich irgendwann noch einmal ein Buch schreiben? Keiner weiß es, oder vielleicht doch Einer?

Mein bester Patient

Die letzten Tage war ich etwas kränklich. Nach einer schönen, aber langen Fahrradtour in der Hitze, spürte ich abends die Erschöpfung. Sicher hatte ich zu wenig getrunken, vielleicht meine Nebennieren überfordert. Der Infekt hatte sich angebahnt, zunächst die Rückenschmerzen.

Mareike, die mich genau kennt, fragte mich, ob etwas nicht stimmt. Ich verneinte. Besser, ich hätte gesprochen oder mir zumindest etwas Ruhe gegönnt.

Äußerlich ein Yin-Mensch, ruhig und immer ausgleichend, habe ich doch viel Yang in mir, suche immer nach Aktivitäten.

Es fällt nicht immer leicht, den vielen Menschen der großen Familie gerecht zu werden, Zeit für alle Lieben zu haben und dann noch für sich selbst. Die Krankheit gibt mir das Recht, mich zurückzuziehen und zu schreiben, wie ich es seit der Zeit der Quarantäne nicht geschafft habe.

Ich erlaube mir, die Schweigepflicht und damit den Eid des Hippokrates zu brechen und meine eigene Krankengeschichte zu erzählen. Ich habe aus ihr gelernt und andere sollen es auch tun.

Nach der Krankenhauszeit ging ich in die Gemeinschaftspraxis zu einem tollen Kollegen, der schon damals neben der Schulmedizin andere Wege ging und mir diese eröffnete.

Auf den Fortbildungen erschraken die Kollegen über meine vielen Amalgamfüllungen. Ich fühlte mich gut und kräftig und sah keinen Grund, ihren Ratschlägen zu folgen.

Die Praxis expandierte und damit auch der Druck, dem ich durch vermehrtes Arbeiten antwortete.

Ich bekam Rückenschmerzen, die ich ignorierte, bis ich auf dem OP-Tisch lag. Auch nach der Bandscheiben-Operation wurden die Schmerzen nicht weniger und ich musste Ruhepausen einlegen. Ich arbeitete so gut ich konnte, fühlte mich dabei aber missverstanden, ausgenützt und unwohl. Tagsüber spürte ich eine unerklärliche Müdigkeit, nachts konnte ich nicht schlafen.

Ich dachte darüber nach, mich aus der Praxis, in der ich das Gefühl hatte, gemobbt zu werden, zu lösen. Die Verträge ließen eine eigenes Ausscheiden und eine Niederlassung in der Umgebung ohne eine Vertragsstrafe, an die ich nach dem Hausbau nicht denken konnte, nicht zu.

Ich war in einer ausweglosen Lage, am Tiefpunkt meines Lebens und mitten im Burn-Out.

In solchen Situationen greift man nach jedem Strohhalm. Ein Patient, der sah, dass ich wie ein Fragezeichen herumlief, gab mir einen Tipp, ein Privatarzt in Köln, der gut einrenken könnte.

Ich machte einen Termin aus, den letzten, der Freitag abends möglich war, um 18 Uhr. Die Arbeit ließ mich nicht weg. Ich kam völlig fertig zwei Stunden später an. Der Kollege wollte gerade in seinen Wagen steigen. Er sah mich, bat mir eine Liege und ein Glas Wasser an und sagte: „Jetzt erzählen Sie mir erst mal, warum sie so spät gekommen sind.“ Eine Stunde später verabschiedete er sich mit den Worten: „Kommen Sie heute in drei Wochen wieder, aber pünktlich um 19 Uhr.“

Auf der Heimfahrt spürte ich keine Rückenschmerzen mehr. Ich war dreimal bei ihm, redete jedes Mal wie ein Wasserfall. Er gab mir zwei Ratschläge: „Verlassen Sie die Praxis, egal wie. Sie schaffen das." Und „Wenn alles durchgestanden ist und sie sich stark genug fühle, dann lassen sie das Amalgam entfernen, aber vorsichtig." Beim drittem Mal war ich überpünktlich, hatte sogar Zeit, die drei Zusatzbezeichnungen auf seinem Praxisschild zu lesen: Chirotherapie / Naturheilverfahren / Psychotherapie. Er hat mir den Rücken gestärkt, ohne ihn jemals berührt zu haben.

Ich einigte mich mit den Kollegen, machte mich selbstständig und baute mit großer Freude meine eigene Praxis auf. Ich stellte meine Lebensweise und Ernährung um und folgte dabei dankbar den Ratschlägen unserer chinesischen Professorin. Unzählige Male ließ ich mich von ihr akupunktieren, die Infusion im Arm und die Bioresonanzmatte auf dem Bauch. Jedes Buch, das ich las, jede Fortbildung, jedes neues Gerät, dass ich kaufte, ich tat es auch für mich. Das Amalgam ließ ich in kleinen Schritten sowie unter der in meinen Augen optimalen ganzheitlichen Begleitung mit Aufbau- und Ausleitungsmaßnahmen gegen vorher energetisch getestete Keramik austauschen. Mit der Schwermetallsanierung verschwand auch meine chronische Darmcandidose und natürlich glich ich auch meine Darmdysbiose aus. Ich wurde achtsam mit mir selbst und so wurde ich mein bester Patient. Erst Jahre später erkannte ich im Nachhinein den Zusammenhang der früheren Müdigkeit und der anderen Beschwerden mit einer durchgemachten EBV-Infektion.

Eine chronische EBV-Belastung liegt bei mir nach meinen eigenen Kriterien schon lange nicht mehr vor. Ich muss aber wachsam sein, zumal die Pankreaswerte nach anhaltenden Belastungsphasen immer wieder ansteigen. Auch wenn die Arbeit, die mir Spaß macht und der Sport, den ich brauche, positiver Stress sind, darf ich den Bogen nicht überspannen.

Beim Schreiben dieses Buches habe ich vieles gelernt, was ich und unsere Familien verbessern sollten, in der Ernährung und besonders in der Vermeidung von Umweltbelastungen und Toxinen.

Mit meinem ehemaligen Praxiskollegen verstehe ich mich jetzt sehr gut. Ich wünsche ihm und den wenigen Menschen, mit denen ich im Leben Konflikte hatte, alles Gute. Vergebung ist der beste Weg, solche zu lösen.

Abschied

Ich habe mich diesmal nicht gewehrt, als Mareike vier Wochen Spanien vorschlug, jeweils zwei mit den Familien, die uns die sieben Enkelkinder geschenkt haben. Vor fünf Jahren kauften wir auf dem Hügel, den mein Vater vor vielen Jahren entdeckte, noch bevor aus ihm ein Baugebiet wurde, unser eigenes Haus, die „Casa Esparanca". Beim Abschied drückte mich der kleine Kian und sagte: „Ich liebe dieses Haus". Wir alle lieben es.

Ich verlasse die Costa Brava mit der festen Absicht, bewusst zu leben und, wo es geht, auch Veränderungen vorzunehmen. Eines haben wir noch nicht verändert, obwohl wir es fest vorgenommen haben, dem Klima zuliebe.

Morgen geht es wieder in ein Flugzeug, nach Hause und am Montag wartet die Praxis.

Eine nette Redakteurin der Siegener Zeitung befragte mich neulich telefonisch nach den Möglichkeiten der Akupunktur gegen Folgeschäden von COVID-19 wie Geschmacks- oder Geruchsstörungen. Sie schrieb jeden Satz nieder, den ich ihr sagte. Sie beendete den Artikel mit einer Beschreibung von mir, nach der ich ihr meine Auskünfte mit einem Lächeln im Gesicht gab.

Ich habe sie nie persönlich gesehen. Wahrscheinlich hat sie geahnt, dass ich ein positiv denkender Mensch bin und tatsächlich sehe ich unsere Zukunft trotz aller Viren und Belastungen optimistisch.

„Esparanca" bedeutet „Hoffnung" und diese Eigenschaft hilft auch gegen Krankheiten weiter.

Auch jetzt habe ich ein Lächeln im Gesicht. Ich gebe es gerne mit einem Dank weiter, an alle, die mich im Leben begleiten und an alle, die dieses Buch lesen und jetzt vielleicht beiseite legen.

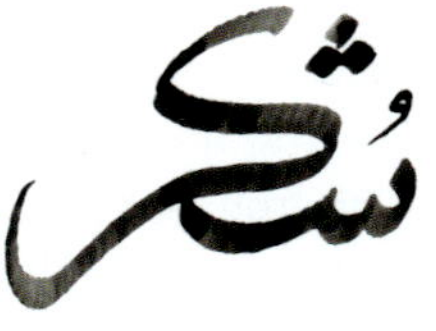

Abbildung 8: „SCHOKR" , Farsi (Persisch) = „DANKE"

Nachwort für die zweite Auflage

Die gute Resonanz und das Interesse, welches mein Buch geweckt hat, ermöglicht nicht mal ein Jahr nach Erscheinen eine zweite, aktualisierte und überarbeitete Neuauflage. Im vorliegenden Band habe ich den Diagnostikbogen zur Erkennung einer chronischen EBV-Belastung verbessert. Die rasante Entwicklung der letzten Monate spiegelt sich in „Das Neueste vom Neuesten" wieder.

Daneben informiere ich im allgemeinen Interesse über den aktuellen Stand zu den Affenpocken.

Eine meiner auswärtigen Patientinnen, die viel Leid durchgemacht hat und der es jetzt gut geht, stellte neulich einen Betrag von 500 Euro zur Verfügung, um anderen ihr unbekannten EBV-Patienten die Behandlung, die ihr geholfen hat, zu ermöglichen – ein sehr schönes Zeichen der Dankbarkeit. Überhaupt ist die Dankbarkeit, die ich von vielen Patienten verspüre, für mich der Ansporn, mein Wissen weiter zu geben und auch weiter zu arbeiten, solange es meine Gesundheit und mein Alter (und Mareike) erlauben. Aber auch wir müssen auf unser Immunsystem aufpassen.

So erkrankten ich und Mareike wie viele andere an COVID-19, dies trotz Dreifach-Impfung, hoher Zahl an COVID-Antikörper und aller Vorsichtsmaßnahmen. Angesteckt haben wir uns wohl in der Skihütte im Sauerland. Es war der erste Tag nach Aufhebung der Maskenpflicht. Lachend vergaßen die Menschen Corona. Ich behielt als Einziger im vollen Raum die Maske an, nahm sie nur zum Essen und Trinken ab. Dennoch erwischte es mich auch, zudem schwerer als Mareike. Besser eine durchgemachte Infektion als eine unsichere und mit möglichen Nebenwirkungen versehene Impfung – dachte ich wenige Tage später und war schnell wieder in meinem mit Arbeit und Sport gefüllten Alltag. Einige positive Stressfaktoren, wie der runde Geburtstag von Mareike und die Ehrendoktorverleihung für meinen Bruder Navid, dazu ein Sportunfall mit Beteiligung der Halswirbelsäule, der mir Schmerzen und schlafarme Nächte verursachte, brachte meine Eigenregulation durcheinander.

Vier Wochen nach der COVID-Erkrankung fingen Schmerzen an, wie ich sie noch nie erlebt habe. Fast war ich froh, wie ich mit dem Auftreten der Pusteln im linken Arm die Diagnose hatte, eine Gürtelrose. Das seit meiner Kindheit schlummernde Windpocken-Virus hatte meine Schwächung durch COVID ausgenutzt. Im Labor zeigte sich zeitgleich ein Anstieg der lange stabilen EBV-Werte und eine Blockade der Vitamin-D-Rezeptoren. Die Auszeit an der Nordsee, die Virostatika und die starken Schmerzmittel nutzten anfangs wenig. Ein Patient sagte mal zu mir: „Es wäre schön, wenn die Ärzte manche Krankheiten durchmachen, um sie besser zu verstehen." Bei der Gürtelrose wünsche ich das keinem. Erst meine täglichen eigenen Infusionen und Akupunkturen, sicher aber auch die Einnahme von Pregabalin, eines speziellen Wirkstoffes gegen neuropathische Schmerzen, brachten die Wende. Zwei Wochen später war ich beim Gewinn meiner zweiten deutschen Meisterschaft im AH-Fussball, diesmal mit der Ü 65, wieder obenauf.

Das Auf und Ab in meinem Leben hatte aber noch kein Ende.

Ohne den Segen moderner Antibiotika hätte ich die Blutvergiftung, die sich wenige Tage später nach einer infizierten Schnittwunde entwickelte, wohl nicht überstanden. Jetzt genieße ich mein Leben noch bewusster in dem Wissen, wie schnell Krankheiten das Glück zunichte machen können. Und wiederum habe ich gelernt: Überfordere Dich nicht. Auch Du hast Deine Grenzen.

Denk immer an Deinen Immunaufbau und unterschätze nicht die Viren in deinem Körper und die Erreger, die von außen kommen!

Wie schnelllebig ist unsere Zeit. Gestern noch hatte ich den Text für mein Buch abgeschlossen. Heute erklärte das Bundesverfassungsgericht die Masern-Impfpflicht für rechtens. Morgens bekam ich die Einladung, um im kommenden Jahr wieder in Baden-Baden mein Wissen weiterzugeben.

Abends sah ich einen Beitrag aus der Universität Freiburg, die mir damals das Wissen über das EBV vermittelte. Diesmal geht es um das Auftreten von POST-COVID bei Kindern. Betroffen seien besonders Teenager, gehäuft Mädchen. Der pädiatrische Infektiologe Markus Hufnagel klagt, dass es keinen Test und keinen Laborwert gäbe, der das Leiden der Betroffenen erklärt und wiedergibt. Ich habe es da mit meiner Öffnung zur ganzheitlichen Medizin, zur TCM und zu energetischen Verfahren wie dem Vegacheck leichter. „Generell sind die Symptome nicht SARS-CoV-2-spezifisch", schreibt er, und weiter: „Das heißt, wir kennen solche anhaltenden gesundheitlichen Einschränkungen auch von anderen Virusinfektionen wie dem Pfeifferschen Drüsenfieber." Ich werde ihm mein Buch schicken und ihn auf die durch die Kombination von EBV und COVID ausgelösten Blockaden der Vitamin-D-Rezeptoren hinweisen, vielleicht eine ganz wichtige Beobachtung!

Nur im Dialog zwischen Universität und Praxis, zwischen Schulmedizin und Erfahrungsheilkunde kommen wir weiter.

Im Jahre 2009 schrieb ich erstmals über das Auslösen von Autoimmunkrankheiten – wie der MS – durch EBV. Im Jahre 2012 beschrieb ich die Häufung bei hohen EBNA. Im Jahre 2018 fand dann Prof.Dr. John B. Harley aus Cincinnati die Virusproteine EBNA-2 in den Zellen Betroffener mit den wichtigsten Autoimmunstörungen wie der MS. In diesem Jahr bestätigt sich meine Beobachtung, dass es keine MS ohne EBV gibt – und die EBV-Impfung steht an. Natürlich bekommen nur wenige der EBV-vorbelasteten Patienten MS, aber gerade hier müssen wir auch in der Praxis ansetzen. Was bringt das Gleichgewicht im Immunsystem bei diesen Patienten, aber auch bei uns, zum Kippen?

Ich muss an Mira denken. Gerade heute berichtete ihre Mutter, dass mein Schreiben zu ihrem Antrag auf Schwerbehinderung geholfen hat. Mira wurde ein Grad der Behinderung (GdB) in Höhe von 50 Prozent für fünf Jahre anerkannt. Außer den Veränderungen in der EBV-Serologie und im Lymphozytenstatus hatte ich trotz ihrer chronischen Fatigue keinen wegweisenden Befund für das Amt, welches genauso Verständnis zeigt wie ihr Chef. Es hat Jahre gedauert, bis ihr unsere Behandlung soweit geholfen hat, dass sie die Lehrstelle antreten konnte. Allein für Mira hat sich das gelohnt. Es sind aber noch unzählig viele Betroffene da, denen man helfen kann und sollte.

Nachwort für die dritte Auflage

Ich bin erneut auf dem Weg nach Baden Baden zur „Medizinischen Woche", wo ich am 30.10.2019 meinen Vortrag zum EBV hielt. Sehr viel hat sich in den vergangenen vier Jahren getan. Am 2.11.2023 werde ich ein weiteres Mal auf diesem mittlerweile europaweit größten Kongress für Komplementärmedizin und Naturheilverfahren referieren. Standen wir damals, 2019, unmittelbar und ohne es zu wissen vor der Pandemie, so kämpfen wir heute mit deren Folgen, dem Long-/Post-COVID-Syndrom und auch dem Post-Vac-Syndrom.

Wird das, was ich in der Praxis Tag für Tag beobachte, wieder wegweisend für andere sein? Im Juli 2009 schrieb ich meine erste Veröffentlichung zum EBV und berichtete schon damals zur autoimmunogenen Rolle des Virus. Drei Jahre später präzisierte ich meine Beobachtung, dass solche Störungen gehäuft bei Patienten mit erhöhten EBNA auftreten.

Weitere sechs Jahre später, im Jahre 2018, fanden Wissenschaftler aus Cincinnati in den USA genau diese Antikörper in den erkrankten Zellen bei den von mir genannten Autoimmunkrankheiten wie der rheumatoiden Arthritis, dem Morbus Crohn, der Colitis ulcerosa, dem systemischen Lupus erythematodes und der Multiplen Sklerose. Für die beiden letzten Erkrankungen beschrieb ich eine Belastung mit dem EBV quasi als Voraussetzung für das Entstehen der Erkrankung. Genau dies bestätigte, wiederum in den USA, die Auswertung der Blutproben von zehn Millionen Militärangestellten. Es gibt keine MS ohne EBV, was wiederum auf keinen Fall heißt, das jeder EBV-belastete Patient MS bekommt. Während der Pharmariese Moderna an der Impfung gegen EBV und damit gegen MS arbeitet, gilt es für uns, die Kofaktoren, die zu der Krankheit führen, zu erkennen und damit auch dem Vorschub anderer autoimmunogener und chronischer Krankheiten entgegenzuwirken. Das, was ich schreibe oder vortrage, ergibt sich durch meine Beobachtungen aus dem Praxisalltag. Das, was ich immer wieder erkenne und, wenn ich es erwarte, bestätigt sehe, ist für mich Fakt. Bei Millionen von Patienten anderer Praxen werden Störmuster, wie ich sie jetzt aktuell auch bei den Folgekrankheiten nach der Pandemie finde, vorliegen. Ich bin sicher, dass die Zukunft meine Gegenwart bestätigen wird. Umso wichtiger ist es, dass ich mich mitteile.

Bei der neuen Entwicklung von in großer Zahl beobachteten Blockaden der Vitamin-D-Rezeptoren dachte ich anfangs an Laborfehler bei der Bestimmung des in der Literatur zum Teil als instabil beschriebenen D 1,25 OH-Wertes. Auch war ich unsicher, ob sich die Reduktion solcher Werte ebenso wie der daraus besonders bei erniedrigtem 25-OH-D-Wertes erhöhten Vitamin-D-Ratio durch frequenzmodulierte Globuli erzielen lässt. Unsere Dokumentation an mittlerweile über dreihundert Patienten bestätigt dies. Entscheidend sind aber nicht nur die Zahlen, sondern die Beobachtung, dass es den meisten unserer Patienten mit dem scheinbar nicht lösbaren Long-/Post-COVID-Problem nach wenigen Monaten besser geht. Natürlich wird die Gesamtheit der meinen Patienten empfohlenen Maßnahmen zu dem Erfolg beigetragen haben. Dennoch beweisen die Dokumentationen, dass man Methoden wie die Homöopathie, deren Wirkungsweise – wahrscheinlich über Frequenzen und Schwingungen, die sie übertragen – man wissenschaftlich zur Zeit noch nicht beweisen kann, nicht von vorneherein ablehnen sollte.

Wir sollten für alles offen sein, was kommt und was die Erfahrung uns zeigt. Vielleicht täusche ich mich auch, in dem was ich beobachte. Der aktuelle Stand, den ich heute erreicht habe, beweist mir aber, dass es sowohl richtig war, den Boden der Schulmedizin nie zu verlassen, als auch bereichernd und spannend ist, sich alternativen Denkweisen in der Medizin zu öffnen.

Anhang

Vortrag bei der „Medizinischen Woche“ in Baden-Baden am 30.10.2019

Folie 1

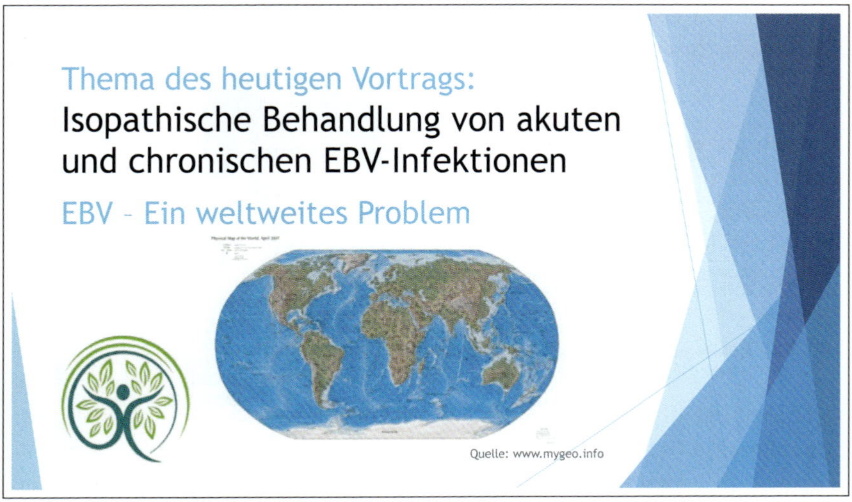
Thema des heutigen Vortrags:
Isopathische Behandlung von akuten und chronischen EBV-Infektionen
EBV – Ein weltweites Problem
Quelle: www.mygeo.info

Abbildung 9: Thema des heutigen Vortrages

Ich danke Ihnen für das Wort und für die Einladung nach Baden-Baden. Ich danke Ihnen, dass Sie mir zuhören.

Ich referiere heute über das Epstein-Barr-Virus, kurz EBV, genauer gesagt, über Symptome und Krankheiten, die durch das Virus ausgelöst werden und über das, was wir dagegen tun können.

Die akute EBV-Infektion, das klassische Pfeiffersche Drüsenfieber, ist Ihnen ja aus Studium und Lehrbüchern hinreichend bekannt.

Über die chronische Infektion finden Sie hingegen selbst im Internet kaum etwas.

Meiner Erfahrung nach wissen die meisten Ärzte in Deutschland gar nicht, dass das Virus chronisch verlaufen kann.

Die Anzahl der Patienten, die betroffen sind, nimmt aber rasant zu und füllt unsere Naturheilpraxen.

Deshalb liegt hier auch der Schwerpunkt meines Vortrags.

Nun fragen Sie sich vielleicht, warum gerade ich Ihnen darüber berichte.

Tatsächlich ist unsere Praxis zu einer Anlaufstelle für betroffene Patienten von weit her geworden. Betrachtet man die Weltkarte, dann ist Australien-Ozeanien der einzige Erdteil, aus dem wir noch keine Patienten hatten.

Folie 2

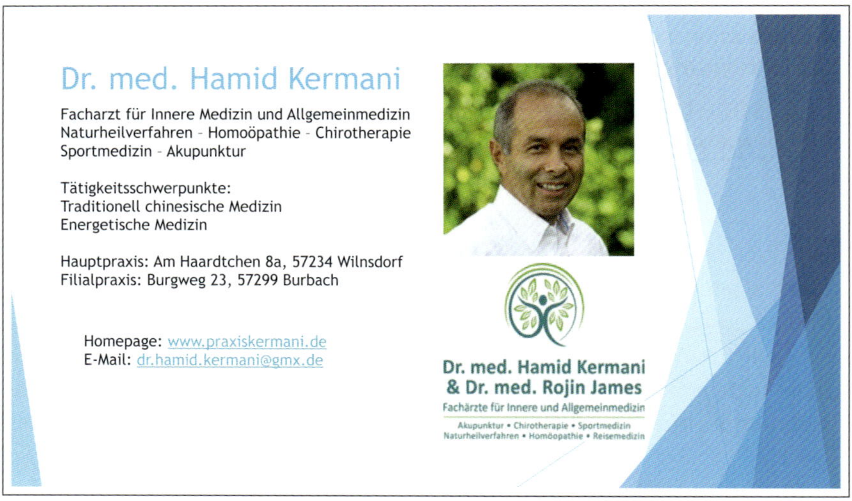
Dr. med. Hamid Kermani
Facharzt für Innere Medizin und Allgemeinmedizin
Naturheilverfahren - Homoöpathie - Chirotherapie
Sportmedizin - Akupunktur
Tätigkeitsschwerpunkte:
Traditionell chinesische Medizin
Energetische Medizin
Hauptpraxis: Am Haardtchen 8a, 57234 Wilnsdorf
Filialpraxis: Burgweg 23, 57299 Burbach
Homepage: www.praxiskermani.de
E-Mail: dr.hamid.kermani@gmx.de
Dr. med. Hamid Kermani
& Dr. med. Rojin James
Fachärzte für Innere und Allgemeinmedizin
Akupunktur • Chirotherapie • Sportmedizin
Naturheilverfahren • Homöopathie • Reisemedizin

Abbildung 10: Persönliche Vorstellung

Zunächst möchte ich mich aber vorstellen. Der Name Kermani ist Ihnen am ehesten durch meinen jüngsten Bruder Navid bekannt. Er ist Literat und bekam dafür unter anderem den Friedenspreis des deutschen Buchhandels. Navid lebt wie meine beiden anderen Brüder, die als Orthopäde beziehungsweise Augenarzt niedergelassen sind, in Köln.

Mein Vater, ebenfalls Arzt, kam mit seiner Familie schon vor 60 Jahren aus Isfahan im Iran, wo ich geboren bin, nach Deutschland.

Ich selbst habe eine große Familie, vier erwachsene Töchter, sieben Enkelkinder und meine liebe Ehefrau Mareike, die mich nicht nur als Heilpraktikerin mit dem Schwerpunkt Kinesiologie unterstützt.

Wir leben glücklich und zufrieden im schönen Siegerland.

Mein Schwiegersohn Rojin, der von der Uni Köln zu uns gewechselt ist, ist mit seinem aktuellem schulmedizinischen Wissen und unserer modernen Apparatetechnik der ideale Partner für mich in der Gemeinschaftspraxis.

Von meinen Praxisräumen schaue ich durch große Glasfronten auf den Wald.

Jeder von Ihnen ist herzlich eingeladen, mal bei uns vorbeizuschauen.

Sie brauchen heute übrigens nicht viel mitzuschreiben. Ich lasse eine Mappe durchgehen, auf der Sie Ihre Kontaktdaten eintragen können.

Ich maile Ihnen auf Wunsch den gesamten Vortrag und alle Bilder zu, auch die, die ich rumgehen lasse.

Sie können auch ankreuzen, ob Sie an einer Zusammenarbeit interessiert sind.

Ich freue mich über jeden Kollegen, der Infusionen, die wir austesten, am Heimatort der Patienten übernimmt.

Ich freue mich über jeden Kontakt.

Damit ich im engen Zeitfenster bleibe, möchte ich Ihre Fragen gern am Schluss beantworten.

Folie 3

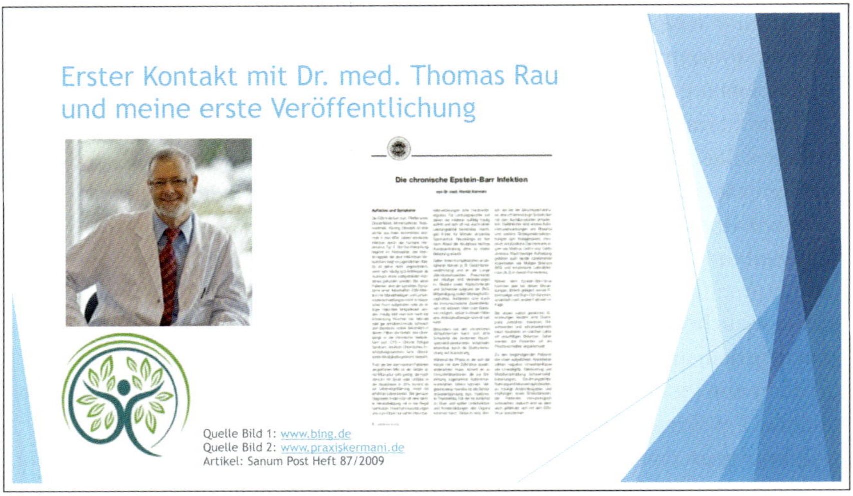

Abbildung 11: Erster Kontakt mit Prof. Dr. med. Thomas Rau (2.Veröffentlichung)

Nun möchte ich Ihnen berichten, wie ich zum EBV gekommen bin.

Auf den Bildern, die ich ausgewählt habe, sehen Sie, Herr Prof. Rau und ich sicher jünger und auch frischer aus. Dafür haben wir jetzt mehr Erfahrung. Davon profitieren Sie als Zuhörer.

Ich habe Sie vor etwa zwölf Jahren erstmals in Würzburg kennengelernt.

Sie referierten über die biologische Behandlung von malignen Erkrankungen und berichteten von ihren Erfahrungen aus der Paracelsus Klinik in St. Gallen in der Schweiz. In der Mittagspause suchte und nutzte ich eine Gelegenheit, mich ganz in ihre Nähe zu setzen. So konnte ich an den Gesprächen mit den Kollegen am Tisch teilhaben.

Zwei Sätze von ihnen haben sich mir tief eingebrannt. Der erste, klar, markant und ohne, dass er eine Ausnahme zulässt : „Es gibt keine Hashimoto-Thyreoiditis ohne Schwermetallbelastung." Ich berichtete von dem Zusammenhang von Hashimoto und EBV, von meinem Kontakt mit der Uni Freiburg, unserem Vegacheck-Gerät, unserer chinesischen Professorin und meinen Praxiserfahrungen.

Als sie sich verabschiedeten, drehten sie sich nochmal um, schauten mir freundlich in die Augen und sagten : „Schreiben Sie!"

Ich wählte die Sanum-Post für meine erste Veröffentlichung[26]

Er veränderte das Leben von sehr vielen Betroffenen, die sich in Ihren Symptomen wieder fanden und endlich einen Namen für ihre Krankheit hatten. Sie schöpften auch Hoffnung aus den von mir genannten Therapien, auch wenn ich auf der letzten Seite schreibe, dass man in abgeschwächter Form 18–24 Monate behandelt werden muss, um eine Stabilität zu erzielen.

Der Artikel veränderte aber auch mein Praxisleben. Während ich bis dahin als Hausarzt eine Einzelpraxis mit 2000 Scheinen auf dem Land versorgte, sind wir jetzt sieben Ärzte in zwei Praxen.

Ein Großteil meiner Patienten in der heutigen Sprechstunde kommt wegen des EBV.

Dabei bleibe ich vom Wesen her Hausarzt und bekomme in dieser Funktion auch jedes Jahr von der Zeitschrift Focus die Auszeichnung „Empfohlener Arzt der Region.“

Hier sollte Ihr Augenmerk liegen, denn viele unserer „normalen Alltagspatienten“ sind betroffen, und die kann man mit einfachen Kriterien herausfiltern und das will ich Ihnen heute beibringen.

[26] `https://kermani-james.de/wp-content/uploads/2020/09/Kermani_Epstein-Barr_web.pdf`, die meines Wissens auch im deutschsprachigen Raum der erste ärztliche und praxisbezogene Artikel zu diesem Thema war.

Folie 4

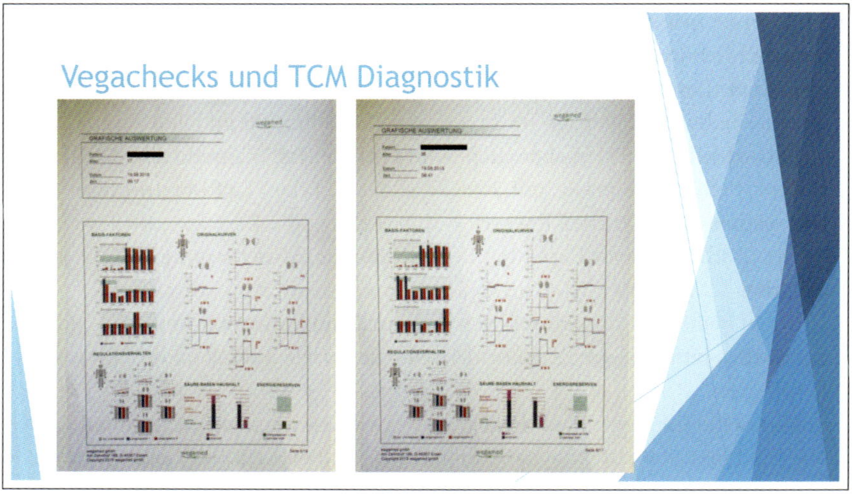

Abbildung 12: Vegachecks

Unsere Praxis ist in der Kombination moderner Geräte- und Labormedizin mit energetischen Verfahren wie dem Vegacheck und dem Schwerpunkt TCM durch unsere chinesische Professorin Ciyun Li sicher außergewöhnlich.

Beim Vegacheck erfolgen im Sitzen Messungen der jeweiligen Körperregionen und Achsen. Vereinfacht gesagt wird dabei Strom in den Körper geschickt und gemessen, wie der Körper diese Impulse verarbeitet. Man erkennt die Normwerte an den grünen Querbalken auf den Abbildungen. Die schwarzen Senkrechtbalken zeigen die Grundmessung, die roten die zweite Messung wenig später. Bei vorhandener Eigenregulation gleicht der Körper aus, was in beiden Bildern nicht der Fall ist. Wenn man die drei Messungen in den Messfeldern oben links vergleicht, sehen Sie bei dem Patienten rechts die niedrigen Werte in Ableitung 5 und die hohen in Ableitung 7. Bei der jungen Patientin links ist das genau umgekehrt. Das linke Bild zeigt ein akutes EBV,das rechte Bild sieht man häufiger. Es zeigt das typische chronische EBV-Bild.

Dieses Ungleichgewicht zwischen Milz-Pankreas-Meridian und Lebermeridian deckt sich auch fast immer mit der TCM-Diagnose unserer chinesischen Professorin. Sie beschreibt eine Milz-Yang- oder Qi-Schwäche sowie Hitze und Energiestau im Lebermeridian, später auch Leber-Yin-Mangel.

Genau dieses Bild fiel mir damals bei den rapide zunehmenden Patienten mit Fatigue-Symptomen auf. Einige hatten in der Vorgeschichte eine bekannte EBV-Infektion durchgemacht, bei den anderen fand ich nach gezielter Suche meist ebenfalls hohe EBV-IgG-Antikörper.

Über meine Tochter Anna, die damals in Freiburg Medizin studierte, fragte ich in der dortigen Virologie nach, ob das EBV einen chronischen Verlauf nehmen kann. Über Prof. Haller bekam ich Kontakt zu Prof. Bauer, dem schon damals bekanntesten EBV-Experten. Einen Auszug der Briefwechsels finden Sie in der Mappe, die rumgeht, ebenso wie die Vegacheck-Beispiele, die ich gerade aufgerufen habe. Sinngemäß schrieb mir Prof. Bauer, dass das „Chronic Fatigue-Syndrom“, welches bis 1998 synonym mit der chronischen EBV-Infektion definiert wurde, zwar oft in Folge einer (chronischen) EBV-Infektion entsteht, aber als eigenständiges immunologisches Problem wohl mit einer verminderten Zahl von natürlichen Killerzellen zusammenhängt. Nach durchlaufener EBV-Infektion bleiben lebenslang infizierte Zellen im Körper, die sich bei einer auch transienten Schwäche des Immunsystems vermehren und gegen die sich zur Abwehr sog. frühe Antikörper, syn. „EBV-Early-AK“ bilden. Der Nachweis dieser Antikörper gilt als Zeichen einer

Virusvermehrung, in den chronischen Fällen einer EBV-Reaktivierung. Nach einer frischen EBV-Infektion bilden sich mit Verzögerung antinukleäre EBV-Antikörper, syn.“EBNA-1“. Bei einem Verlust dieser Antikörper gegen EBNA-1 muss man daneben an eine massive Immunsuppression denken. Er wies aber auch darauf hin, dass es solche Vorgänge auch bei immunologisch gesunden Patienten gibt, wobei der Begriff gesund in meinen Augen natürlich fließend ist.

Zurück zu den Vegachecks. Bei beiden Patienten finden Sie neben den unten sichtbaren Diskrepanzen zwischen der linken und rechten Körperseite in den oberen Kurven eine weitere, die zwischen der oberen und unteren Körperhälfte. Patienten mit so einem Energiedefizit in den Kopfableitungen 1 bis 3 haben immer Kopfsymptome. Die hohen Kurven in den Ableitungen 4 bis 7 weisen auf einen erhöhten Energieverbrauch im Darm hin, verbunden mit Dysbiose, oft auch Candidose und Nahrungsmittelunverträglichkeiten, dazu später mehr.

Achten Sie mal auf die Uhrzeiten der Messungen, beide am gleichen Tag, die eine kurz vor, die andere kurz nach 9 Uhr. Der Praxisalltag bietet mir ständig solche Bilder. Die Erfahrung, die ich jeden Tag mache, beweist mir ohne jeden Zweifel, dass sich energetische Messungen und die TCM decken und das man über beide Wege typische Merkmale einer EBV-Belastung findet.

Ich gehe aber noch weiter. Wenn ich bei einer Ultraschallkontrolle Zysten oder Knotenwachstum sehe, dann kann ich davon ausgehen, dass auch die zugehörige

Energiebahn gestört ist. Bei Haut- oder Gewebsveränderungen schaue ich immer auf den zugehörigen Meridian. Hier finden sie auch den Konsens zwischen der 5-Elemente-Lehre in der TCM und der 6 Phasen-Tabelle nach Dr. Reckeweg, dem Begründer der Homotoxikologie. Es gibt so viele Zusammenhänge, die es zu entdecken gilt. Und so bleibt für mich jede Sprechstunde, jeder Patient spannend.

Folie 5

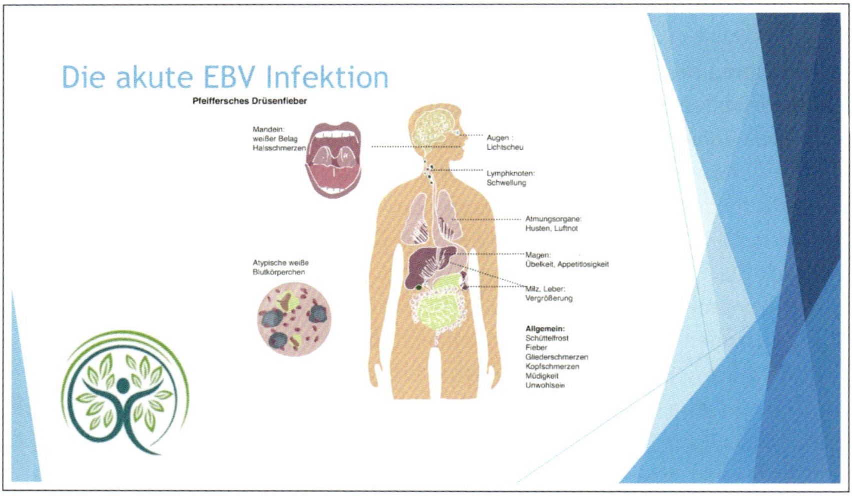

Abbildung 13: Die akute EBV-Infektion. Zeichnung: Katharina Kermani

Zu der akuten EBV-Infektion will ich gar nicht viel berichten. Schwere und auch für die Patienten unangenehme und protahierte Verläufe gab es früher in Einzelfällen auch.

Die Anzahl der komplizierten Fälle hat aber sicher zugenommen.

Früher bezeichnete man das Pfeiffersche Drüsenfieber als Kusskrankheit, auch weil es vornehmlich im Pubertätsalter auftrat. Heute findet man eine massive Zunahme auch bei kleinen Kindern. Daneben ist die Hauptgefahr der Übergang in die chronischen Verlaufsformen. Diese sollten wir erkennen und vermeiden.

Folie 6

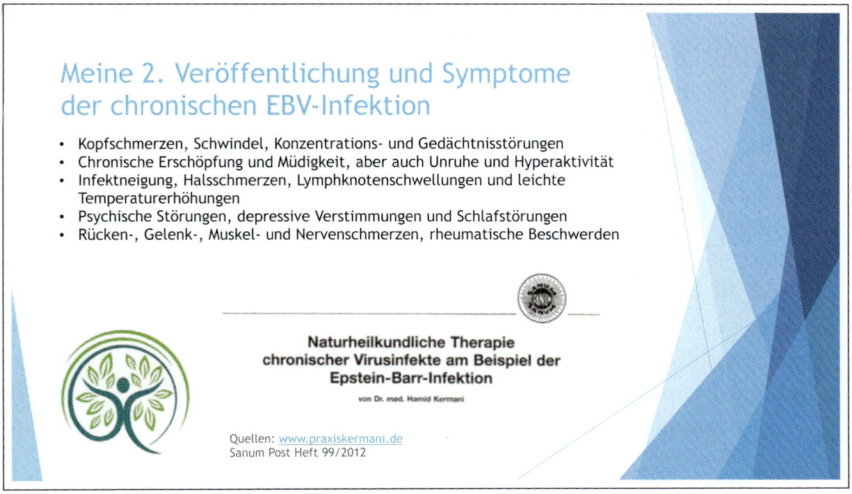
Meine 2. Veröffentlichung und Symptome der chronischen EBV-Infektion
• Kopfschmerzen, Schwindel, Konzentrations- und Gedächtnisstörungen
• Chronische Erschöpfung und Müdigkeit, aber auch Unruhe und Hyperaktivität
• Infektneigung, Halsschmerzen, Lymphknotenschwellungen und leichte Temperaturerhöhungen
• Psychische Störungen, depressive Verstimmungen und Schlafstörungen
• Rücken-, Gelenk-, Muskel- und Nervenschmerzen, rheumatische Beschwerden
Naturheilkundliche Therapie chronischer Virusinfekte am Beispiel der Epstein-Barr-Infektion
Quellen: www.praxiskermani.de
Sanum Post Heft 99/2012

Abbildung 14: 2. Veröffentlichung und Symptome des chronischen EBV

Ich will die Symptome, von denen ich hier einige nenne, kurz kommentieren: In den Vegachecks eben sahen Sie niedrige Kurven und damit die schlechte energetische Versorgung im Kopfbereich. Entsprechend sind Kopfsymptome häufig. Bei unklarem Schwindel sollten Sie daher immer auch an den EBV denken! Im Vordergrund ist sicher die Müdigkeit, wobei das phasenweise sehr wechseln kann, je nachdem, ob die Milzenergieschwäche oder die Unruhe, die vom Lebermeridian ausgeht, überwiegt. Überhaupt ist ein phasenweiser Verlauf typisch. Auch unter Therapie kann es immer wieder schlechtere Phasen geben, die aber dann immer seltener und kürzer werden. Sehr häufig werden die Patienten als depressiv abgestempelt, zumal keiner auf das EBV kommt. Natürlich wird man depressiv, wenn man sich nicht fühlt und die üblichen Untersuchungen von Labor bis Kopf-MRT nichts ergeben. Allerdings können psychische Belastungen oft auch ein Auslöser für eine EBV-Reaktivierung sein. Entsprechend der TCM finden Sie die Durchschlafstörungen typischerweise in der Leberzeit von 1-3 Uhr.

Alle bisher genannten Symptome finden Sie auch beim Fibromyalgiesyndrom, daneben auch die Schmerzen. Suchen Sie bei der Fibromyalgie nach dem EBV! Sie werden es in den meisten Fällen finden, ebenso wie bei der Hashimotothyreoiditis und anderen Autoimmunkrankheiten. Bei LE und MS ist er fast obligat. Alle diese Krankheiten können sich aber selbstständig machen und sind mit der Therapie des EBV dennoch in Teilbereichen beeinflussbar. Weitere Symptome und Parameter finden Sie in meiner zweiten Veröffentlichung zum EBV, die auszugsweise ebenfalls herum geht .

Folie 7

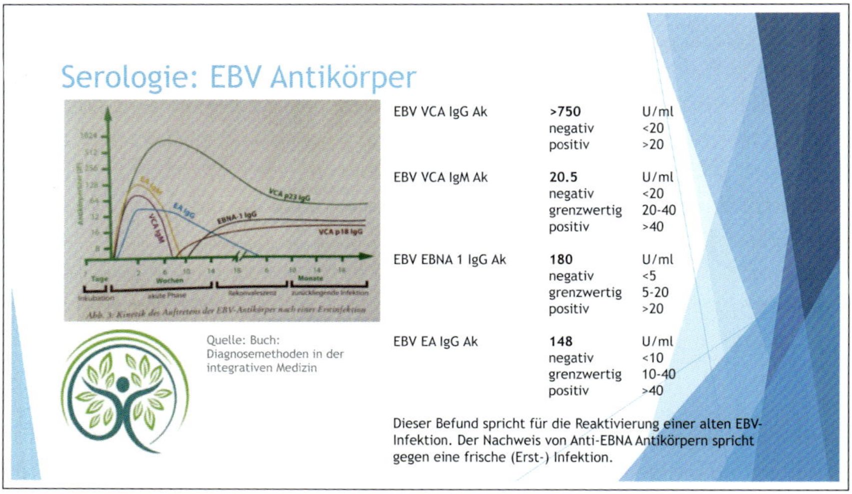

Abbildung 15: EBV-Serologie

Die Verläufe der IgG- und IgM-AK sind Ihnen ja auch von anderen Erregern bekannt.

Positive EBV-IgM weisen auf eine frische Infektion hin, kommen aber auch bei der Reaktivierung vor.

Der EBV-IgG Titer bleibt lebenslang erhöht, sehr hohe Titer geben einen Hinweis auf eine Aktivität.

Die EBV Early-AK, kurz EA genannt, weisen als Antikörper gegen die „Early Antigene" auf eine Virusvermehrung hin. Beim frischen EBV ist das normal. Wenn sie aber zu einem späteren Zeitpunkt nachweisbar sind, weist es auf eine reaktivierte chronische Form hin.

Der alternativ hier in Frage kommende quantitative EBV-PCR-Test ist nur bei organtransplantierten Patienten eine Kassenleistung.

Die antinukleären EBV-AK, kurz EBNA genannt, gibt es nie bei der frischen Erstinfektion. Sie sollten später ansteigen, aber nicht übermäßig. Sehr hohe

EBNA, also eine überschießende Immunreaktion, gehen meiner Erfahrung nach mit einer erhöhten Gefahr von autoimmunogenen Erkrankungen einher.

Prognostisch schlechter ist aber der EBNA-Verlust. Dieser weist auf eine tiefe Immunstörung hin.

Also: Wir arbeiten mit 4 Antikörpern. In der Praxis messen wir bei der frischen Infektion die EBV-IgM und die EBV-IgG.

Bei Verdacht auf einen chronischen Verlauf bestimmen wir zunächst nur die EBV-IgG und nur, wenn diese positiv sind, die EA und die EBNA.

Nur bei erhöhten EA sprechen wir von einer Aktivierung.

Sehr hohe und noch mehr, fehlende EBNA, weisen auf eine Immunstörung und eine chronische Belastung des Körpers durch das EBV hin.

Ein Beispiel für eine chronisch reaktivierte Form finden Sie auf der Abbildung rechts. Da EBNA vorhanden ist, kann es nicht frisch sein. Sollten in so einem Fall die EBNA plötzlich verloren gehen, so muss man besonders vorsichtig sein.

Was sind also die Kriterien einer chronischen EBV-Infektion?

Maßgebend für mich ist die Klinik in Kombination mit positiven EBV-IgG sowie dazu erhöhten EA und/oder überhöhten oder verloren gegangenen EBNA.

Folie 8

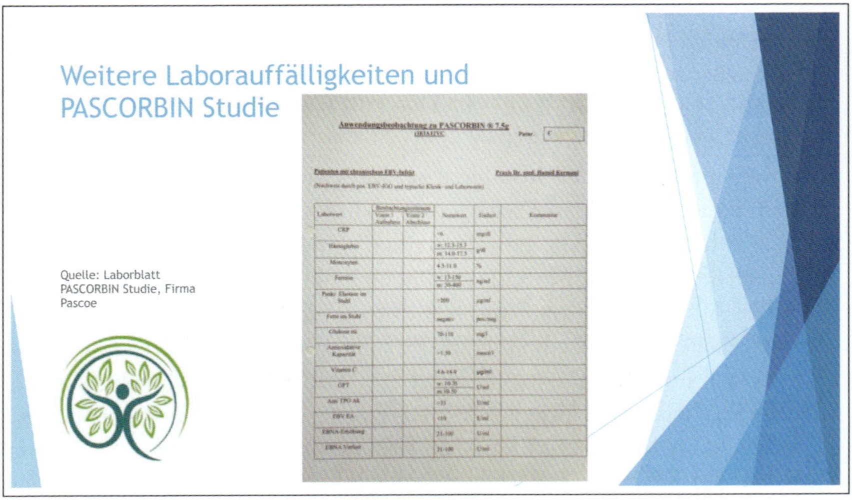

Abbildung 16: Laborblatt Studie

Auf folgendem Laborblatt finden Sie genau diese drei für mich maßgeblichen Parameter der EBV-Serologie ganz unten.

Das Laborblatt ist neben Fragen, die den Patienten gestellt werden und die ich genauso wie das Laborblatt herum gehen lasse, Teil einer groß angelegten Studie, die in Zusammenarbeit mit der Firma Pascoe seit 1994 in unserer Praxis läuft.

Alle Patienten in der Studie haben ein chronisches EBV-Problem und bekommen mit Pascorbin hochdosiertes Vitamin C, aber immer auch Sanumpräparate.

Ich gehe die einzelnen Laborparameter der Studie mit Ihnen durch:

CRP-Erhöhungen sind unspezifisch und scheinen für den Verlauf keine Rolle zu spielen.

Anämie und Monozytose sind häufig und lassen sich bessern,

ebenso wie die Ferritinerhöhung, die auf eine Leberbelastung hinweist.

Pankreasbelastungen sind häufig, auch mit Amylase/Lipaseerhöhung. Folge ist oft eine chronisch exokrine Pankreasinsuffizienz, messbar an der Elastase. Im Ultraschall sieht man manchmal eine Pankreaslipomatose. Die Fette im Stuhl weisen allgemein auf eine Darmbelastung mit Maldigestion/Malabsorption hin. Sehr oft findet sich ein Mangel an Vitamin D als fettlösliches Vitamin.

Es gibt Messwerte, die meist nicht beachtet werden, mich aber aufmerksam machen, so der niedrige Nüchternblutzuckerwert. Er weist auf eine nächtliche übermäßige Insulinproduktion und auch auf eine Darmbelastung, oft mit „Leaky Gut“ hin.

Der Messwert antioxidative Kapazität ist eine Summation der Antioxidantien, wozu natürlich auch Vitamin C gehört. Die Infusionen wirken aber auch bei normalem Vitamin C-Wert.

Falls Leberwerte ansteigen, dann besonders die Transaminasen. Spezifisch für die chronische EBV-Infektion ist, dass der GPT-Wert in Relation deutlich höher gemessen wird als der GOT-Wert.

Häufig findet sich die Kombination mit der Hashimotothyreoiditis als Autoimmunerkrankung der Schilddrüse. Erhöhte Autoimmunmarker wie die Anti-TPO lassen sich durch die Therapien genauso reduzieren wie erhöhte Antinukleäre Antikörper (ANA) und Rheumafaktoren.

Mit der Studie soll der Nachweis erbracht werden, dass Autoimmunerkrankungen naturheilkundlich ebenso therapierbar sind wie chronische Viruserkrankungen. Aktuell sind 455 Patienten ausgewertet. Die Studie läuft bis zum Jahr 2023. Genaue Ergebnisse sind nicht vor 2021 zu erwarten, die Tendenz ist aber positiv.

Sicher ist die Kritik berechtigt, dass sich mit der Studie nicht differenzieren lässt, was letztlich hilft. Aber schon aus ethischen Gründen muss meine Therapie immer ganzheitlich sein.

Folie 9

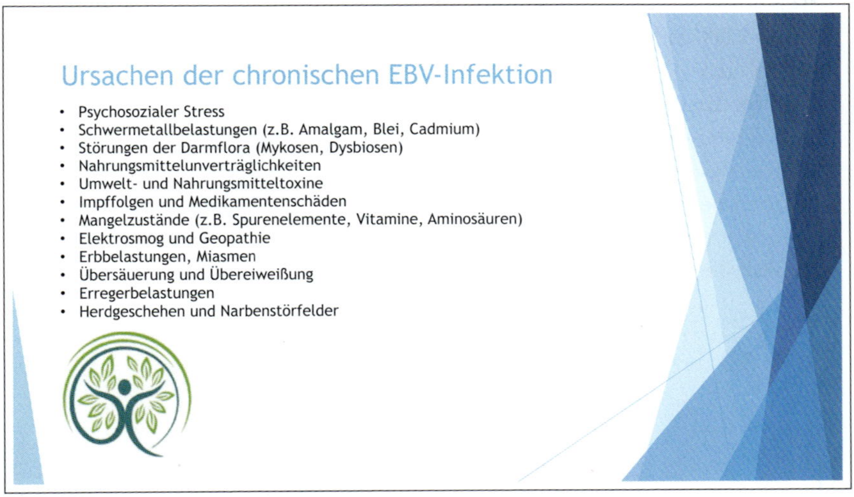

Abbildung 17: Ursachen der chronischen EBV-Infektion

Die meisten Menschen haben nach Ansteckung durch das EBV niemals Symptome oder Krankheitsprobleme. Die Anzahl der Patienten, die durch den lebenslang im Körper bleibenden Virus belastet wird, nimmt aber stetig und rasant zu. Die Viren entwickeln raffinierte Strategien und die Abwehr der Menschen lässt nach.

Dafür gibt es verschiedene Ursachen, die sich oft kombiniert auftreten.

Psychischer Stress spielt eine große Rolle. Offenbar erkennt das EBV Stresshormone und entlässt Neurotoxine, die das Immunsystem aktivieren und Immunfehlreaktionen auslösen.

Amalgam in Zahnfüllungen kann eine Ursache sein. Wenn aber jemand ohne Kofferdam, dazu ohne Begleitmaßnahmen wie eine Ausleitung und die Gabe von Vitamin C, Zink und Selen mehrere Plomben in einer Sitzung austauschen lässt, dann ist bei EBV-positiven Patienten eine Reaktivierung einige Monate später vorprogrammiert.

Der Darm ist mit einer fast obligaten Dysbiose, den häufigen Nahrungsmittelunverträglichkeiten sowie einer oft vorliegenden Candidose immer eine Baustelle.

Die Zunahme des EBV hängt mit der heutigen Ernährung, die Übersäuerung und Übereiweißung begünstigt, aber auch mit Umweltbelastungen wie Toxinen, Geopathie und Elektrosmog zusammen.

Ich bin kein genereller Impfgegner, begleite diese aber mit Nosoden.

Damit behandele ich auch Erbbelastungen und Miasmen, aber auch Erregerbelastungen.

Mangelzustände sollte man aufdecken und ausgleichen.

Bei Therapieresistenz sollte man immer an Herdgeschehen, besonders Zahnherde und Narbenstörfelder denken. Zur Aufdeckung dieser ganzen Ursachen helfen uns die genaue Anamnese, auch mit Fragebögen, das gezielte Labor, aber auch energetische Testmethoden wie Vegatest, EAV, Bioresonanz und Kinesiologie.

Folie 10

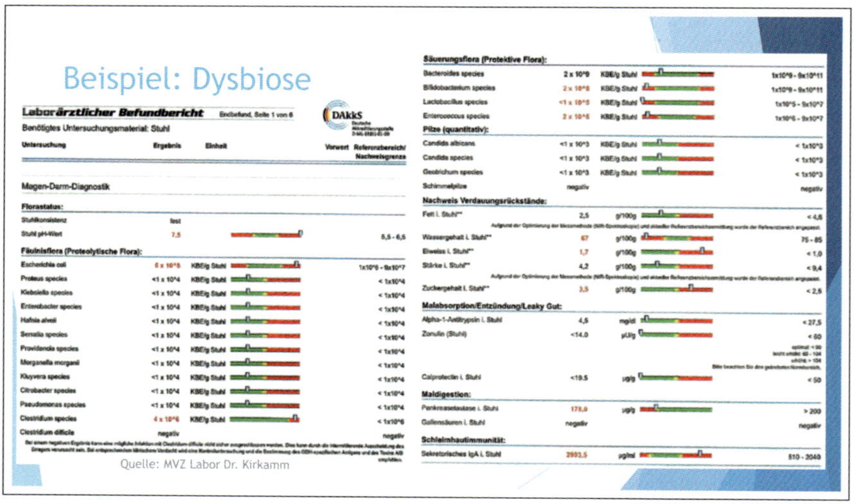

Abbildung 18: Dysbiose

Wenn der Vegacheck der Darm ergibt, dass eine Darmbelastung anzunehmen ist, dann findet sich meistens eine Dysbiose mit typischen auffälligen Störungen der Darmflora.

Ein hoher PH-Wert entsteht durch Gärung und Fäulnis, wobei meistens pathologische E.Coli und Clostridien, oft in Kombination, erhöht sind.

Diese nehmen im Verlauf der protektiven Schutz- und Säuerungsflora wie hier den Bifido- und Lactobazillen sowie den Enterokokken den Platz weg.

In der Folge lässt die Schleimhautimmunität, messbar am sekretorischen IGA nach, kann aber auch, wie in diesem Fall bei hypererger Reaktion oder Atopie überschießen.

Wenn die Pankreaselastase abfällt, ist eine Substitution notwendig.

Dem Aufbau der Darmflora mit Symbionten muss eine Darmreinigung mit Präparaten wie Ozovit und/oder Perenterol vorausgehen. In meinem letzten Artikel habe ich dies genauer beschrieben.

Ein Wort zur Ernährung:

Diese sollte wegen der erhöhten Fäulniserreger anfangs histaminarm, allgemein naturbelassen, basenreich und zuckerreduziert sein. Der Verzicht auf Kuhmilch, Hühnerei, Schweinefleisch und oft auch auf Gluten kann sich günstig auswirken. Die Trinkmenge sollte ausreichend sein.

Folie 11

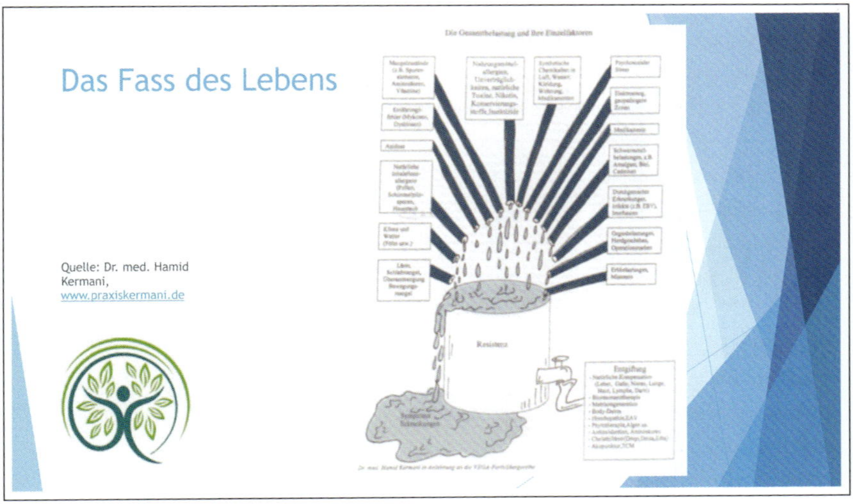

Abbildung 19: Das Fass des Lebens

Die Texte auf diesem Bild sind kaum zu lesen. Ich lasse sie daher mit herumgehen. Auf dem Bild sieht man, wie verschiedene Ursachen, wie ich Sie vorhin beschrieben habe, die Resistenz eines Menschen belasten. Dazu gehört auch das EBV.

Ich will als Beispiel die Pollinose nennen. Allergien entstehen immer multifaktoriell. Und wenn dann noch die Pollen dazu kommen, läuft das Fass über und es entstehen Symptome. Die Schulmedizin setzt hier an oder noch schlimmer, unterdrückt sie manchmal, zum Beispiel durch Cortison.

Eine wirksame Allergiebehandlung muss viel früher ansetzen, an den Ursachen. Und dies gilt auch für die EBV-Behandlung. Verbessern Sie das Milieu, und das EBV hat keine Chance.

Damit kommen wir zur Therapie.

Folie 12

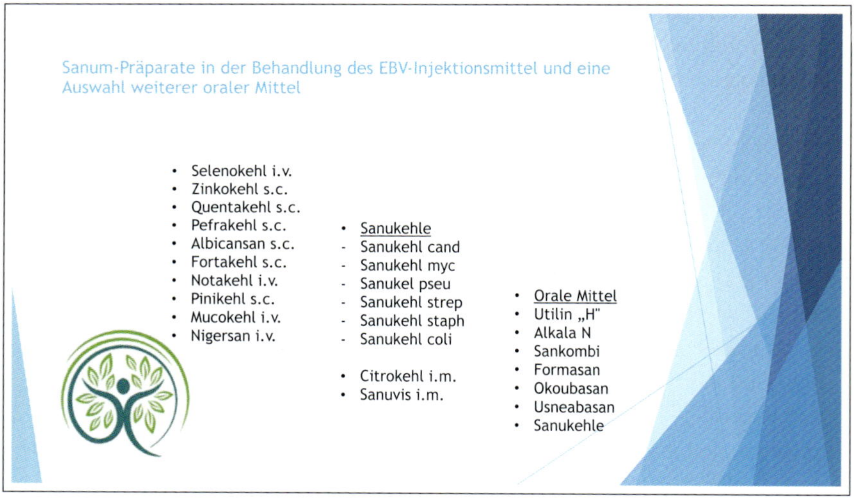
Sanum-Präparate in der Behandlung des EBV-Injektionsmittel und eine Auswahl weiterer oraler Mittel
• Selenokehl i.v.
• Zinkokehl s.c.
• Quentakehl s.c.
• Pefrakehl s.c.
• Albicansan s.c.
• Fortakehl s.c.
• Notakehl i.v.
• Pinikehl s.c.
• Mucokehl i.v.
• Nigersan i.v.
• Sanukehle
- Sanukehl cand
- Sanukehl myc
- Sanukel pseu
- Sanukehl strep
- Sanukehl staph
- Sanukehl coli
• Citrokehl i.m.
• Sanuvis i.m.
• Orale Mittel
• Utilin „H"
• Alkala N
• Sankombi
• Formasan
• Okoubasan
• Usneabasan
• Sanukehle

Abbildung 20: Therapie

Die Behandlung kann nicht nur in der Gabe von Medikamenten bestehen.

Die Umstellung von Ernährung und Lebensgewohnheiten, Stressabbau, leichtes Ausdauertraining, die Sanierung von Herden, die Vermeidung auslösender Ursachen, all das ist wichtig, kann aber manchmal erst im zweiten Schritt umgesetzt werden.

Grundsätzlich ist aber auch in der Isopathie die Milieusanierung der Schlüssel zum Erfolg.

Am Anfang steht die richtige Kombination von Entgiftung und Aufbau.

Deshalb sind Infusionen in dieser Phase wirksamer. Diese beinhalten hochdosiert diverse Antioxidantien, dazu kommt Natriumbicarbonat zur Entsäuerung, ergänzt durch homöopathische Komplexmittel wie zum Beispiel für die Lymphe Lymphomyosot von Heel oder Lymphdiaral von Pascoe und immer Sanummittel, von denen ich eine Auswahl hier aufgeführt habe.

Die Sanukehle setzte ich erst später und nur vorübergehend ein.

Manchmal behandele ich direkt oral, meist erst später im Verlauf.

Ein Beispiel für einen oralen Plan finden Sie in der Mappe, die herumgeht.

Die Auswahl der Präparate erfolgt nach meiner Erfahrung sowie aufgrund der Laborwerte und, wenn möglich, unterstützt durch eine energetische Testung.

Folie 13

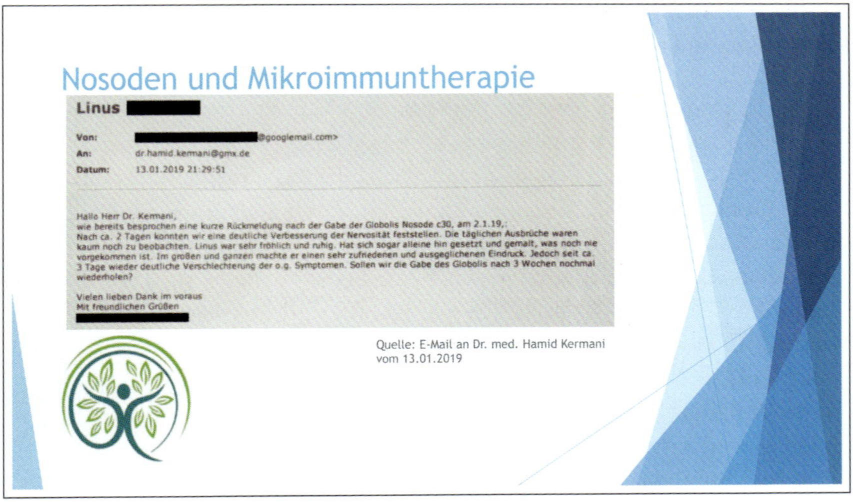

Abbildung 21: Nosoden und Mikroimmuntherapie

Zur oralen Therapie gehören auch homöopathische Einzel- und Kombinationsmittel sowie Nosoden.

Am häufigsten ergibt sich bei dem EBV aufgrund der Anamnese auch in Kombination mit einem speziellen Fragebogen und der energetische Testung das Mittel Carcinosinum.

Natürlich setzte ich auch die EBV-Nosode in steigenden Potenzen ein. Ich bekomme täglich die Rückkoppelung wie hier zum kleinen Linus.

Allein so ein E-Mail beweist entgegen allem, was böse Zungen behaupten, die Wirksamkeit der Homöopathie.

Auf dieser Basis arbeitet auch die Mikroimmuntherapie, nicht nur mit dem Präparat 2L EBV, welches nicht ohne Plan eingesetzt werden sollte. Zunächst ist zu klären, ob wie meistens, eine hypoerge Regulationsstörung vorliegt. In diesen Fällen beginne ich mit 2L EID.

Zur Klärung hilft der Lymphozytenstatus.

Meine EBV-Patienten zeigen bei diesen Auswertungen, von denen ich zwei ebenfalls herumgehen lasse, praktisch immer eine Erniedrigung der Akt. B-Lymph. CD 80 pos.

Dies weist hier auf eine Störung der humoralen Immunität mit fehlender Erkennung des Antigens EBV hin.

Das Problem bei der Therapie sind die Kosten, auch durch die lange notwendige Therapiedauer.

Auch deshalb kommt die Mikroimmuntherapie für mich immer nur als Ergänzung in Frage.

Folie 14

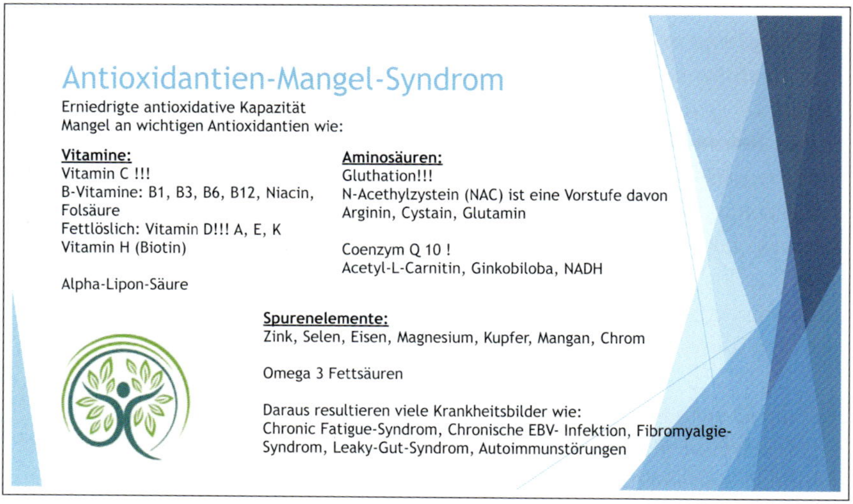

Abbildung 22: Antioxidantienmangel-Syndrom

Der Begriff Antioxidantienmangelsyndrom wird Ihnen nicht bekannt sein. Ich habe ihn mal auf einer Fachtagung in München geprägt.

In der Praxis fallen mir viele Patienten auf, bei denen CFS, Fibromyalgie und Autoimmunstörungen kombiniert auftreten oder Mischformen vorliegen.

Meistens, aber nicht immer, kommt das chronische EBV hinzu.

Der Ausgleich der hier genannten Antioxidantien, am besten in Kombination mit Isopathie, wirkt sich bei diesen Patienten immer positiv aus. Da das Ganze ein eigenes Thema ist, gehe ich nicht in die Einzelheiten, lasse das Bild aber herumgehen.

Folie 15

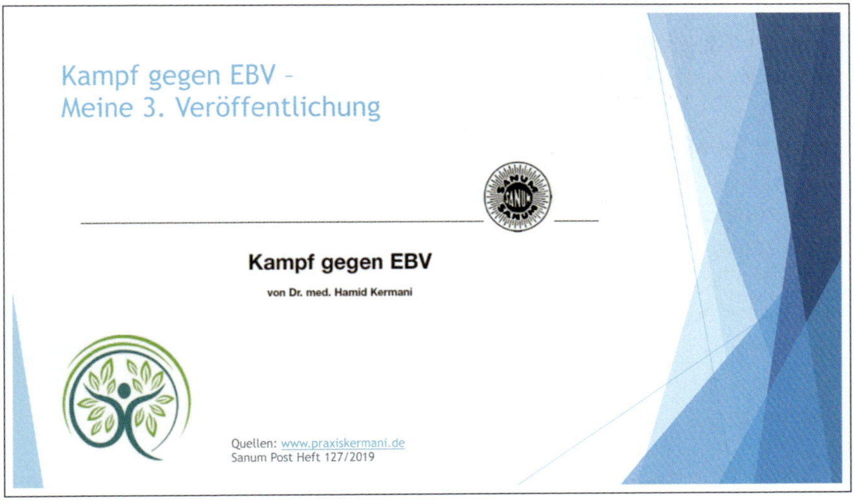

Abbildung 23: Kampf gegen das EBV

Die Zeit drängt und somit komme ich mit dem Hinweis auf meinen letzten Artikel, der kürzlich in der Sanum-Post erschienen ist, zum Ende meines Vortrags. Um Sie noch einmal zu motivieren:

Meiner Schätzung nach sind allein in Deutschland mehr als eine Millionen Menschen chronisch durch das EBV-Virus belastet.

Die allermeisten bleiben unerkannt.

Das normale Labor reicht zur Diagnosestellung nicht aus.

Mit etwas Spezialwissen, ich hoffe, ich konnte es Ihnen heute vermitteln, erkennen Sie diese Patienten.

Schulmedizinisch kann man Ihnen kaum helfen.

Wenn Ihnen die Chefärzte, die früher über Sie gelächelt haben, Ihre Kinder schicken, dann haben Sie vieles richtig gemacht.

Der Kampf gegen das EBV ist eine Domäne der Naturheilverfahren.

Nehmen Sie ihn auf und helfen Sie Ihren Patienten!

Folie 16

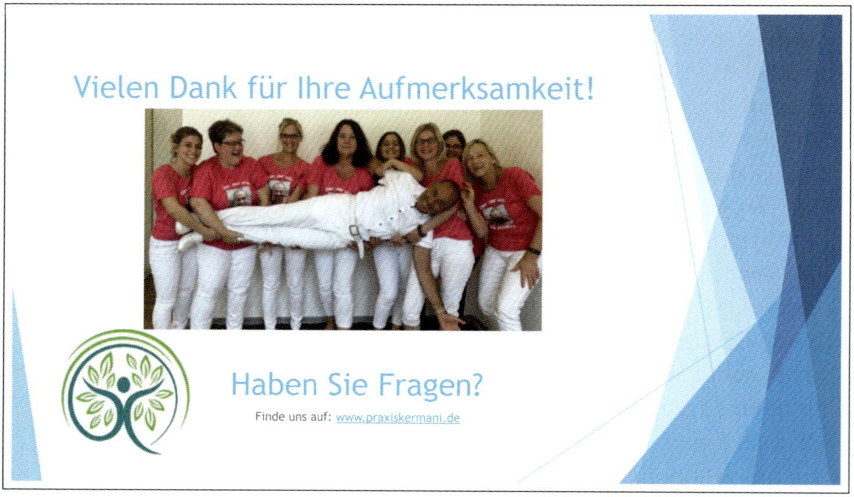
Vielen Dank für Ihre Aufmerksamkeit!
Haben Sie Fragen?
Finde uns auf: www.praxiskermani.de

Abbildung 24: Zeit für Fragen

Ich hoffe, ich habe Sie nicht überfordert. Wenn gleich die Zeit für die Beantwortung Ihrer Fragen nicht reichen sollte, können Sie mich gern nachher noch ansprechen oder mir ein Mail schicken. Zunächst einmal danke für Ihre Aufmerksamkeit!

Register